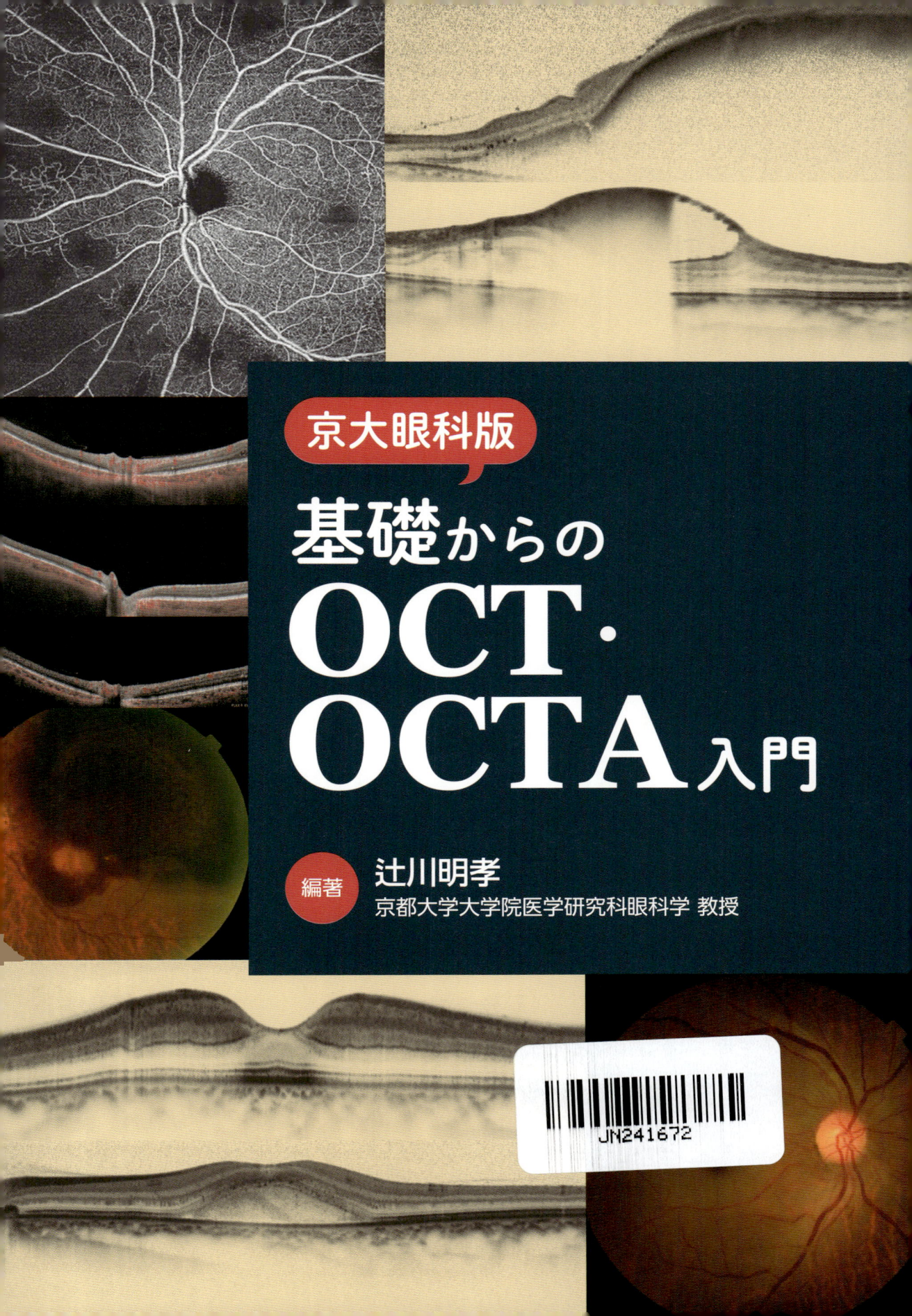

京大眼科版

基礎からの OCT・OCTA 入門

編著 **辻川明孝**
京都大学大学院医学研究科眼科学 教授

　わが国でOCTが一般的になりだしたのは，OCT3000が販売された2002年にさかのぼります。それから二十数年を経て，OCTは日常臨床で欠かすことのできない検査機器になりました。今では，OCTで得られた所見に基づいた疾患の病態理解や治療マネージメントが一般化しました。

　OCTがこのように普及した理由はいくつかあります。まずは，非散瞳下で非侵襲的に，かつ単時間に撮影が可能であることが挙げられます。受診するごとに繰り返し検査が可能であり，OCT所見に基づいた治療方針の決定や，治療効果の判定が可能となりました。次に，眼底検査と異なり，検査画像を他者と共有することができる上に，数値データとして評価できる点が挙げられます。最後に，診療報酬点数が算定できることも大きな理由となるでしょう。

　今やOCT検査は，日常診療で欠かすことのできないものになっていますが，効率的な検査や読影を行うためには，ある程度の慣れや知識が必要です。まず，何と言っても正常像を理解することが最も重要です。正常所見を知らなければ異常を指摘できないのは言うまでもありません。さらに，それぞれの疾患に応じて注目すべき箇所を知ることが重要です。緑内障の評価には，cpRNFLや黄斑部の縦スキャンから神経線維層，神経節細胞層に注目しますし，MEWDS，AZOORが疑われる場合には，視細胞の外層，エリプソイドゾーンに注目します。また早期・中期加齢黄斑変性では，網膜色素上皮下のドルーゼン，上皮上のシュードドルーゼン，神経網膜内のhyperreflective fociに注目する必要があります。

　本書では，京大眼科の専門外来で培ってきたOCTの活用方法を具体的な症例をもとに解説しています。京大眼科の経験のエッセンスがぎゅっと凝縮した内容となっています。読者の皆様にとって，明日からの診療の一助となることを願っています。

2024年11月

京都大学大学院医学研究科眼科学 教授

辻川明孝

1章 ● OCT読影の基礎 ... 1

1	OCTの原理	加登本　伸	2
2	自覚症状と問診	辻川明孝	15
3	撮影のコツ	山田達矢，宮澤隆史	18
4	正常所見とアーチファクト	加登本　伸	24
5	異常所見の見方		
	❶ 硝子体	宮田　学	35
	❷ 出血	辻川明孝	38
	❸ 白斑，hyperreflective foci	中西悠太	43
	❹ 網膜剥離	大石明生	47
	❺ 網膜虚血	古郷貴裕	50
	❻ 脈絡膜	森　雄貴	54
	❼ 黄斑部新生血管	山城健児	59
	❽ 滲出性変化	大石明生	63
	❾ 神経線維束欠損	亀田隆範	68
	❿ 外層萎縮（変性疾患，黄斑疾患を含む）	畑　匡侑	71
6	*en-face* OCTの原理・見方	石倉雅治	75
7	前眼部OCTの原理，正常所見と異常所見の見方	上田奈央子	79
8	術中OCTの原理・活用	村岡勇貴	85
9	AO-OCTの原理・活用	石倉雅治	87

2章 ● OCTA読影の基礎 ... 91

1	OCTAの原理	宇治彰人	92
2	正常所見とアーチファクト	宇治彰人	96
3	OCTAのパラメーター	吉田実世	102
4	異常所見の見方		
	❶ 無灌流領域	河合健太郎	106
	❷ 網膜新生血管	秋山由貴	110
	❸ 黄斑部新生血管	畑　匡侑	114

3章 ● OCT・OCTAの診療への活用   119

1	前眼部疾患	上田奈央子	120
2	緑内障	須田謙史	125
3	網膜硝子体界面病変（後部硝子体剥離，黄斑円孔，硝子体黄斑牽引症候群）	宮田 学	129
4	黄斑上膜	石原健司	134
5	網膜剥離	池田華子	138
6	糖尿病網膜症	村上智昭	142
7	網膜動脈閉塞症	辻川明孝	148
8	網膜静脈閉塞症	村岡勇貴	153
9	網膜細動脈瘤	五十嵐沙織	157
10	病的近視	三宅正裕	160
11	パキコロイド関連疾患	山城健児	167
12	ドルーゼン，PED	高橋綾子	171
13	滲出型加齢黄斑変性	木戸 愛	176
14	萎縮型加齢黄斑変性	佐藤有紀子	188
15	黄斑疾患（黄斑部毛細血管拡張症）	大音壮太郎	191
16	黄斑部炎症性疾患	大音壮太郎	196
17	黄斑部新生血管	田村 寛	202
18	網膜変性疾患	沼 尚吾	207
19	ぶどう膜炎	石原健司	213
20	腫瘍	藤本雅大	219
21	視神経疾患	中野絵梨	223

4章 ● OCTの用語   229

	OCT所見の用語	木戸 愛	230

5章 ● Q&A   245

	よくあるQ&A	愛須奈央	246

索　引			251

執筆者一覧

編著者

辻川明孝　　京都大学大学院医学研究科眼科学 教授

執筆者（執筆順）

加登本　伸　　大阪赤十字病院眼科

山田達矢　　京都大学大学院医学研究科眼科学 主任視能訓練士

宮澤隆史　　京都大学大学院医学研究科眼科学 主任視能訓練士

宮田　学　　京都大学大学院医学研究科眼科学 講師

中西悠太　　京都大学大学院医学研究科眼科学

大石明生　　長崎大学大学院医歯薬学総合研究科眼科・視覚科学分野 准教授

古郷貴裕　　京都大学大学院医学研究科眼科学

森　雄貴　　京都大学大学院医学研究科眼科学 院内助教

山城健児　　高知大学医学部眼科学講座 教授

亀田隆範　　京都大学大学院医学研究科眼科学 講師

畑　匡侑　　京都大学大学院医学研究科眼科学 特定講師

石倉雅治　　日本赤十字社和歌山医療センター眼科

上田奈央子　　京都大学大学院医学研究科眼科学 特定病院助教

村岡勇貴　　京都大学大学院医学研究科眼科学 特定講師

宇治彰人　　宇治眼科 院長

吉田実世　　京都大学大学院医学研究科眼科学

河合健太郎　　大阪赤十字病院眼科

秋山由貴　　京都大学大学院医学研究科眼科学

須田謙史　　京都大学大学院医学研究科眼科学 病院講師

石原健司　　京都大学大学院医学研究科眼科学 助教

池田華子　　京都大学大学院医学研究科眼科学 特定准教授

村上智昭　　京都大学大学院医学研究科眼科学 講師

五十嵐沙織　　神戸市立神戸アイセンター病院診療部 医員

三宅正裕　　京都大学大学院医学研究科眼科学 特定講師

高橋綾子　　京都大学大学院医学研究科眼科学 助教

木戸　愛　　京都岡本記念病院眼科 医長／京都大学大学院医学研究科眼科学 非常勤講師

佐藤有紀子　　京都大学大学院医学研究科眼科学

大音壮太郎　　京都大学大学院医学研究科眼科学 特定准教授

田村　寛　　京都大学国際高等教育院附属データ科学イノベーション教育研究センター 教授

沼　尚吾　　京都大学大学院医学研究科眼科学 助教

藤本雅大　　オキュロフェイシャルクリニック京都 院長

中野絵梨　　京都大学大学院医学研究科眼科学 院内助教

愛須奈央　　京都大学大学院医学研究科眼科学

1章 ● OCT読影の基礎

1 OCTの原理

加登本　伸

Key points >>>

- SD-OCTは高い深さ分解能を有するが，SS-OCTと比較して撮影深度は浅くなる。
- 硝子体から脈絡膜までを1枚のOCTで評価する上ではSS-OCTが有利である。

1 はじめに

　マイケルソン干渉計を応用した低コヒーレンス干渉計に基づく光干渉断層計（optical coherence tomography；OCT）の理論は，1990年に元山形大学教授の丹野直弘氏らによって世界で初めて日本の特許庁に出願された[1]。奇しくもほぼ同時期の1991年にマサチューセッツ工科大学のJames Fujimotoらが，丹野氏と同様の原理を独自に発明し，米国特許出願を行い，同年にJames FujimotoはDavid Huangらとともに1本のスキャン（Aスキャン）を横にずらして連続スキャン（Bスキャン）することで網膜の断層画像化に成功し，"Optical coherence tomography"と題する世界初の英文論文をScience誌に発表した[2]。光波の干渉を時間領域で行うtime domain-OCT（TD-OCT）として産声を上げたOCTは，当初は撮像時間が長く，解像度も決して良いものではなかった。その後，光波の干渉をフーリエ空間（周波数領域または波長領域）で行うFourier domain-OCT（FD-OCT）の技術〔spectral domain-OCT（SD-OCT），swept source-OCT（SS-OCT）〕が登場し，撮像時間および解像度は劇的に改善した（図1）。

　OCTは，1997年にHumphrey社（現在のCarl Zeiss Meditec社）よりOCT 2000として初めて発売された。約30年前に登場したOCTだが，近年その技術の進歩は目覚ましく，ハードウェアそしてソフトウェア両面にわたって年々進化している。撮像画角は深く，広くなり，さらに高分解能となることで組織標本に近い画像が得られるようになった。本項ではOCTの原理とハード／ソフト両面のOCTの進歩について，正常眼の所見，そしてOCTに特徴的なアーチファクトについて解説していく。

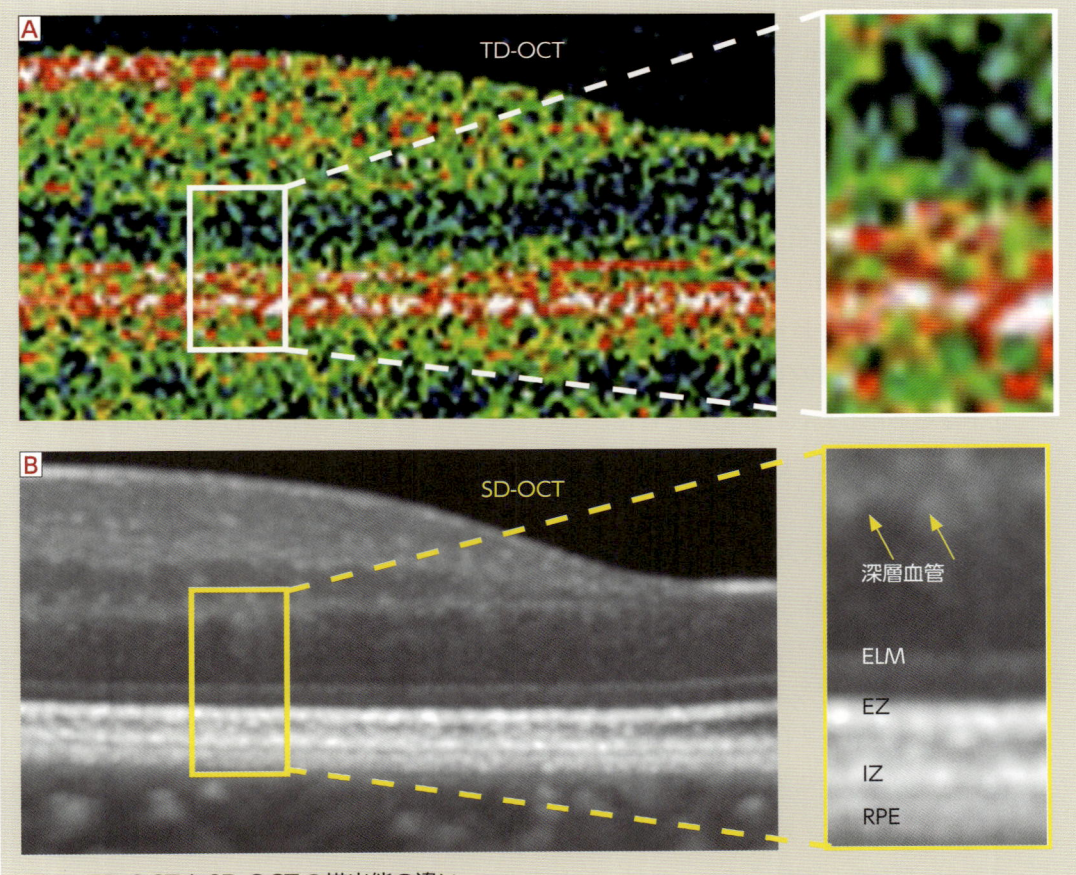

図1　TD-OCTとSD-OCTの描出能の違い

A：Stratus OCT (Carl Zeiss Meditec社)
B：SPECTRALIS OCT (Heidelberg Engineering社)
TD-OCTでは網膜外層の4本のバンド (ELM, EZ, IZ, RPE) は十分に解像できておらず，視機能に重要なEZも不明瞭であるが (**A**)，SD-OCTでは4本のバンドは明瞭に描出されている (**B**)。また，網膜の層境界もSD-OCTのほうが高コントラストである
ELM：external limiting membrane, EZ：ellipsoid zone, IZ：interdigitation zone, RPE：retinal pigment epithelium

2　OCTの原理とハードウェア/ソフトウェアの進歩

　OCT技術の基礎を知ることはOCTの理解をさらに深めることに役立つと考える。本項では，OCTの基礎としてその原理について述べる。OCTは「光干渉」と呼ばれる物理現象を応用し，反射面の深度方向の位置および反射光強度を計測可能とする装置である。超音波検査，CT，MRIなどの臨床応用されている生体断層像計測方式と比較して，OCTはより高い深さ分解能を有している。さらに，光源として微弱な近赤外光を用いているため，生体に非侵襲的である。

そもそも，なぜ光干渉という物理現象が必要なのだろうか？　OCTの原理を解説する際，「網膜組織から戻ってきた反射光の時間的な遅れを画像化する」と述べられることがある。光で断層画像を測定するには，測定対象に照射され戻ってきた光が測定対象物のどの深さからきたものなのかを判別できる必要がある。実際，この時間的な遅れとはどれくらいだろうか。光の速度（3.0×10^8m／秒と近似）は物理現象的には最も速いものであり，もしも光が検出器に到達する時間差を直接計測しようものなら，厚み270μmの網膜ならば時間差が1.8ピコ秒（1ピコ秒＝10^{-12}秒）となり，通常の検出器では測定困難である。光は波の性質を持ち，光が重なったとき振幅を増強／減弱し合う干渉現象が起きる。光干渉を用いることで，速すぎて直接観察できないものを観察可能なものに変換することが可能となるため，OCTでは光干渉を応用した技術が必要となる。ここではOCTの基礎であるTD-OCTの原理および現在広く使用されているSD-OCT／SS-OCTについて解説する。

time domain-OCT (TD-OCT)

　マイケルソン干渉計をベースとした低コヒーレンス干渉計が，TD-OCTの原理を理解する上で重要となる。光源から出た光はハーフミラーで2つにわけられ，一方は参照ミラー，もう一方は網膜で反射し検出器で干渉し合う（**図2A**）。網膜内の様々な散乱位置から遅延を伴って反射された光は検出器に到達するが，参照ミラーで反射された光（参照光）との遅延が等しい光のみが信号光として干渉信号となる。すなわち，参照ミラーの位置により，光軸上において網膜内の「ある特定の位置」からの後方散乱光のみを，選択的に干渉信号として検出できる。機械的に参照ミラーを光軸方向に動かす（走査する）ことで，干渉信号を順次発生させ，Aスキャンを取得する。

spectral domain-OCT (SD-OCT) ／swept source-OCT (SS-OCT)

　TD-OCTでは参照ミラーを機械的に動かしていたが，これを不要とする画期的な方式がFD-OCTである。SD-OCTおよびSS-OCTはFD-OCTに分類される。

▶ SD-OCT

　TD-OCTとの大きな違いとしては，参照ミラーを走査する代わりに，回折格子と1次元charge-coupled device（CCD）を用いていることが挙げられる。なぜ，参照ミラーを動かしていないのに深さ情報を得ることができるのだろうか？　広帯域光源から出た光はハーフミラーで2つにわけられ，一方は参照ミラーで反射し回折格子で分光（波長ごとにわけられる）されて，1次元CCDに入る。もう一方の光は網膜で反射し，回折格子で分光され，1次元CCDに入る。CCD上では分光された様々な波長の光が重なり合い（干渉し），強め合ったり，弱め合ったりしている。この強弱が1次元CCD上では明暗の縞として描出される（**図2B**）。網膜の深いところから返ってくる光と参照ミラーで跳ね返った光で干渉し合うと，明暗のパターンの繰り返しが多くなる，すなわち縞の間隔が狭くなる。逆に網膜の浅いところ

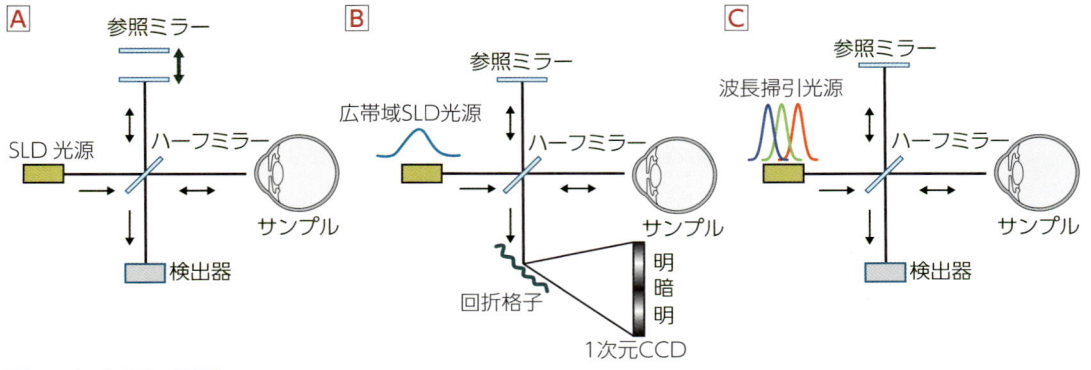

図2　各OCTの原理
A：TD-OCT，B：SD-OCT，C：SS-OCT
SLD：super luminescent diode

から返ってくる光と参照ミラーからの光の干渉では縞の間隔が広くなる。

さらに，光の反射の強さが明暗のコントラストに対応している。1次元CCDで検出した明暗のコントラストと縞の間隔をそれぞれ分解して解析することで，どの奥行き（網膜の深さ）にどのくらい強い反射成分（例：神経線維層は高反射，外顆粒層は低反射）があるかを知ることができるため，TD-OCTのように参照ミラーを機械的に走査する必要がない。

1次元CCD上のバラバラな明暗と縞の間隔となっている複雑な波の情報を分解して，単純な波がどのくらい含まれているかを知るためにフーリエ（Fourier）変換を用いる。1次元CCD上で得られた信号を逆フーリエ変換することで，周波数の細かいところにピークが出現する。このピークの位置と強さがそれぞれ網膜の深さと反射強度に一致し，Aスキャンに相当する。横方向にスキャンしBスキャンとすることで，普段我々が見慣れたOCT画像となる。

▶ SS-OCT

SS-OCTの原理は，その大部分がFD-OCTであるSD-OCTと同じだが，時間とともに波長が変わる特別な光源を用いていることがSS-OCTの大きな特徴である。SD-OCTでは光源として多数の色を含んだ広帯域光源を使用し回折格子で波長をわけているが，SS-OCTでは各色を一気に照射するのではなく，波長を順番に変化させる波長掃引光源を使用し，光検出器で各色の光干渉信号を順番に検出する。時間とともに波長が変化することで既に分光されているのと同じ状況であるため，回折格子が不要となる。回折格子を用いないため，SD-OCTよりも装置はよりシンプルなものになっている（**図2C**）。

3 OCTの高速化

　TD-OCT時代のスキャン速度は約400Hzと非常に遅く，1,000Hz（1kHz）にも満たなかった。FD-OCTのひとつであるSD-OCTが登場し，市販機器によって異なるが，スキャン速度は70〜100kHzと大きく向上し，100倍以上高速に撮像可能となった（**表1**）。

　前述の通り，TD-OCTは原理的に1回の計測で3次元構造の網膜のたった1点の情報を得る方式であるため，2次元のBスキャン画像を構築するためには，横方向だけでなく，深さ方向にもミラーを機械的に走査することで情報を取得する必要がある。一方，SD-OCT／SS-OCTでは1回の計測により深さ方向の情報がすべて取得できることから，深さ方向の機械的走査がない分だけTD-OCTよりも高速になる。SS-OCTは時間とともに波長が変化する光源を持ち，非常に短い時間で波長を走査することができる。すなわち，高速（100kHz以上）でスキャンすることが可能であり，現在市場に出ているSS-OCTは100〜200kHzとSD-OCTよりも高速となっている（**表2**）。

表1　SD-OCT機器一覧

	Xephilio OCT-A1	SPECTRALIS OCT2	Mirante
外観			
名称	Xephilio OCT-A1	SPECTRALIS OCT2	Mirante
メーカー	Canon	Heidelberg Engineering	Nidek
OCT方式	spectral domain	spectral domain	spectral domain
OCTAアルゴリズム	強度変化	強度変化	強度変化＋位相変化
A-scanスピード（／秒）	70,000 (70K)	85,000 (85K) オプション搭載で 125,000 (125K)	85,000 (85K)
光学縦分解能	3μm	7μm	7μm
光学横分解能	20μm	14μm	20μm
最大スキャン幅	13mm	9mm (Widefield Imaging Objective lens装着で16.5mm)	16.5mm
撮影深度	2.0mm	1.9mm	2.1mm
最大OCTA撮影画角*（単回撮影，水平×垂直）	10×10mm	3×3mm (HRモード) 9×4.5mm (HSモード)	12×12mm

＊画角（°）をmmへ変換。5°≒1.5mmとして計算

表2 SS-OCT機器一覧

	Xephilio OCT-S1	PLEX エリート 9000	DRI OCT Triton Pro	Silverstone
外観				
名称	Xephilio OCT-S1	PLEX エリート 9000	DRI OCT Triton Pro	Silverstone
メーカー	Canon	Carl Zeiss Meditec	Topcon	Optos
OCT方式	swept source	swept source	swept source	swept source
OCTAアルゴリズム	強度変化	強度変化＋位相変化	強度変化	N／A
A-scanスピード（／秒）	100,000 (100K)	100,000 (100K) ～ 200,000 (200K)	100,000 (100K)	100,000 (100K)
光学縦分解能	$8\mu m$	$7.8\mu m$	$8\mu m$	$7\mu m$
光学横分解能	$30\mu m$	$19.5\mu m$	$20\mu m$（アタッチメントレンズWA-1装着前）	$20\mu m$
最大スキャン幅	23mm	16mm	12mm（アタッチメントレンズWA-1装着で21mm）	23mm
撮影深度	5.3mm	6.0mm	2.6mm	2.5mm
最大OCTA撮影画角＊（単回撮影，水平×垂直）	23×20mm	15×15mm	12×12mm（アタッチメントレンズWA-1装着前）21×21mm（アタッチメントレンズWA-1装着下）	N／A

＊画角（°）をmmへ変換。5°≒1.5mmとして計算

4　OCTの高深達化

　SD-OCTの光源の中心波長は840nm前後であるため，OCTプローブ光の多くは網膜色素上皮（retinal pigment epithelium；RPE）で吸収されてしまう。その結果，RPEより脈絡膜側の画像はどうしても不鮮明になってしまう。基本的にOCT光源の波長が長くなるほど組織での吸収が減り（信号が減弱しにくい），深達性が向上するが，逆に水への吸収が増えるため，前房，硝子体，水が大部分を占める眼球では，長波長になるほど，眼底へ届く光量が減ってしまう問題があった。

　そこで高深達性を担保し，かつ水による吸収を抑えるため，1,050nm（約1μm）前後の波長が注目された。1μm帯のSS光源を用いることで，白内障などの中間透光体での散乱の影響を抑えた上で，硝子体から，RPE下の脈絡膜の構造や視神経篩状板を観察することが容易になった。SD-OCTよりも長波長である1μm帯のSS方式の光源を用いることのメリットは深達性だけではない。深さ方向の深達距離（L）を規定する式は**式1**で表され，中心波長λ_0が長いほど，深達距離は深くなる。

$$L = \lambda_0{}^2 \diagup (4n\delta\lambda) \ \text{(式1)}$$

（λ_0：中心波長，n：サンプルの屈折率，δ：干渉信号のサンプリング分解能）

　つまり，1μm帯の波長を用いるSS-OCTはSD-OCTと比較して，信号減弱が起きにくい高深達性だけでなく，深い深達距離を得ることができる。さらに光源の波長を変えずとも，サンプリング分解能を細かくすることで，より深い深達距離が達成可能となる。このように高深達なSS-OCTを用いることで，硝子体から脈絡膜まで一度のスキャン幅で描出でき，丈の高い病変でも折れ曲がることなく描出できる[3]（**図3**）。

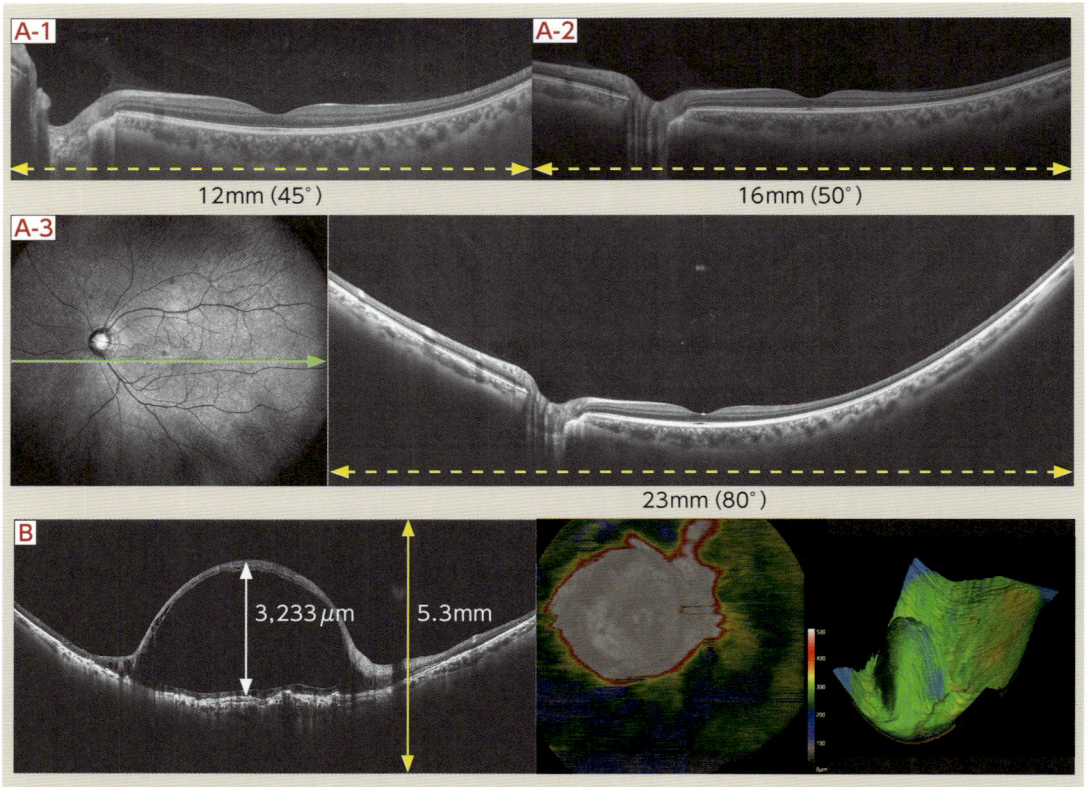

図3　高深達SS-OCT
A：同一被検者に対する各社SS-OCT。SS-OCTであれば，硝子体から脈絡膜まで高コントラストで撮影可能である
　A-1：DRI OCT Triton
　A-2：PLEX エリート 9000
　A-3：Xephilio OCT-S1
B：網膜静脈分枝閉塞症に伴う巨大黄斑浮腫。深達距離が5mmを超えるSS-OCTであれば，通常のOCTでは描出が不可能な浮腫や剥離もスキャン可能である。ボリュームスキャンから再構成された3Dレンダリングを用いることで，マップではわかりにくい網膜面の凹凸も把握できる

5 OCTの広角化

OCTの広角化は，OCT機器内部のスキャナーと光学系といったハードウェアの進歩によるものが大きい。広角化の原理として，一般的に対物レンズの焦点距離fが短い（fの逆数であるdiopterが大きい）ほど「像面の最大寸法が眼の射出瞳に対して張る角度」は大きくなる（より広角になる）（**図4**）。現在，最大眼外角度約80°（23mm相当）の広角OCTを1回で撮像可能となっている。XY方向での広さは，光源の波長ではなく装置内の光学系（特に対物レンズ）に依存するが，網膜は下に凸のカーブを描く球面であるため，広い範囲を描出するほど，Z方向での深さも重要となってくる。つまり，どんなに広い画角のOCTを取得したとしても，深達距離が不十分であれば，両端が高率で折れ曲がってしまう（☞ **1章4**「mirror artifact」参照）。上述の通り，深達性と深達距離ともにSS-OCTがSD-OCTにまさっているため，広角OCTではSS方式のほうが望ましい。広角OCTを用いることで，黄斑部だけでなく，後極全体，さらにはアーケード血管を越えた範囲の網膜の浮腫の局在や，網膜剥離を検出できる[4]（**図5**）。近年，超広角走査レーザー検眼鏡（scanning laser ophthalmoscope；SLO）における周辺網膜をSS-OCTで撮像できる機種が登場した〔Silverstone（Optos社），**表2**〕。これにより眼内画角200°での網膜の任意の箇所におけるOCT画像を得ることが可能となり，裂孔原性網膜剥離の周辺部裂孔の評価を固視灯を動かすことなく撮像できるようになった（**図6**）。

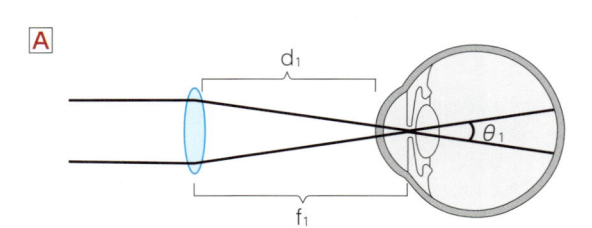

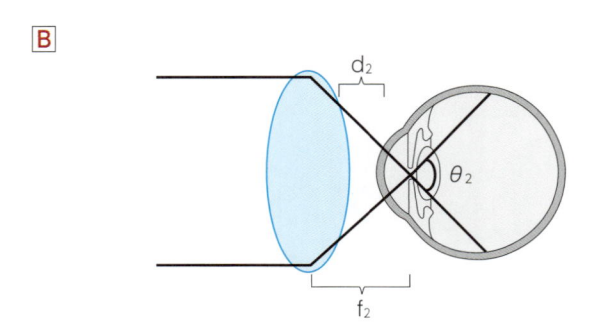

図4　広角撮影の原理

標準画角（A）と広角（B）。レンズの焦点距離が短い（$f_1 > f_2$）場合は$\theta_1 < \theta_2$となり，画角は広角になる。また，ワーキングディスタンスも短くなる（$d_1 > d_2$）ため，撮影時に被検者の鼻や角膜に対物レンズが接触しやすくなる

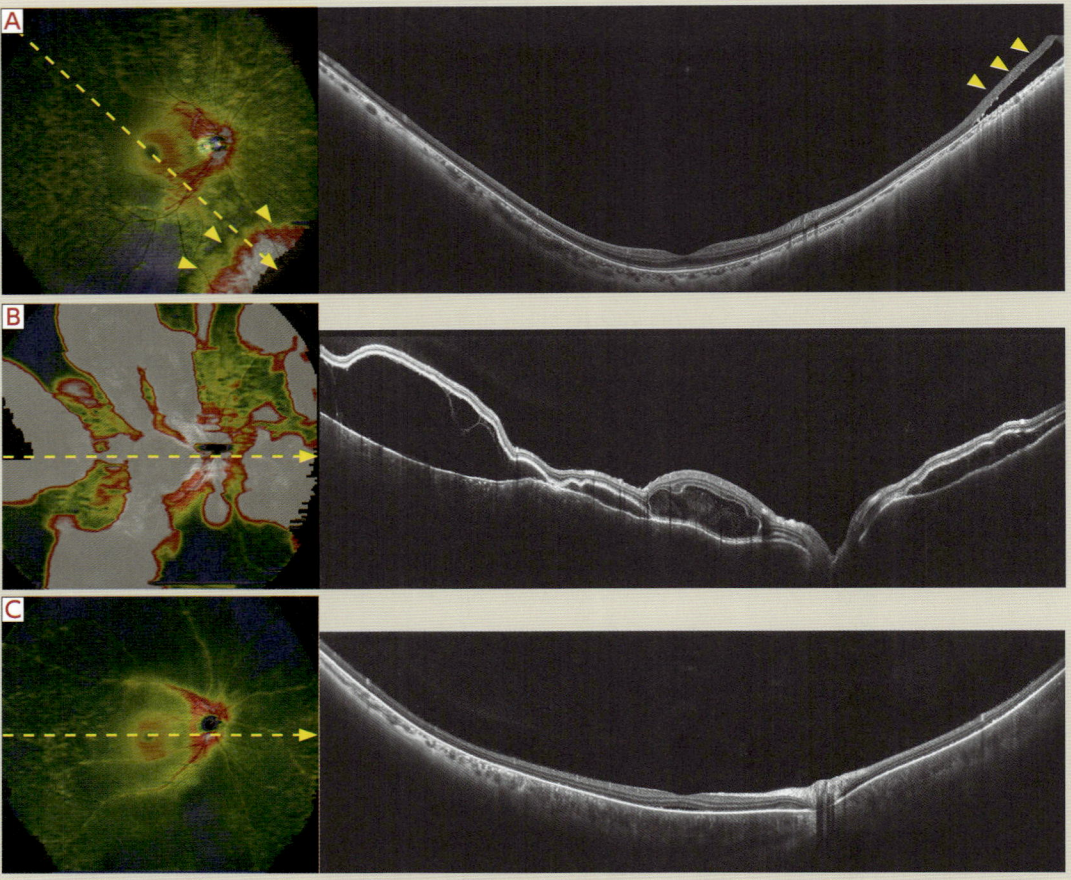

図5　広角SS-OCT〔Xephilio OCT-S1（Canon社）〕

A：鼻下側（矢頭）に発症した裂孔原性網膜剥離

B：急性期のフォークト・小柳・原田病。硝子体から，網膜内のbacillary layer detachment[4]，さらに脈絡膜の間質有意で著明な肥厚を描出。広角OCTならば鼻側の剥離もカバー可能である

C：ステロイドパルス治療1週間後。治療により中心窩下のわずかな剥離を残す以外，脈絡膜の皺襞，肥厚，網膜内のbacillary layer detachmentは著明に改善している。また，後極から周辺にかけての脈絡膜と強膜のコントラストも改善し，広角マップにより後極だけでなく周辺部の剥離も改善していることがわかる

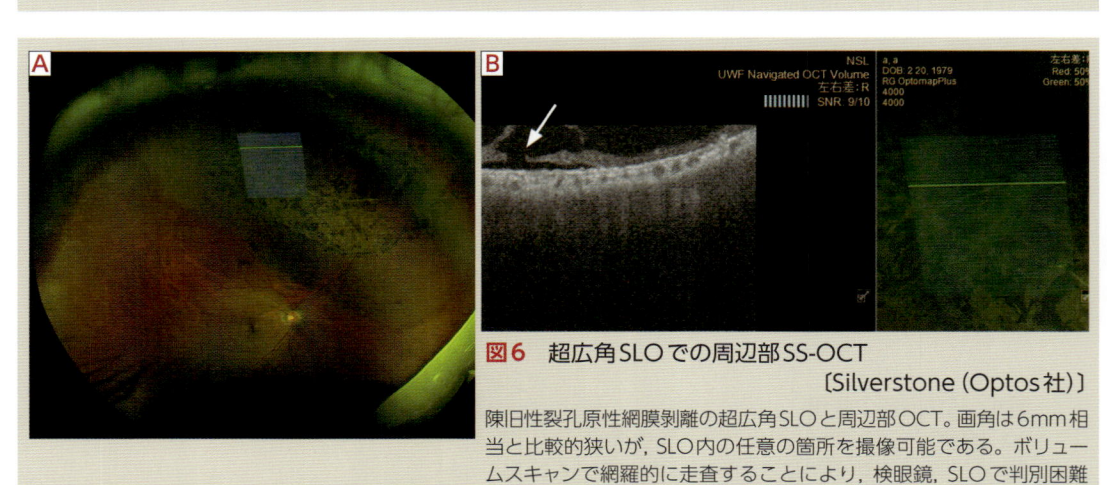

図6　超広角SLOでの周辺部SS-OCT
〔Silverstone（Optos社）〕

陳旧性裂孔原性網膜剥離の超広角SLOと周辺部OCT。画角は6mm相当と比較的狭いが，SLO内の任意の箇所を撮像可能である。ボリュームスキャンで網羅的に走査することにより，検眼鏡，SLOで判別困難な裂孔（白矢印）をOCTで検出できる

A：超広角SLO

B：周辺部OCT

6　OCTの高精細化と光学的分解能

　TD-OCTからSD-OCTへとシフトすることで劇的な画質の向上が達成された。画像解析の領域では，画質の良さは，解像度の高さ（高い光学的分解能）とノイズの少なさ（高コントラスト，高SN比）で評価される。理想は両者とも達成できることだが，仮に分解能が低くとも高いコントラストを達成できるならば，ヒトの眼では画質の悪さはそこまで気にならない。一方，たとえ高分解能の装置を用いてもノイズが多い画像では，我々は「画質が悪い」と判断してしまう。

　1997年に発売されたTD-OCTであるOCT2000の深さ分解能は，約20μmであった。深さ分解能20μmは現行のOCTと比較すると低分解能であり，また撮像時間も非常に長かったことから，加算平均処理も不十分となり，分解能，コントラスト両面で低画質な画像となっていた。

　FD-OCTとなり，OCT光源の進歩で深さ分解能は約3~8μmと大幅に改善した（**表1，2**）。またSD/SS方式の高速撮像により，患者自身の固視微動の影響を受けづらくなったため，取得画像間でのブレが小さく，加算平均処理が容易になりコントラストを大きく向上させることが可能となった。

　解像度を上げる方法として，光学的分解能である深さ分解能および横分解能を高める方法がある。深さ分解能（Δ_z）を規定する式は**式2**で表され，中心波長λ_0が短いほど，深さ分解能は高くなるため，一般的にはSD-OCTのほうがSS-OCTよりも深さ分解能が高くなる。しかしながら，SS-OCTの波長掃引幅（波長半値幅$\Delta\lambda$に相当）は約100nmで，深さ分解能8μmに相当するため，SD-OCTの深さ分解能（中心波長840nm，波長半値幅65nmで深さ分解能6μm）と実際は大差ない。

$$\Delta_z = \frac{2\ln(2)}{\pi}\cdot\frac{\lambda_0{}^2}{\Delta\lambda} \fallingdotseq 0.41\cdot\frac{(\text{中心波長})^2}{\text{波長半値幅}} \quad \text{（式2）}$$

　もう一度深さ分解能の**式2**を見ると，波長半値幅$\Delta\lambda$が広いほど深さ分解能は高くなることがわかる。Canon社は光源に波長半値幅が広い特殊な光源を使用することで，従来のSD-OCTよりも2倍細かい3μmの深さ分解能を達成したXephilio OCT-A1を上市した（**表1**）。高い深さ分解能によって，従来では描出が困難であった正常眼でのブルッフ膜や，硝子体の構造を明瞭に描出できるようになり（**図7**）[5]，高い深さ分解能を持つOCTを用いることで，極早期のサブクリニカルな病変を鋭敏に検出できる可能性がある[6]。

　一方，横分解能は光源の波長だけでなく，眼に照射するビーム径に大きく依存する。横分解能（Δ_x）を規定する式は，Rayleigh criterionに基づき，nodal pointからの眼軸長f＝16.7mm，硝子体の屈折率n＝1.336の条件で，入射するビーム径をd（mm）とすると**式3**として表される。

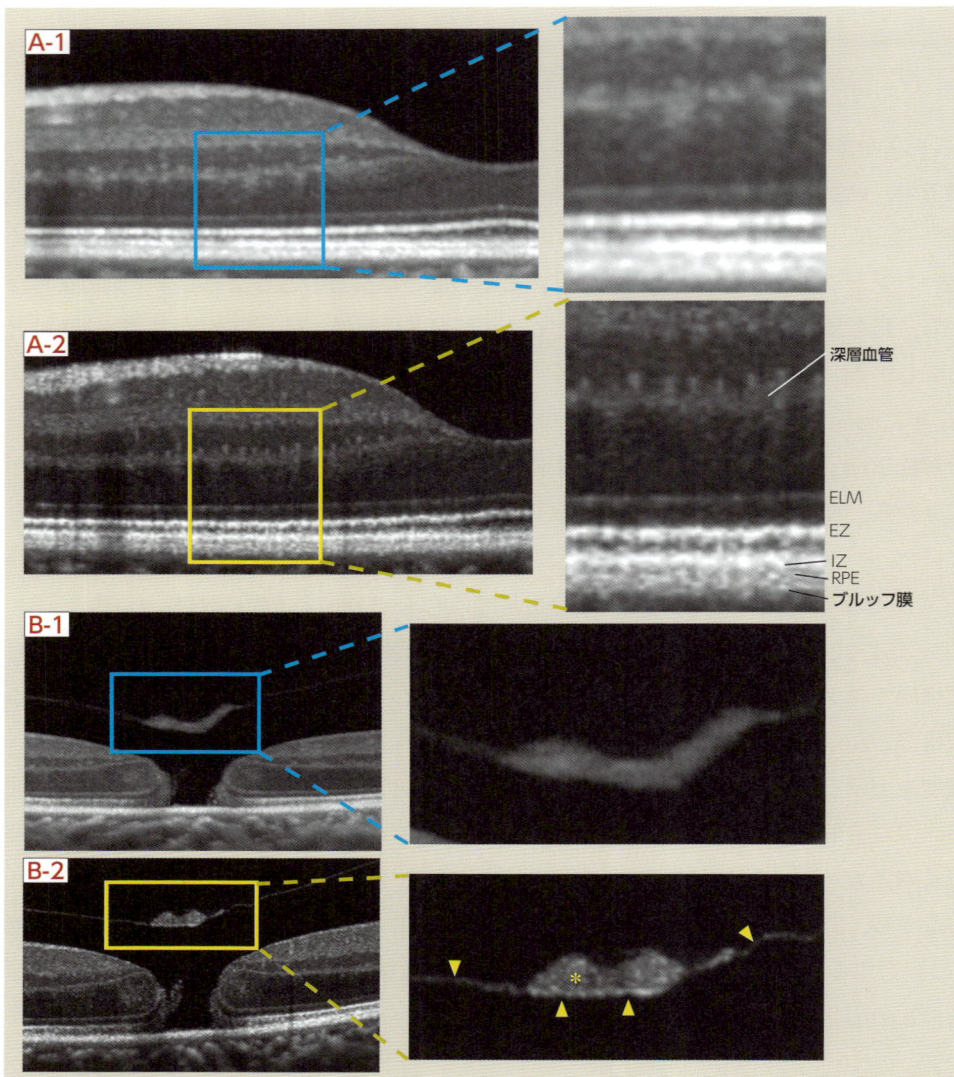

深層血管

ELM
EZ
IZ
RPE
ブルッフ膜

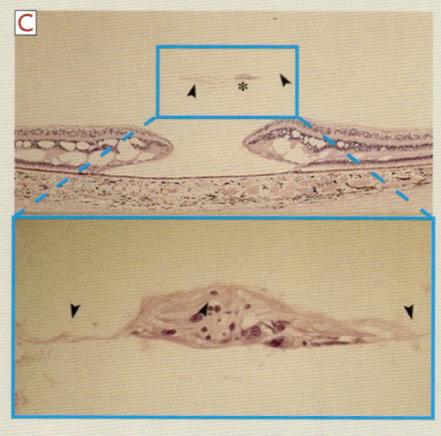

図7 深さ分解能3μm high-resolution OCT (Xephilio OCT-A1) と一般的な深さ分解能 7μm SD-OCT (SPECTRALIS OCT) の比較

A：深さ分解能が3μmと高分解能となることで，内顆粒層の下縁に存在する深層血管の構造や，4本のバンドがより高コントラストに解像されている。さらに特筆すべきは，通常の深さ分解能7μmのSD-OCTでは4本目のバンドがRPE／ブルッフ膜複合体として一様に描出されるのに対し，Xephilio OCT-A1ではRPEとブルッフ膜がそれぞれ解像されていることである
　A-1：SD-OCT，A-2：OCT-A1
ELM：external limiting membrane, EZ：ellipsoid zone, IZ：interdigitation zone, RPE：retinal pigment epithelium
B：pseudo-operculumを伴うstage 3黄斑円孔。SD-OCTでは後部硝子体膜とグリア組織は一塊として描出されているが，深さ分解能3μmのhigh-resolution OCTでは，後部硝子体膜（矢頭）とグリア組織（＊）の両者は明瞭に分離されており，グリア組織は後部硝子体膜よりも硝子体側に存在することがわかる。この所見は病理組織（C）と一致し，高い分解能を持つOCTで病理組織に近い所見を得ることができる
　B-1：SD-OCT，B-2：OCT-A1
C：病理組織図（文献5, Fig 23.54より引用）

$$\Delta_x = 1.22 \cdot \frac{f \cdot \lambda_0}{n \cdot d} \fallingdotseq 15.3 \cdot \frac{中心波長}{ビーム径} \quad (式 3)$$

　中心波長が840nmでビーム径が1mmのOCTの場合，横分解能は約13μmとなる。**式3**から，中心波長λ_0が短いほど，そしてビーム径が幅広くなるほど横分解能は改善することがわかる。SD-OCTはSS-OCTよりも中心波長は短いが，1μmと840nmはほんの1.2倍程度しか変わらず（13μm vs. 16μm），横分解能に強く寄与するのはビーム径であることがわかる。ビーム径を最大散瞳径に近い7mmにすると理論上，横分解能は3μm程度になる。しかし，単純にビーム径を大きくすればよいわけではない。その理由としては，ビーム径が大きくなるほど，眼球自体に備わっている収差の影響が強くなり，網膜面上に小さな点として集光できず，横分解能が著明に落ちてしまうためである。**表1**，**2**でわかるように，機器メーカー各社の横分解能は14〜20μmで横並びである。

　この問題を解決したのが，波面収差を除去し，クリアな像を得る補償光学（adaptive optics；AO）の技術を用いたイメージング方法である。AOを搭載したOCT（AO-OCT）により，従来のOCTの5倍細かい横分解能が達成できるようになった。AO-OCTを用いることで，今まで観察できなかった細胞レベルでの微細構造を*in vivo*で描出可能となりつつある[7〜9]（**図8**）。

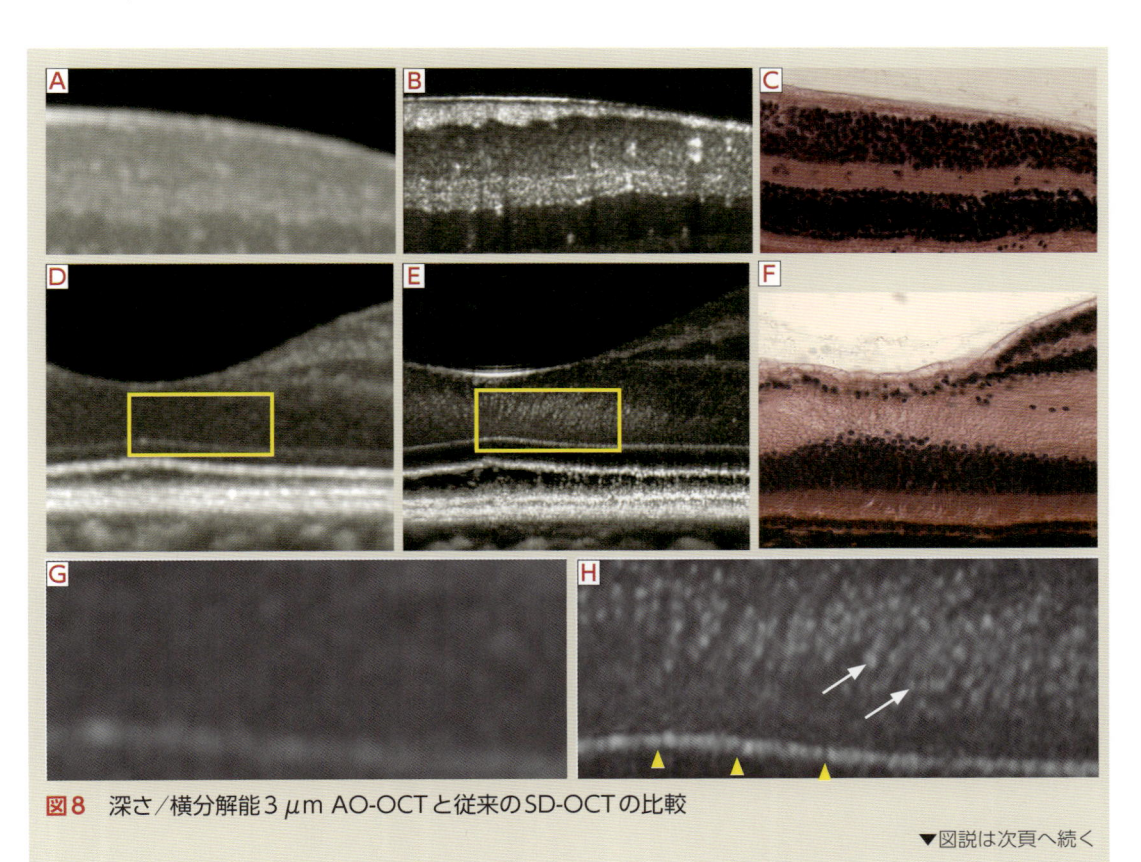

図8　深さ／横分解能3μm AO-OCTと従来のSD-OCTの比較

▼図説は次頁へ続く

■ 文献

1) 丹野直弘：光波反射像測定装置. 日本特許第2010042号. 1990.

2) Huang D, et al：Optical coherence tomography. Science. 1991；254(5035)：1178-81.

3) Shinohara K, et al：Ultrawide-Field OCT to Investigate Relationships between Myopic Macular Retinoschisis and Posterior Staphyloma. Ophthalmology. 2018；125(10)：1575-86.

4) Ramtohul P, et al：Bacillary layer detachment：multimodal imaging and histologic evidence of a novel optical coherence tomography terminology：Literature Review and Proposed Theory. Retina. 2021；41(11)：2193-207.

5) Sebag J：Ryan's Retina. 6th ed. Elsevier, 2018, p567.

6) Uji A, et al：Microarchitecture of the Vitreous Body：A High-Resolution Optical Coherence Tomography Study. Am J Ophthalmol. 2016；168：24-30.

7) Kadomoto S, et al：Human Foveal Cone and Müller Cells Examined by Adaptive Optics Optical Coherence Tomography. Transl Vis Sci Technol. 2021；10(11)：17.

8) Kadomoto S, et al：Structural Changes in Acute Macular Neuroretinopathy Revealed With Adaptive Optics Optical Coherence Tomography. JAMA Ophthalmol. 2023；141(4)：400-2.

9) Ishikura M, et al：Evaluation of Foveal Cone and Müller Cells in Epiretinal Membrane using Adaptive Optics OCT. Ophthalmol Sci. 2023；4(1)：100362.

2 自覚症状と問診

辻川明孝

Key points >>>

- 視力低下など，見え方に関する自覚症状があれば，中心窩を通る長めのクロスのBスキャンをオーダーする。
- 問診で問題点を明確にするためには，患者の訴えに耳を傾けるだけでなく，積極的に質問する必要がある。
- 問診から異常のある箇所・原因を推測し，効率的な検査のオーダーを行う。

問診の重要性

問診の際は，患者の訴えに耳を傾けるだけでなく，積極的に質問しなければわからないことも多い（**表1**）。効率良く検査を行うためには，問診からある程度，異常のある箇所・原因を想定する必要がある。

表1 見えにくさを訴える患者への問診

- 眼鏡をかけても症状は変わらないか？
- どこか見えにくい箇所があるか？ それとも視界全体が見えにくいのか？
- どのようなときに見えにくいか？
- 1日中見えにくいか？ それともときどき見えにくくなるのか？
- いつから見えにくいか？
- 見えにくい状態はどんどん悪くなっているか？ それとも変わりないか？
- モノがゆがんで見えたり，小さく見えたりしないか？
- 反対の目にも症状があるか？

1 視力低下

初診時に視力低下を訴える患者は多い。しかし，よく話を聞いてみると視力不良なのは裸眼のときで，実は眼鏡をかけるとよく見えるという場合も多い。問診では，問題点を明確にするために，患者の訴えに耳を傾けるだけでなく，積極的に質問する必要がある（**表1**）。

たとえば，「どこか見えにくい箇所があるか？ それとも視界全体が見えにくいのか？」と質問して，患者が「全体的に見えにくい」と答えた場合には，中間透光体の異常であることが多

い。また、「どのようなときに見えにくいか？」「1日中見えにくいか？　それともときどき見えにくくなるのか？」と質問して症状が変化している場合には、網膜の器質的な障害である可能性は低い。

さらに「いつから見えにくいか？」は、経過を推測するために必須の質問である。「見えにくい状態はどんどん悪くなっているか？　それとも変わりないか？」という質問においては、虚血性疾患では進行しないことが多いため、良くなってきているのであれば炎症性疾患を思い浮かべる。

「反対の目にも症状があるか？」という質問は忘れてはならない。患者は最近の目の不調だけを訴えることが多い。特に、僚眼の矯正視力が1.0未満の場合には、両眼の症状について詳細に問診を行う。僚眼の視力は以前から悪く、今回は良いほうの眼が見えにくくなったという場合もあれば、僚眼も最近、軽度に見えにくくなっているという場合もある。悪くなる前の視力や若い頃の視力を問診することも大事である。

視力低下が中心窩の障害による症状であるかどうか判断できなくても、中心窩を通る長いクロスのBスキャンは行うようにする（**図1**）。そうすることで中心窩の器質的な異常が見つかることが多く、さらに中心窩外にも病変があるかどうかの判断にも役立つ。

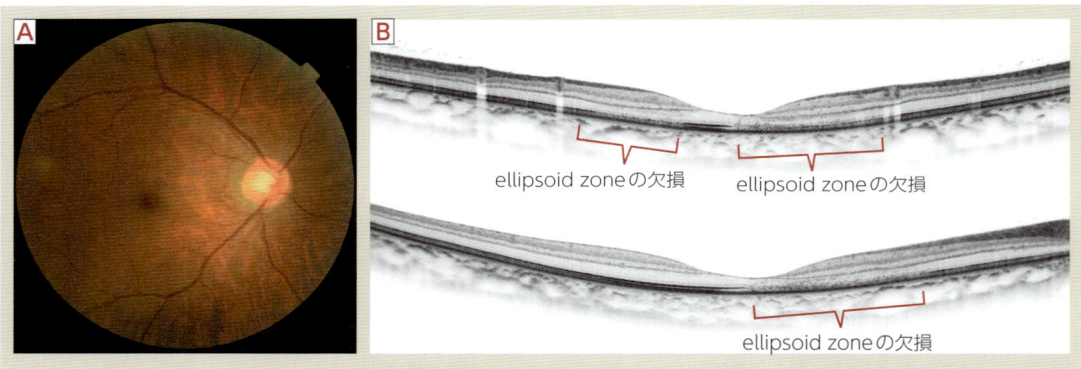

図1　46歳，男性，ellipsoid zone異常
A：眼底写真。両眼視力は1.5だが、2週間前から右眼耳上側が白っぽく見えるという自覚症状がある。しかし、眼底には明らかな異常はない
B：中心窩を通る長いクロスのBスキャンでellipsoid zoneの異常が確認できる

2　暗点，視野欠損

視力低下を伴っている場合は、病変が中心窩に及んでいると推測できる。矯正視力が良好ではあるが、患者が「右のほうが見えにくい」と訴える場合には、どの程度右なのかを確かめる必要がある。患者の訴えは主観的であるため、周辺部視野の症状の場合もあれば、中心窩のすぐ傍の症状の場合もある。黄斑部の症状だと判断できれば、Amsler chartを用いて症状の箇所を確かめる（**図2**）。はっきりと箇所が特定される場合には、OCTでその箇所を詳細に検査するように指示する。

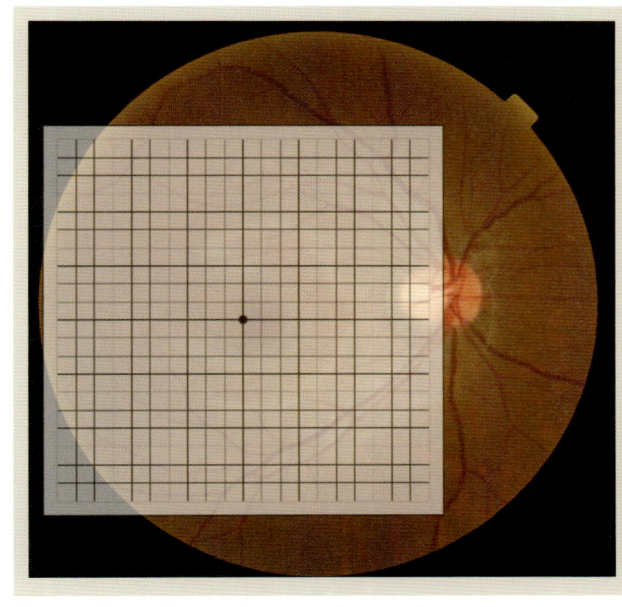

図2　Amsler chartを用いた病変部の推定
自覚症状を記載したAmsler chartから眼底での病変部位を推定し，その箇所を詳細にOCTで検査するよう指示を行う

「本を読んでいると，読んでいる文字のすぐ右側が見えない」などと見えにくい場所をピンポイントに訴える場合は，中心窩近傍の視細胞層，特に外層の異常であることが多い。緑内障や循環疾患では，そこまでピンポイントに異常を訴えない。また黄斑疾患では，近見時の症状を訴えることが多い。

3　変視症，小視症，大視症

変視症は黄斑疾患に特徴的な所見であると考えてよい。小視症・大視症は屈折性のこともあるが，小視症は囊胞様黄斑浮腫や漿液性網膜剥離（図3），大視症は黄斑上膜に伴うことが多い。

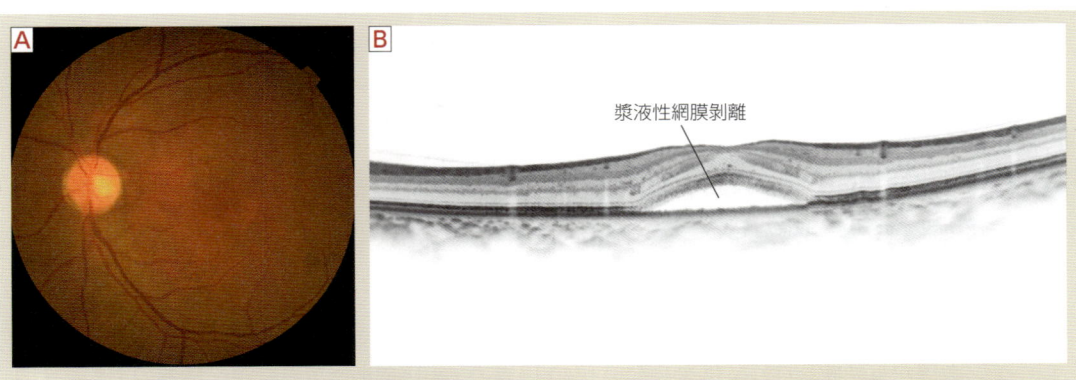

漿液性網膜剥離

図3　50歳，男性，中心性漿液性脈絡網膜症
A：眼底写真。両眼視力は1.0だが，1週間前から左眼視力低下，小視症の自覚がある。眼底には明らかな異常はない
B：OCTでは中心窩を含む漿液性網膜剥離が確認できる

3 撮影のコツ

山田達矢, 宮澤隆史

Key points >>>

- 異常所見を判断するために，正常眼のOCT画像を知る。
- 撮影中は画像のみに集中するのではなく，患者の状態（説明・姿勢・固視・瞬目）にも注意を払う。
- 画像感度の減衰の原因を理解する。
- 撮影の限界を見きわめる。

▌患者の状態に注意を払う重要性▐

OCT撮影中に声掛けや機器の操作を適切に行うことで，より明瞭な画像が取得できることが多い。OCT撮影には患者の協力が必要不可欠であり，**表1**に示すような患者の状態を確認し，検査にのぞむことが重要である。また，検者側の撮影に対する影響因子として，感度減衰の原因を理解することでスムーズな撮影が可能となる。

表1 撮影時のチェックリスト

- 疾患，撮影内容の確認
- 顎台，ヘッドレストにしっかりあてられているか
- 無理な姿勢ではないか
- 固視は可能か
- 検査の理解度の確認
- 瞬目の状態の把握
- 必要な声掛けの選択

1 正常眼のOCTの理解

中心窩が撮影できているか，異常所見がないかの判断を行うために正常者のOCT画像を十分に理解しておく必要がある。基本的に，正常者の撮影では内部固視灯を患者に固視してもらうことで中心窩のスキャンが可能となるが，黄斑変性など黄斑が障害されている場合には，中心窩固視ではなく，偏心視で固視灯を見ている場合があるため，検者自身が中心窩をスキャン画像から判断しなくてはならない（**図1**）。また，正常であっても乱視や機器の影響により，固視灯が複数見えることもあるため，すべての患者に対してOCT画像の確認が重要になる。

手技においては，スキャンラインを移動することによりライブでOCT画像がみられるた

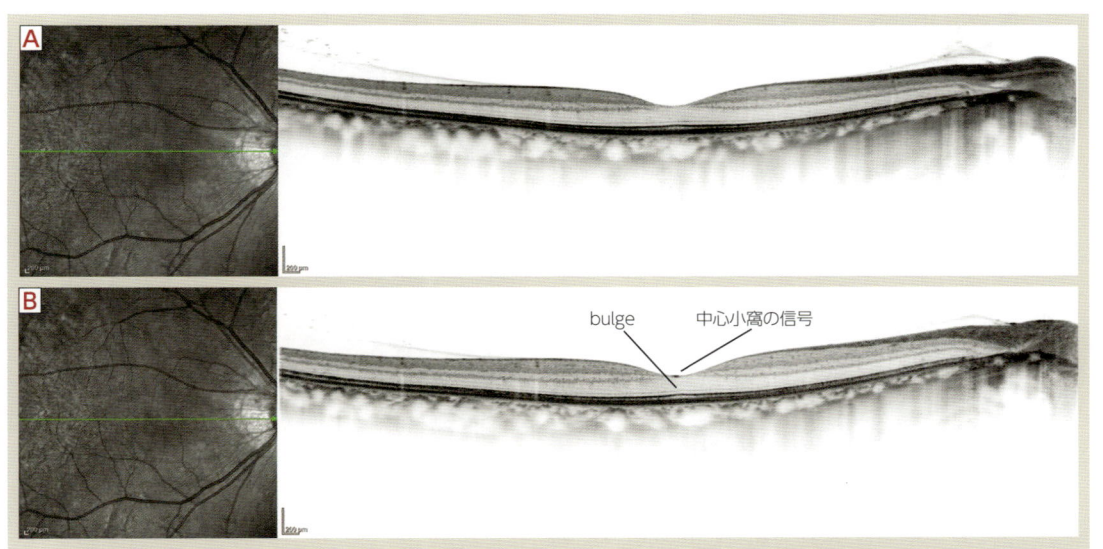

図1　正常所見
A：中心窩の特徴所見であるbulgeの所見は認められるが，中心窩からややずれている
B：中心窩をスキャンした画像では，bulgeの立ち上がりも**A**より高い

め，撮影前にスキャンラインを動かして異常所見がないか確認する方法も有用である。また眼底像の透見困難な症例においても，画像が粗くなってしまうが適切な調整を行うことでOCT画像が取得できることも多い。

このように，臨床では多岐にわたる症例の撮影が求められるが，正常所見を理解することがすべてに通じて必要となる。

2　患者の状態（説明，声掛け，姿勢，固視）

すべての検査に言えることだが，OCT撮影においても患者の協力が必要不可欠である。検査中は画面の中のOCT画像に意識を向けることが重要であるが，このときに患者の検査であることを忘れてはならない。

患者への説明，声掛け

まずはこれからどのような検査を行うのか，注意点を説明し理解を得る。撮影中はスキャンラインではなく，固視灯を注視してもらうよう伝えておくとよい。患者の検査に対する理解があると協力が得られやすく，スムーズな検査につながるため事前の説明は重要である。

また，長時間の検査になると疲労により患者の集中力が低下し，姿勢や固視も不安定となるなどして検査も滞る場合があるため，撮影中に「検査の進捗状況・残りの撮影時間」「体動への注意」「頭位，固視の固定を促す」など，患者の状態に合わせて適宜，声掛けを行うとよい。

患者の姿勢，台調整

前述の通り，撮影は短時間で終わらないことがあるため，患者に楽な姿勢で検査を受けてもらえるよう心がける。無理な姿勢で検査を行うと姿勢の維持が困難になり，必要なスキャンの欠損，画質の低下につながってしまうため，患者の姿勢は非常に重要になる。詳細としては，検査前に撮影中に額や顎がヘッドレストや顎台から離れないか，患者の姿勢の維持が可能かを確認する必要がある。このときに「大丈夫」という返答が患者からあっても，検者自身が問題ないかを確認することが重要である。

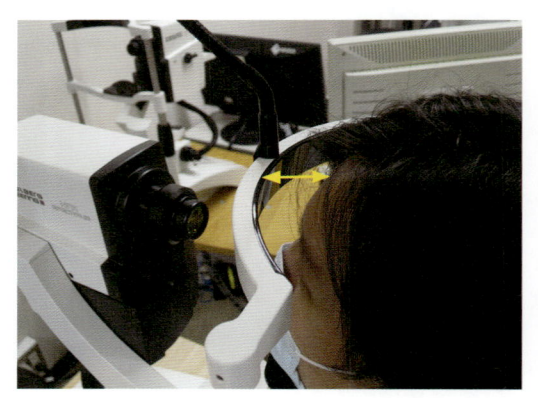

図2　患者の姿勢
ヘッドレストから額が離れてしまっており，撮影時にOCT画像が安定しない

額がヘッドレストから離れ不安定な状態では，撮影中も画像が動きやすい（Z軸が動きやすい，瞳孔位置がずれやすい）。また，このような状態では，機器を押し込む際に検査眼との接触につながる可能性があるため，患者の姿勢を確認しながら検査を進め，必要に応じて台調整を行うとよい（**図2**）。

固視，瞬目

▶固視

最初に固視が可能かどうかを確認する。患者の視力や視野に応じて，内部固視灯の位置を変更したり，外部固視灯を使いわけるとよい。

また口頭での誘導においては，患者の固視の状態に応じて声掛けの配慮や，具体的な距離の指示をするとよい。

〈具体例〉

・検査眼で固視できない症例

　➡外部固視灯を使用し，固視誘導を行う。

・内部固視灯は見えないが，固視が比較的安定している場合

　➡「少し右」「ほんの少し左」など，患者の眼球運動の感覚に合わせて，言葉を使いわけて固視誘導する。

・片眼の低視力が原因で，両眼開放下での同時視により固視灯が見えにくくなる症例

　➡非検査眼にアイパッチなどで遮蔽を行うことで固視が安定する。

　➡外部固視灯を基準として，距離の指示をする（例：「光○個分右を見て下さい」など）。

▶瞬目

瞬目に関しては，影響の出やすいものと出にくいものがある。機器・撮影モードによって

変化するため，タイミングに合わせ瞬目を促す声掛けを行うとよい。

　瞬目過多では，撮影時間の延長や画質の低下につながったり，また逆に少なすぎても眼表面の乾燥により涙液層が不安定になることで，瞬目過多と同様に画質に影響するため注意が必要になる。適度な瞬目を意識してもらうように，適切な説明を行う。

3　画像感度減衰の原因の理解

　同一眼でも，画像感度の減衰は撮影手技や患者の動きによって起こる可能性があり，それぞれの原因・対処法を理解しておくことで短時間の検査が可能となる。

デフォーカス，中間透光体の混濁 (図3，4)

　網膜にフォーカスを合わせることで明瞭な画像が得られる (図3A) が，正常者においてもデフォーカスにより図3Bのように不明瞭な画像となってしまう。このような画像では，セグメンテーションエラーにより正確な層解析が困難となる。

　中間透光体の混濁がある場合 (図4A，B) は，カメラを動かし混濁を避けて撮影することが重要となる (図4C)。加えて，散瞳下のほうが測定光を入射する範囲が広がるため，明瞭な画像が得られやすい。また，強度乱視の症例においてはカメラを動かして，乱視の影響が最小限になる位置を見つけることが重要である。

　正常眼でもデフォーカスでここまでの画質の低下が起こるため，中間透光体の混濁など他の要素が加われば，本来診断に有用な画像が得られる症例でも判定が困難となる。そのため，各パラメーターの設定の重要性が示唆される。

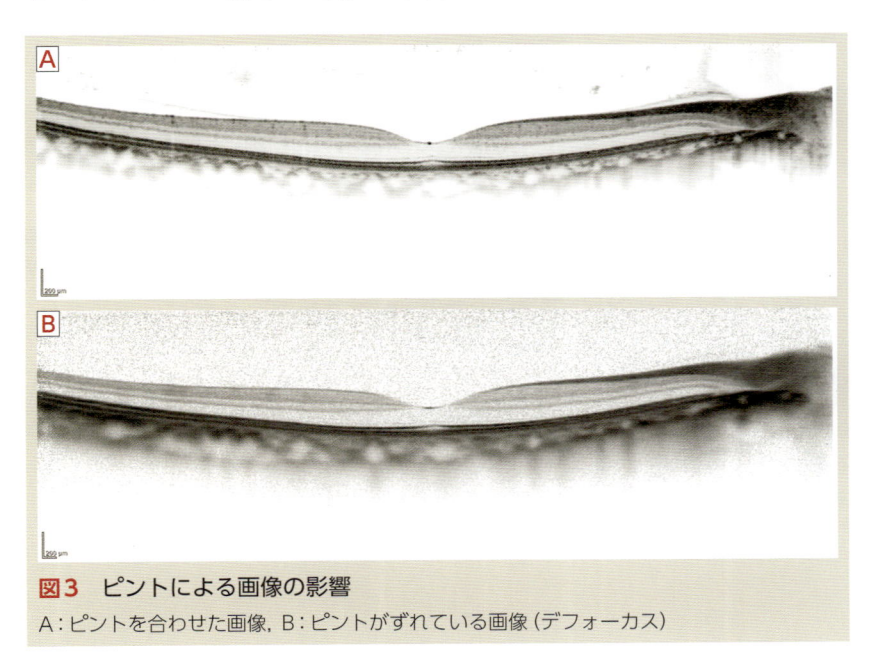

図3　ピントによる画像の影響
A：ピントを合わせた画像，B：ピントがずれている画像 (デフォーカス)

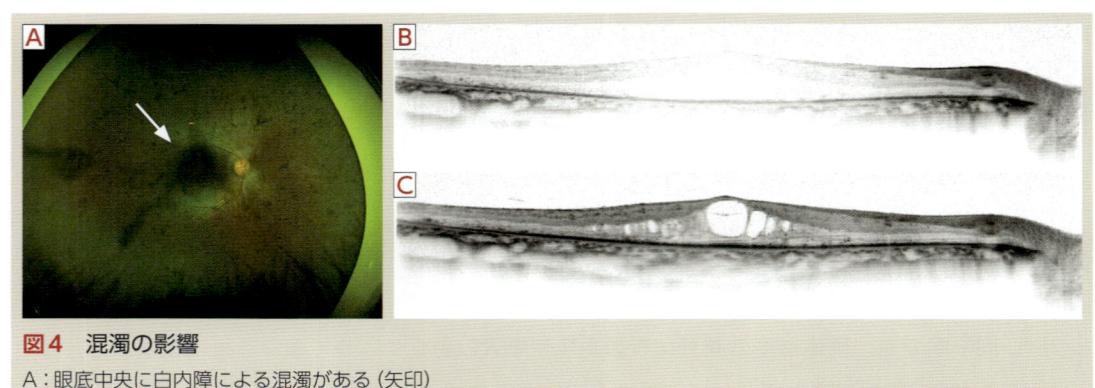

図4　混濁の影響
A：眼底中央に白内障による混濁がある (矢印)
B：混濁の影響を受けた状態の画像
C：混濁を避けて撮影した画像

適切な光軸位置・適正レンジの把握 (図5)

　光軸がずれている症例，長眼軸の症例などでは画像に傾斜が生じ，スキャン画像下方に位置するほど画像感度が減衰する。そのため症例に合わせた適正な光軸の位置で撮影を行うことが重要となる。

　上述のように，画像感度の減衰やアーチファクトの見わけ方を知っておくことで，迅速な対応が可能となる。

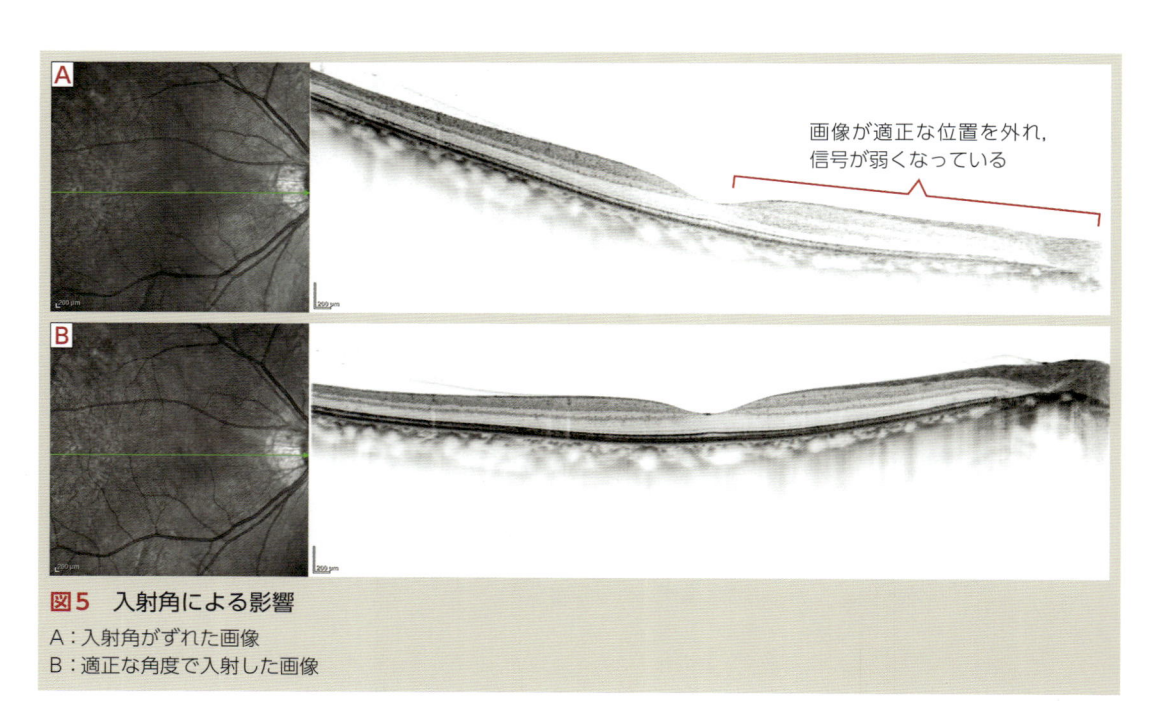

画像が適正な位置を外れ，
信号が弱くなっている

図5　入射角による影響
A：入射角がずれた画像
B：適正な角度で入射した画像

4 撮影の限界の見きわめ

　現在は機種も様々なものがあり撮影の限界も異なるため，普段からどの程度の撮影が可能なのかを把握しておくことが重要である。必要なスキャンをきれいに撮影するためには，患者の理解力や集中力など限界を考慮し，無理のない範囲での撮影が望ましい。

　また，OCT撮影は1つひとつの撮影モードは比較的短時間ということもあり，網羅的に撮影することで所見の撮り逃しの可能性は少なくなる。しかしながら，撮影の増加は患者の負担につながるため，どのような撮影を行えば短時間で，かつ有益な情報が得られるのかを念頭に置き，検査を行うことが重要である。

4 正常所見とアーチファクト

加登本　伸

Key points >>>

- 正常OCTを見慣れること（理解すること）が，異常を発見する近道である。
- 撮影原理に伴うOCT特有のアーチファクトを利用することで，診断に役立たせることが可能となる。

1 正常所見

　OCTは，組織像に匹敵する層状構造を描出できる（**図1**）。組織切片では濃染されている顆粒層（神経節細胞，双極細胞，視細胞体）はOCTでは低反射層になっており，逆に組織切片で淡染された神経線維層と網状層は高反射となっている。OCTの読影においては，まずは神経線維や硬い／密な組織（硬性白斑，網膜色素上皮，ellipsoid zone）は高反射，細胞体や液体成分（硝子体腔，網膜下液，sub-RPE fluid）は低反射となることを押さえ，他項でそれぞれの異常所見に対する反射強度について理解を深めるとよい。

硝子体 ─────────

　従来のOCTでは硝子体のイメージングは困難であったが，swept source-OCT（SS-OCT）の登場により硝子体の描出能は大きく向上した。SS-OCTのspectral domain-OCT（SD-OCT）の利点として，深さによる信号の減衰が少ない（signal roll-offが小さい）ことが挙げられる。したがってSS-OCTでは，硝子体から脈絡膜までを1枚の画像で高感度に描出することが可能となる。また，硝子体は眼球運動により，しなるように眼内で動くことから，撮像速度が遅いと重ね合わせ処理を行う際にぼけた画像になってしまう。SS-OCTは現行のOCTの中で最も高速撮影が可能であることから，硝子体の動きによる画像の重ね合わせ不良が少なくなることも利点である。硝子体のイメージングはSS-OCTのほうが有利ではあるが，SD-OCTでも撮影のフォーカスを遠視側（＋2から＋3 diopter側）にずらすenhanced vitreous imaging（EVI）を用いることで，硝子体のコントラストを向上させることができる[1]（**図2A-1，A-2**）。

　しかしながら，イメージングが可能になったとはいえ，網膜の反射と比較すると低反射と

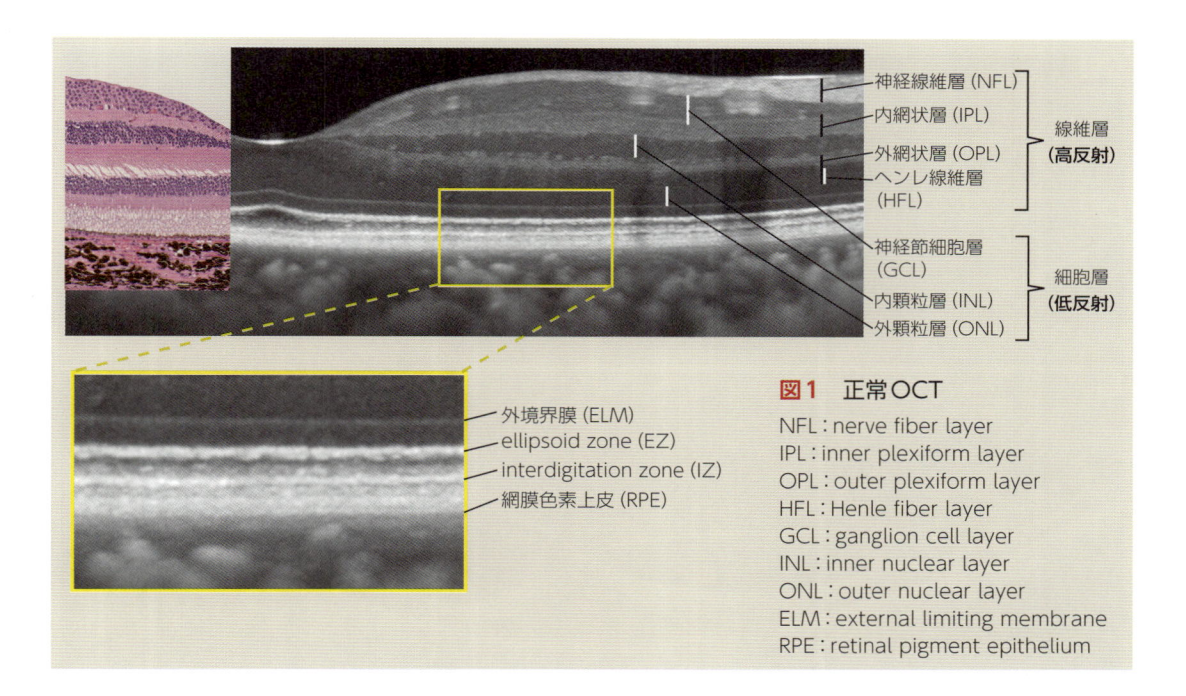

図1 正常OCT

NFL：nerve fiber layer
IPL：inner plexiform layer
OPL：outer plexiform layer
HFL：Henle fiber layer
GCL：ganglion cell layer
INL：inner nuclear layer
ONL：outer nuclear layer
ELM：external limiting membrane
RPE：retinal pigment epithelium

なりコントラストは不明瞭である。擬似カラー化の画像処理を行うことで硝子体のコントラストは向上し，premacular bursa や supramacular bursa などの硝子体ポケットを可視化することが可能となる（図2A-3，A-4）。硝子体のイメージングでは広角 SS-OCT での撮影が望ましい（図2B）。

網膜内層

　網膜内層での読影において重要な構造は，神経線維層（nerve fiber layer；NFL）と神経節細胞層（ganglion cell layer；GCL）である。NFL は神経節細胞の軸索から構成され，線維の方向が測定光に対し直角に配列しているため，網膜組織の中でもことさら反射輝度が高い。一方，GCL は神経節細胞体の集合であるため低輝度となる。黄斑の鼻側（乳頭側）は乳頭黄斑線維束を形成するため NFL は分厚いが，耳側は神経線維の耳側縫線（temporal raphe）に相当するため，NFL が薄い領域となる。以上から，NFL は水平スキャンでは非対称となることがあるため，特に緑内障の評価においては，水平スキャンではなく垂直スキャンで NFL と GCL の厚みを評価する必要がある（図3）。

網膜外層

　網膜外層において特に注目すべきは4本の高反射のバンドである（図1）。このバンドの呼称は統一されていなかったが，2014年に Ophthalmology 誌にて解剖に基づいた呼称（"nomenclature"）で統一しようというコンセンサスが生まれた[2]。現在，この4本のバンドは「外境界膜（external

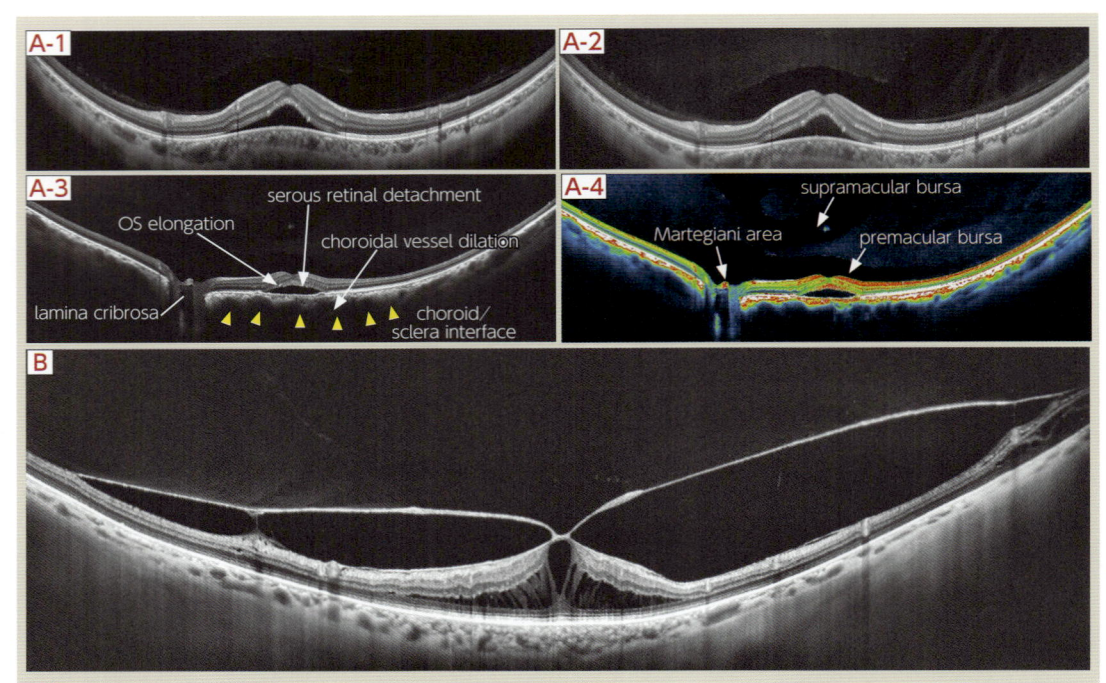

図2 硝子体のイメージング

A：中心性漿液性脈絡網膜症〔SPECTRALIS OCT (Heidelberg Engineering社)〕
　　A-1：通常撮影，A-2：EVI撮影 (focusを＋2Dへ)
　　A-3：グレースケール，A-4：擬似カラー
B：硝子体黄斑牽引症候群〔Xephilio OCT-S1 (Canon社)〕
EVI撮影により，網膜を白飛び (over-saturation) させることなく硝子体のコントラストを改善することが可能である。
高深達性を有するSS-OCTであれば，硝子体から脈絡膜まで信号減衰を起こすことなく撮影できるが，網膜と比較すると
硝子体のコントラストは不明瞭になる。擬似カラー処理は，硝子体のコントラストを改善させる手法として有用である
OS：outer segment

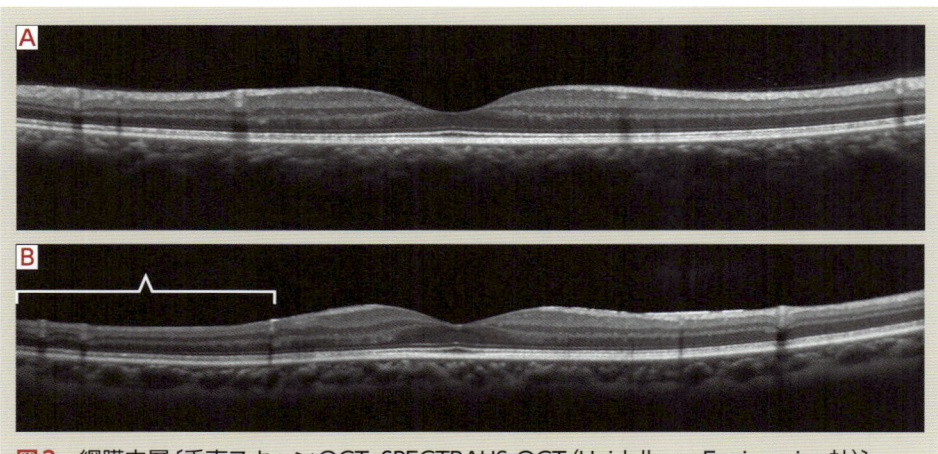

図3 網膜内層〔垂直スキャンOCT, SPECTRALIS OCT (Heidelberg Engineering社)〕

A：正常眼，B：緑内障
垂直スキャンでのNFLとGCLの上下の対称性を評価することは，緑内障や陳旧性網膜静脈閉塞症の病
態を把握する上で重要である。Bでは，下方のNFLとGCLが上方と比較して著明に菲薄化しているこ
とがわかる

limiting membrane；ELM)」，「ellipsoid zone (EZ)」，「interdigitation zone (IZ)」，「網膜色素上皮 (retinal pigment epithelium；RPE)」と呼称されている。

▶外境界膜 (ELM)

第1のバンドはELMである。実際は膜ではなく，視細胞内節と外顆粒層を隔てる構造で，視細胞内節の硝子体側とMüller細胞の細胞間結合部に相当する。ELMは外血液網膜関門の重要な構成要素で，高分子物質に対するバリアの役割を果たしている[3]。SPECTRALIS OCTでは一様なバンドとして描出されているELMも，横分解能が3μmのadaptive optics (AO) -OCTを用いることで結合部ごとに描出されていることがわかる[4]（☞**1章1図8**参照）。

▶ ellipsoid zone (EZ)

第2のバンドはEZである。以前は「視細胞内節/外節接合部 (IS/OS junction)」と呼称されていたが，Spaideらが組織標本との対比の研究により，この第2のバンドは，視細胞内節にある "ellipsoid" と呼ばれる豊富にミトコンドリアを含有する領域と関連していると提唱した[5]。この文献を根拠として，現在は "IS/OS" ではなく "EZ" と呼称されるようになった[2]。EZは視機能に最も直結するバンドであり，OCTの読影において，まずはEZの連続性が保たれているかを注意深く観察する必要がある。特に網膜色素変性は，一見すると正常のOCTと誤認しやすい（**図4**）。

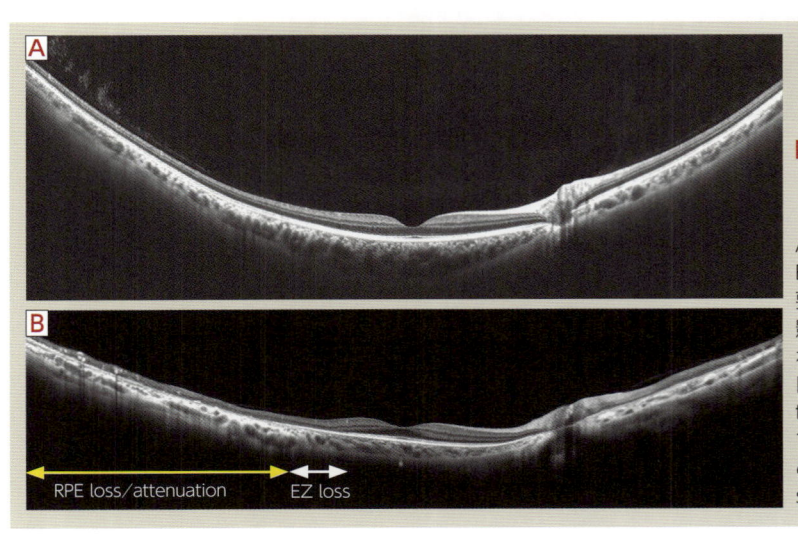

図4 網膜色素変性のOCT〔Xephilio OCT-S1（Canon社）〕

A：正常眼，B：網膜色素変性
EZは視機能に直結する最も重要なバイオマーカーであり，撮影範囲内のEZの連続性が保たれているかは必ず確認すべき項目である。RPE loss/attenuationはRPE lineの箇所だけ見てもわかりにくいことが多いため，choroidal hypertransmissionの有無も重要である

▶ interdigitation zone (IZ)

第3のバンドはIZである。SD-OCTの深さ分解能の向上に伴い，第2のバンドEZと第4のバンドRPEの間にさらに1本の高反射帯があることがわかった（**図1**）。以前は錐体細胞の外節の先と推測され，「視細胞錐体外節端 (cone outer segment tip；COST)」と呼ばれていた。EZのときと同様にSpaideらが組織標本との対比の研究を行い，このCOSTラインは錐体細胞外節終端のsheathに相当すると提唱した[5]。現在はCOSTラインでは

なく、"interdigitation zone" と呼称されている[2]。IZ欠損（IZ loss）やIZ反射減弱（IZ attenuation）はEZ loss，EZ attenuationと比較すると視機能への影響は少ないとされているが，MacTel type 2ではEZ loss/attenuationに先立ちIZ loss/attenuationが起きると報告され，IZを評価することが疾患の早期発見の一助になる可能性が指摘されている[6]。しかしながら，IZ自体はOCTの測定の方法次第でIZ loss/attenuationのように描出されうる（図5）ため，EZのように高い再現性をもって撮影することは難しいと考える。

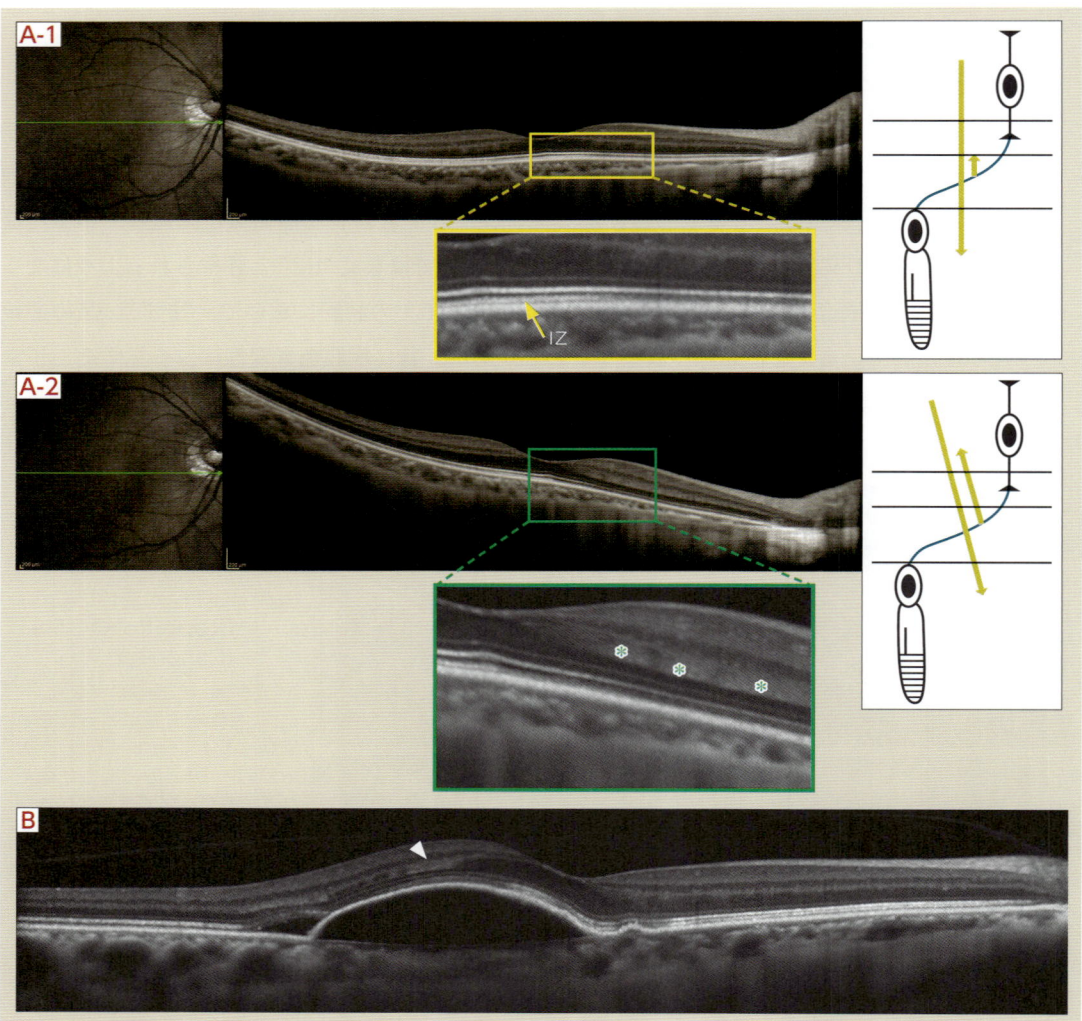

図5　directional reflectance change〔SPECTRALIS OCT（Heidelberg Engineering社）〕

A：OCTの測定光と網膜面の傾きで，HFLの反射輝度を高めることができる（＊）。通常のOCT撮影では中心窩下のIZは解像されているが，測定光に対して網膜面を傾斜させるとIZの反射強度が減弱していることに注意する
　　A-1：通常のOCT撮影
　　A-2：測定光に対して網膜面を傾斜して撮影
B：漿液性網膜色素上皮剥離により網膜面が傾斜すると，通常のOCT撮影でもHFLの輝度が高くなる（白色矢頭）。時に網膜内出血と混同することがあるため，眼底写真と対比し，OCT所見が病変なのか，アーチファクトなのか見きわめる必要がある

▶網膜色素上皮（RPE）

第4のバンドはRPEである。RPEの欠損，減弱（RPE loss／attenuation）は，実際の読影では判別しにくいことが多々ある（図4）。自発蛍光を併用したり，後述のアーチファクトであるchoroidal hypertransmissionを参考にして，RPEの健常性を評価する必要がある。

脈絡膜

SD-OCTの光源の中心波長は840nm前後であるため，測定光の多くはRPEで吸収されてしまう。このため，脈絡膜のイメージングはSD-OCTではコントラストが悪かったが，撮影方法の工夫もしくはSS-OCTの使用により，脈絡膜のイメージングはコントラストが飛躍的に向上した。前者はSD-OCTの反転ミラーイメージを用いて深部構造の感度を上げる方法で"enhanced depth imaging（EDI）"と呼ばれている[7]。脈絡膜は，管腔成分が低反射，間質成分が高反射となる。この管腔成分と間質成分の割合や中心窩下脈絡膜厚を解析することは，パキコロイド（pachychoroid）関連疾患（☞3章11参照）やフォークト・小柳・原田病（☞3章19参照）の病態理解に大いに役立つ。あくまで目安だが，foveal bulgeの箇所の中心窩網膜厚はおよそ200μmであり，中心窩下脈絡膜厚が中心窩網膜厚よりも肥厚している場合，「厚め」の脈絡膜とみなせる。

2 OCT特有のアーチファクト

OCT angiography（OCTA）ほどではないが，OCTにも特有のアーチファクトが存在する。しかしながら，上述のOCTの高速化・高深達化・高精細化に伴い，読影に著明な影響を与えるOCTのアーチファクトは激減したと筆者は考える。以下，現行のOCTでも起こりうる，かつ読影にも影響を与えるアーチファクトを中心に解説する。

directional reflectance change

測定光が神経線維に対して垂直に入光すると，反射が最大となり高反射に描出される。NFLは測定光に対して垂直に走行しているため高反射となるが，外網状層（outer plexiform layer；OPL）の構成要素であるヘンレ線維層（Henle fiber layer；HFL）の神経線維は黄斑周辺に向かうにつれ前方に向かう傾斜を持つため，測定光は線維に対してやや斜めに入り低反射となり，もともと低反射である外顆粒層（outer nuclear layer；ONL）に埋もれて区別がつきにくい。撮影を工夫し，瞳孔の端から光を入れ光軸と網膜面が傾斜するとHFLの反射が強まり，高反射層として描出可能となる（図5A）。色素上皮剥離や漿液性網膜剥離で外網状層が上方に押されることで，HFLが測定光に対して垂直になり，高反射化される（図5B）。このように，一見ONLと見受けられる低反射層の中にはOPLであるHFLが含まれているため，実際のONLの厚みは見かけよりも薄くなる。厚みを定量するときには

directional OCT（motion-tracked OCT）などの手法を用いて正しく評価する必要がある[8, 9]。このdirectional reflectance changeはHFLだけでなくIZにも影響を与えるため（**図5**），安易にIZ欠損と判断してはならない[9]。

mirror artifact

　OCT画像を取得するとき，実際に撮影画面に映っている像と，画面上端に設定されている対称軸を境に線対称の鏡像（inverted image）も同時に取得されている。通常は，この鏡像は撮影レンジ外に存在しているため取得画像に写り込むことはないが，眼軸長が伸張している病的近視眼や周辺部網膜では，鏡像が折れ曲がった形で一緒に取得されてしまう[10]（**図6**）。折れ曲がった箇所はセグメンテーションエラーが必発であり，強度近視眼でのOCT撮影範囲の端は高率で折れ曲がるため，網膜厚測定では注意を要する。Xephilio OCT-S1は撮影深度が5mmを超えており，病的近視眼でも折れ曲がることなく撮像可能となる（**図6**）。

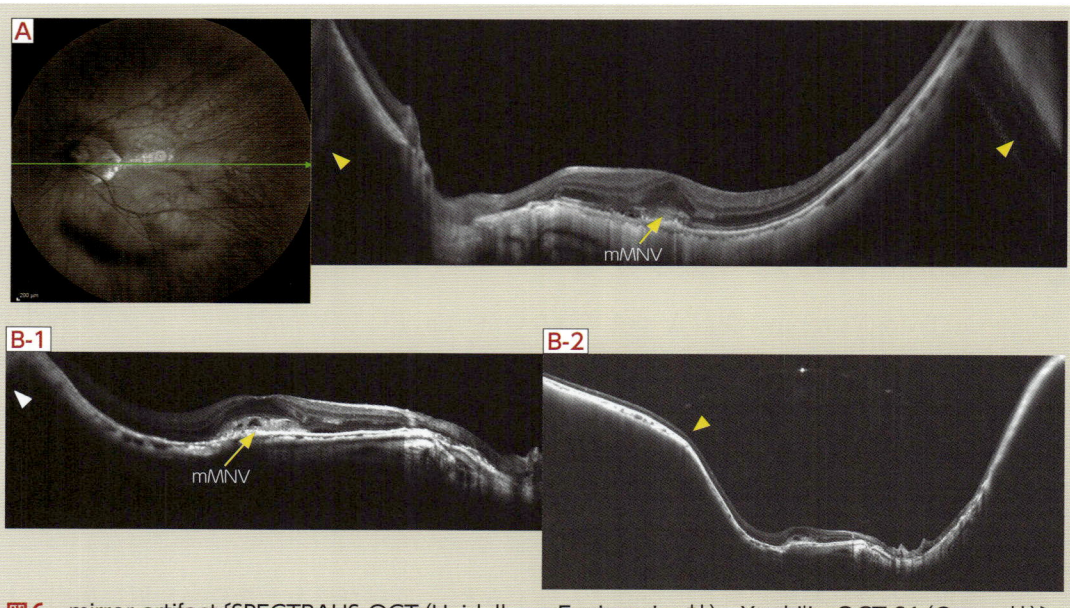

図6　mirror artifact〔SPECTRALIS OCT（Heidelberg Engineering社），Xephilio OCT-S1（Canon社）〕
A：近視性黄斑部新生血管（mMNV）を伴う病的近視眼（眼軸27.6mm）。強度近視眼では撮影範囲の端は高率で折れ曲がる（矢頭）
B：後部ぶどう腫を伴う病的近視眼（眼軸29.4mm）。長眼軸眼では中心窩を撮影レンジの中心に合わせると，周辺は折れ曲がってしまう（白矢頭）。高深達SS-OCTならば，後部ぶどう腫による網膜の屈曲点（黄矢頭）も描出可能であり，SD-OCTでは不明瞭な強膜や，脂肪組織も描出可能である。ただし，mMNVの解像度は狭い画角のほうが高く，MNVの詳細な評価という点ではSD-OCTがまさる

choroidal hypertransmission

　網膜外層やRPEの変性・萎縮が著しい地図状萎縮〔complete RPE and outer retinal atrophy（cRORA）／incomplete RPE and outer retinal atrophy（iRORA）〕の病態（RPE and outer retinal atrophy）では，本来は網膜・RPEで反射・散乱する光や吸収される光が後

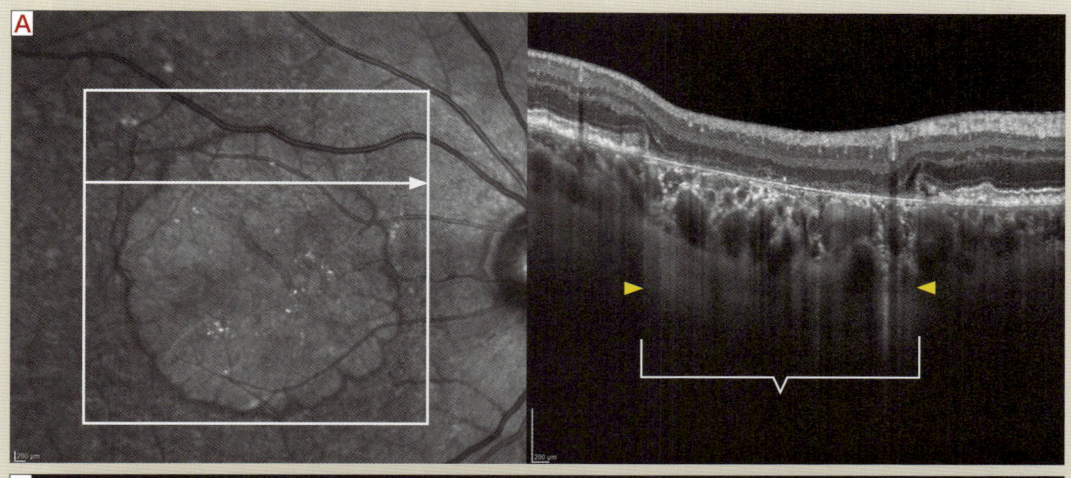

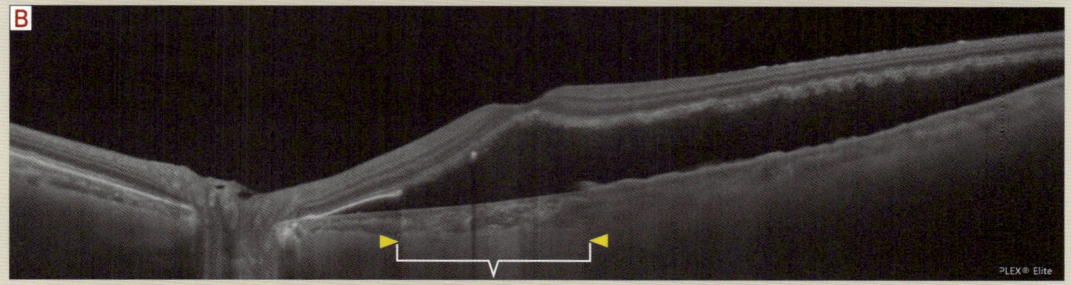

図7 choroidal hypertransmission〔SPECTRALIS OCT（Heidelberg Engineering社），PLEX エリート 9000（Carl Zeiss Meditec社）〕

A：黄斑部に広汎な地図状萎縮（cRORA）を認める。RPE lossをきたしている箇所は，choroidal hypertransmission に伴う脈絡膜の進行強度増強が認められる

B：網膜下液を伴うRPE tear。網膜下液を伴う地図状萎縮やRPE tearではRPEの反射強度が減弱するため（中心窩に対して鼻側のRPEと耳側のRPEの輝度に注目。鼻側のほうが高反射），どこまでRPE loss/attenuationが起きているかがわかりにくい例がある。しかし，いかなる場合でもRPE loss/attenuationの箇所はchoroidal hypertransmissionが起きるため，RPEだけでなく脈絡膜の輝度にも注目する必要がある

方の脈絡膜や強膜に届き，cRORA/iRORAの部位で脈絡膜や強膜の信号が著しく高くなる（**図7**）。

　黄斑疾患における脈絡膜信号増強（choroidal hypertransmission）はRPEの萎縮を疑わせる所見であり，OCTでの地図状萎縮の評価項目[11]となっているため，加齢黄斑変性（age-related macular degeneration；AMD）の診療においては重要なアーチファクトである。RPE tear等でRPE欠損部位の直上に網膜下液が存在するとき，RPEの反射だけではどこまでRPEが欠損しているのかわかりにくいときがあるが，choroidal hypertransmissionに注目することで自発蛍光を用いなくともRPEの欠損領域が評価できる（**図7**）。

測定光のブロック

　OCTの測定光が物体で強く反射したり吸収されたりすると，その後方では測定光が急激に減少する。この場合，物体の後方では反射波が生じずにshadowとなる。網膜血管や硬性

白斑，網膜出血等の物体の後方はshadowによるブロックで網膜構造が不明瞭になる。ブロックの程度で出血の濃さもOCTから推測できる（図8）。

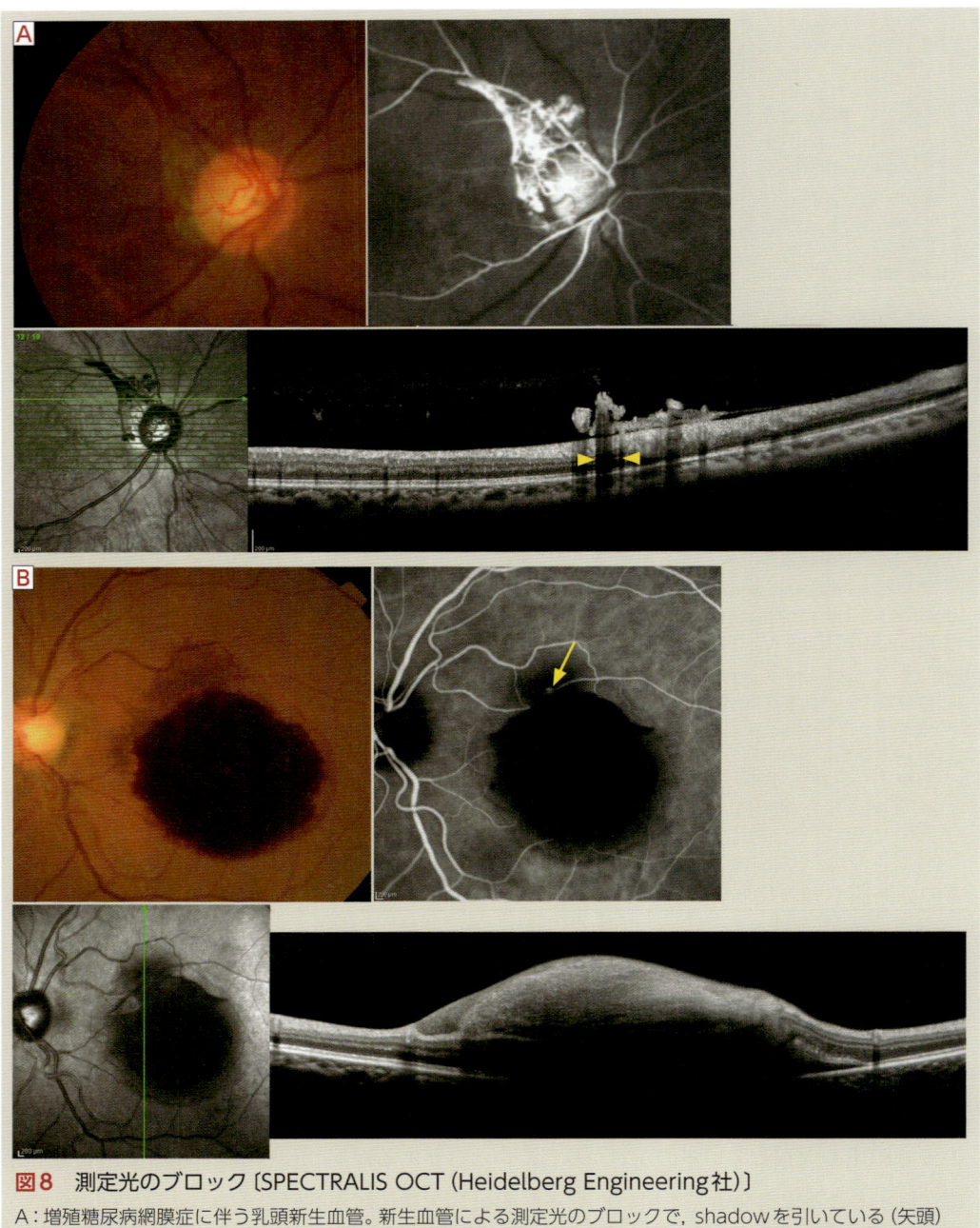

図8　測定光のブロック〔SPECTRALIS OCT (Heidelberg Engineering社)〕
A：増殖糖尿病網膜症に伴う乳頭新生血管。新生血管による測定光のブロックで，shadowを引いている（矢頭）
B：網膜細動脈瘤破裂。インドシアニングリーン蛍光眼底造影（IA）で細動脈瘤の位置の同定が可能である（矢印）。
　　細動脈瘤破裂による網膜出血の濃さ・深さでブロックの程度にも差が生まれている

linear artifact

　深部組織の描出を向上させるEDI撮影特有のアーチファクトであり，RPEの反射に平行なラインが強膜の深さに出現することがある。このラインはRPEからおおよそ485μm強膜側に認められ，既報によるとEDI撮影の約82％に認められるとされている[12]。ほとんどの症例ではこのlinear artifactは読影には影響を与えないが，脈絡膜が500μm以上に肥厚しうる病態，すなわちフォークト・小柳・原田病やパキコロイド関連疾患では脈絡膜内にlinear artifactがEDI撮影で映り込むことがあるため，脈絡膜厚やchoroidal vascularity index（CVI）解析では注意を要する（**図9**）。京都大学ではSPECTRALIS OCTでEDI撮影をする際，装置を押し込み網膜を反転させ，上方の撮影レンジで加算平均処理を行うが，EDIボタンを使用しない場合でもlinear artifactは出現することがある。

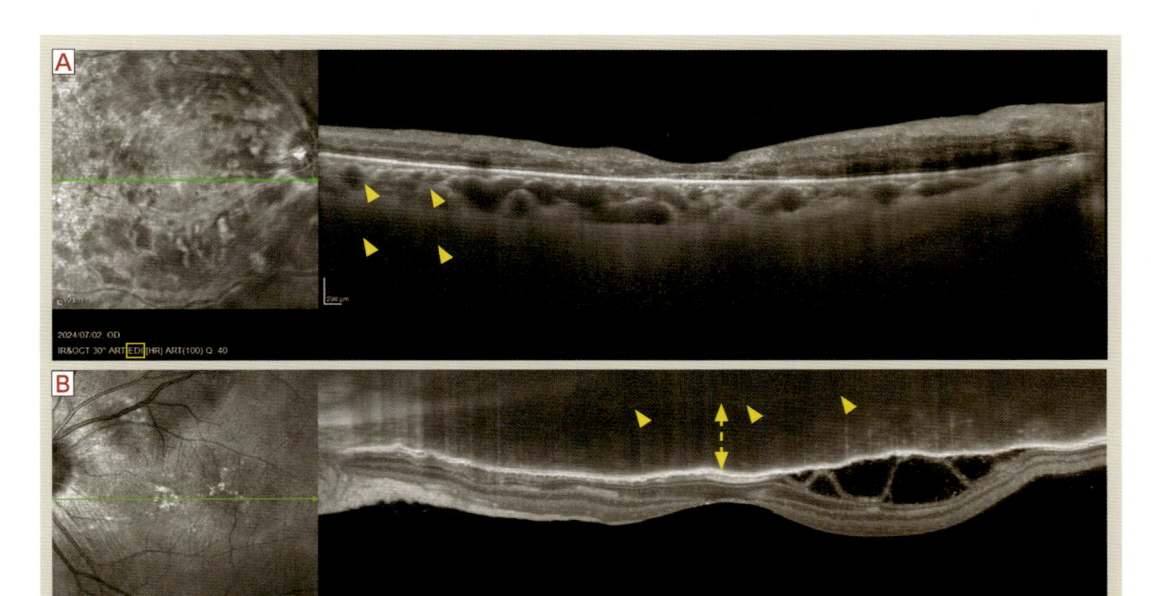

図9　linear artifact〔SPECTRALIS OCT（Heidelberg Engineering社）〕
A：抗VEGF治療後の虚血型網膜中心静脈閉塞症。RPEに平行なlinear artifactが認められる（矢頭）。linear artifactはEDI撮影で特異的に認められるアーチファクトであるが，OCT画像だけではEDI撮影されたか否かがわかりにくいときもあるため，watermarkとして記載された"EDI"を確認する（黄囲み部）
B：急性期フォークト・小柳・原田病。EDIボタンでの撮影の場合，**A**のように画像だけでEDI撮影されたかどうかがわかりにくいため，当科ではOCTを反転させてEDI撮影を行っている。特に脈絡膜が肥厚する疾患では脈絡膜内にlinear artifact（矢頭）が映り込むため，中心窩下脈絡膜厚の定量には注意が必要である（破線両矢印は中心窩下脈絡膜厚ではない）

■ 文献

1) Pang CE, et al：Enhanced vitreous imaging technique with spectral-domain optical coherence tomography for evaluation of posterior vitreous detachment. JAMA Ophthalmol. 2014；132（9）：1148-50.
2) Staurenghi G, et al：Proposed lexicon for anatomic landmarks in normal posterior segment spectral-domain optical coherence tomography：the IN・OCT consensus. Ophthalmology. 2014；121（8）：1572-8.

3) Marmor MF:Mechanisms of fluid accumulation in retinal edema. Doc Ophthalmol. 1999;97(3-4):239-49.

4) Kadomoto S, et al:Human Foveal Cone and Müller Cells Examined by Adaptive Optics Optical Coherence Tomography. Transl Vis Sci Technol. 2021;10(11):17.

5) Spaide RF, et al:Anatomical correlates to the bands seen in the outer retina by optical coherence tomography:literature review and model. Retina. 2011;31(8):1609-19.

6) Ong JX, et al:Early-stage macular telangiectasia type 2 vascular abnormalities are associated with interdigitation zone disruption. PLoS One. 2021;16(11):e0259811.

7) Spaide RF, et al:Enhanced depth imaging spectral-domain optical coherence tomography. Am J Ophthalmol. 2008;146(4):496-500.

8) Lujan BJ, et al:Directional optical coherence tomography provides accurate outer nuclear layer and henle fiber layer measurements. Retina. 2015;35(8):1511-20.

9) Park DW, et al:Normal Interdigitation Zone Loss by Motion-Tracked OCT. Ophthalmol Retina. 2017;1(5):394.

10) Ho J, et al:Clinical assessment of mirror artifacts in spectral-domain optical coherence tomography. Invest Ophthalmol Vis Sci. 2010;51(7):3714-20.

11) Sadda SR, et al:Consensus Definition for Atrophy Associated with Age-Related Macular Degeneration on OCT:Classification of Atrophy Report 3. Ophthalmology. 2018;125(4):537-48.

12) Zuo C, et al:The linear artifact in enhanced depth imaging spectral domain optical coherence tomography. Sci Rep. 2017;7(1):8464.

5 異常所見の見方
❶ 硝子体

宮田　学

┤ 仮面症候群の診断の重要性 ├

　生命予後に影響を与える可能性のある眼内悪性リンパ腫は決して見逃してはならない。硝子体混濁があったとしてもOCTで硝子体や脈絡網膜を観察することが可能であり，OCTで特徴的な所見を認めれば，硝子体生検を行う必要がある。

1 硝子体の異常とOCT

　硝子体腔に混濁があると，検眼鏡で眼底が見えないこともある。そのようなときはOCTを撮影してみると，よく観察できることもある。特に，波長が長い光源を用いた高深達のswept source-OCT（SS-OCT）は有用な場合が多い。硝子体手術後にガスが充満しており検眼鏡で眼底の観察が困難だったとしても，SS-OCTを用いれば観察可能である（図1）。また，炎症細胞など硝子体腔自体を観察することが重要な場合もある。硝子体手術前に後部硝

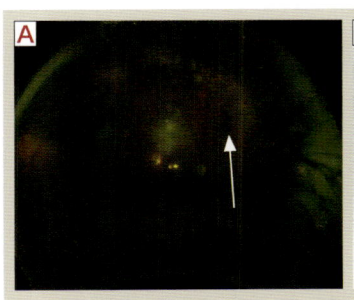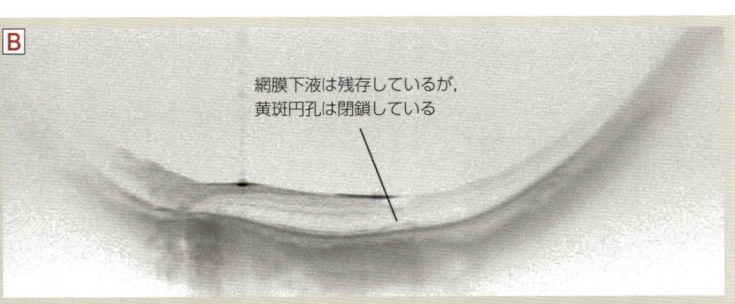

網膜下液は残存しているが，黄斑円孔は閉鎖している

図1　裂孔原性網膜剥離，黄斑円孔に対する硝子体手術後のガス下における広角眼底写真とSS-OCT
A：広角眼底写真。硝子体腔はガスで満たされており，さらに角膜後面に赤血球の付着，前房にフィブリン膜があり，透見性が悪い（矢印）
B：SS-OCT

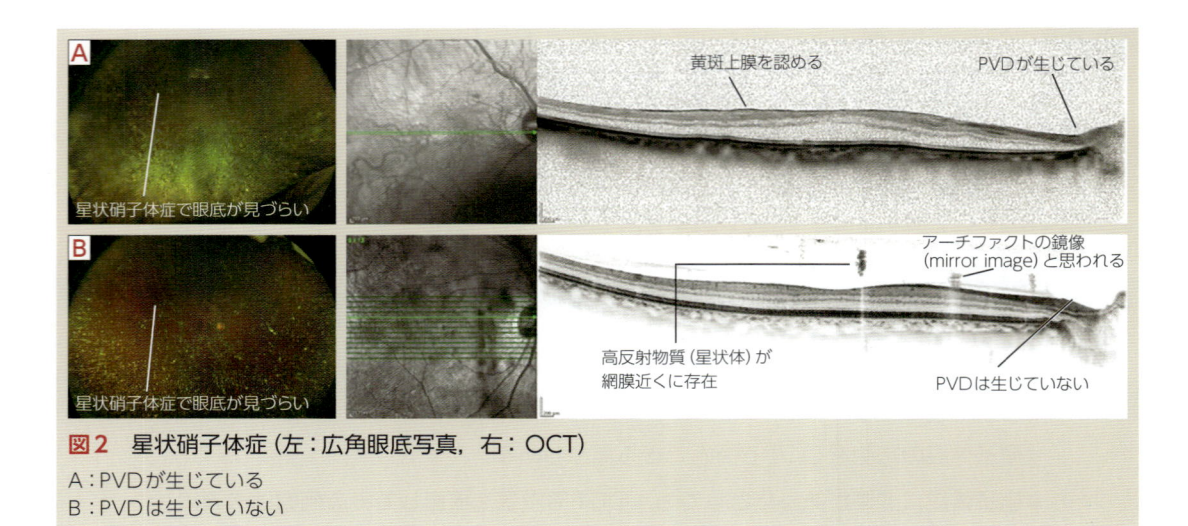

図2 星状硝子体症（左：広角眼底写真，右：OCT）

A：PVDが生じている

B：PVDは生じていない

画像内の注釈：

- 黄斑上膜を認める
- PVDが生じている
- 星状硝子体症で眼底が見づらい
- アーチファクトの鏡像（mirror image）と思われる
- 高反射物質（星状体）が網膜近くに存在
- PVDは生じていない

子体剥離（posterior vitreous detachment；PVD）の有無を確認しておくことも有用である（**図2A，B**）。しかし，特に硝子体に異常がある場合，アーチファクト（虚像）の可能性も念頭に置いておく必要がある。OCTに写っているものすべてが実像というわけではない（**図2B**）。

2 硝子体の異常所見

硝子体混濁（vitreous opacity）

　ぶどう膜炎等で硝子体が混濁する場合がある（**図3**）。特に注意が必要なのは，眼内悪性リンパ腫である（**図4**）。生命予後にも影響するこの疾患は，ぶどう膜炎に様相が似ており，診断が容易ではない場合が多いが，決して見逃してはならない。このように原疾患が仮面で隠されているような病態を「仮面症候群（masquerade syndrome）」と呼ぶ。鑑別が重要であるが，ぶどう膜炎と比較して網膜硝子体リンパ腫（vitreo-retinal lymphoma）で特異度の高いOCT所見は，網膜表面の沈着物（92.5％），網膜内浸潤（100％），帯状の高反射網膜下浸潤（90％），癒合した網膜色素上皮剥離（100％）と報告されている[1]。硝子体混濁がある場合でも，OCTで脈絡網膜をしっかりと観察し，これらの特徴的な所見で悪性リンパ腫が疑わ

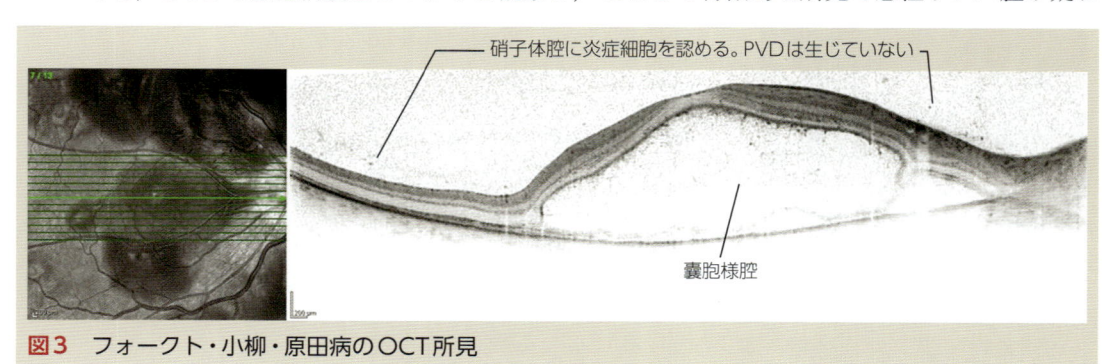

図3 フォークト・小柳・原田病のOCT所見

画像内の注釈：

- 硝子体腔に炎症細胞を認める。PVDは生じていない
- 囊胞様腔

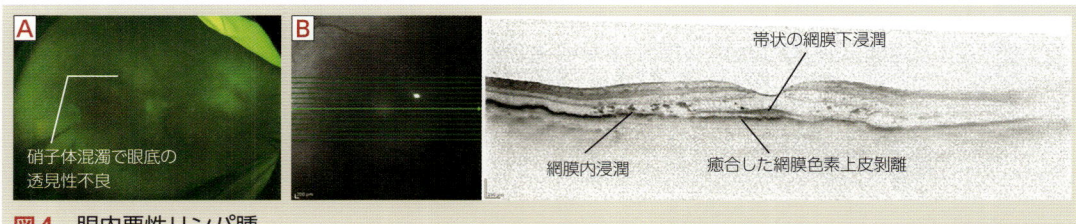

図4 眼内悪性リンパ腫
A：広角眼底写真
B：OCT

帯状の網膜下浸潤
網膜内浸潤
癒合した網膜色素上皮剥離

れる場合は硝子体生検を行う必要がある。

硝子体出血 (vitreous hemorrhage)

　硝子体出血は多くの場合，脈絡網膜疾患に続発するものであるため，詳細な網膜のイメージングを行いたいところであるが，濃い硝子体出血であるとOCTでは観察できず，超音波検査が必要となる。しかし，超音波検査では大まかな情報しか得られない。淡い硝子体出血であればOCTで硝子体と網膜の状態を詳細に確認することができる（**図5**）。

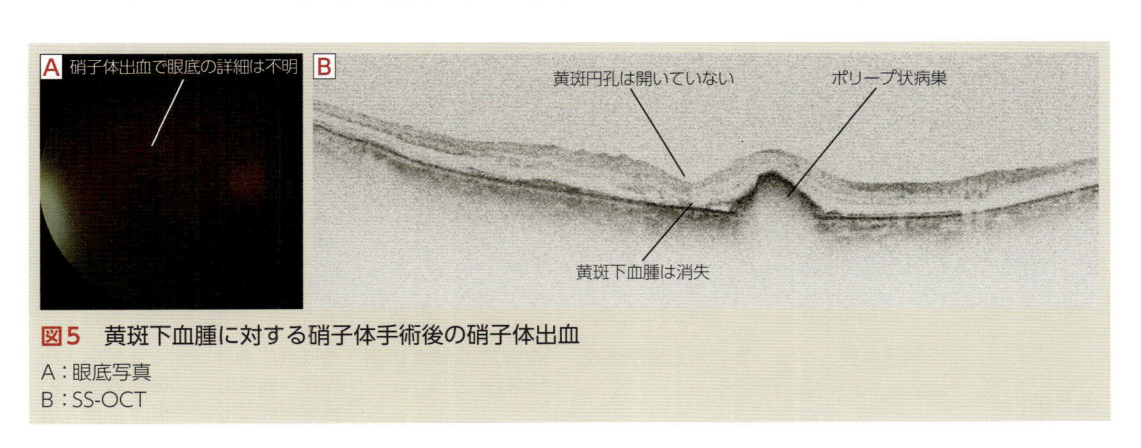

A 硝子体出血で眼底の詳細は不明
黄斑円孔は開いていない
ポリープ状病巣
黄斑下血腫は消失

図5 黄斑下血腫に対する硝子体手術後の硝子体出血
A：眼底写真
B：SS-OCT

星状硝子体症 (asteroid hyalosis)

　星状硝子体症は，非炎症性に閃輝性の小さな混濁が無数に生じるもので，眼底の透見性の低下の割に視力が良好な場合が多い。眼底の観察が困難な場合もあり，脈絡網膜疾患が隠れていることもある。OCTを用いることで脈絡網膜の状態が詳細にわかることが多い。また，星状硝子体症における硝子体手術では，硝子体と網膜の接着が強く，PVDを起こしづらいということもあるため，術前にPVDが起こっているかどうかを把握しておくとよい（**図2**）。

■ 文献

1) Guan W, et al:Spectral-domain optical coherence tomography biomarkers in vitreoretinal lymphoma. Clin Exp Ophthalmol. 2023;51(2):144-53.

5 異常所見の見方
❷ 出血

辻川明孝

Key points >>>

- 疾患によって出血が貯留しやすい場所が異なるため,出血のタイプから疾患を推定する。
- 内境界膜下出血は,網膜細動脈瘤,血液疾患に特徴的である。
- 出血性網膜色素上皮剥離は,加齢黄斑変性,ポリープ状脈絡膜血管症に特徴的である。

┨ 出血のタイプを見わける重要性① ┠

　眼底出血は硝子体腔から網脈絡膜に生じた出血を指すが,出血が貯留している場所によって硝子体出血,網膜前出血,内境界膜下出血,網膜出血(線状出血,刷毛状出血,斑状出血),網膜下出血,出血性網膜色素上皮剥離,上脈絡膜出血などにわけられる(**図1**)。原因疾患により生じやすい出血のタイプがあり,逆に出血のタイプから原因疾患を予測する必要がある(**表1**)。また,様々なタイプの眼底出血が合併していることもある。

表1 出血のタイプと原因疾患

出血のタイプ	出血の場所	眼底での特徴	OCTでの特徴	原因疾患
硝子体出血	硝子体腔	かすんだ硝子体腔	中等度の輝度の硝子体腔	増殖糖尿病網膜症,後部硝子体剥離,網膜裂孔,網膜細動脈瘤,網膜静脈分枝閉塞症,加齢黄斑変性,ポリープ状脈絡膜血管症,外傷,くも膜下出血など
網膜前出血	内境界膜と後部硝子体膜の間	ニボーを形成	後部硝子体膜下にニボーを形成	増殖糖尿病網膜症など
内境界膜下出血	内境界膜下	類円型,ニボーを形成することもある	内境界膜下で高輝度	網膜細動脈瘤,血液疾患
網膜出血	網膜内	刷毛状・斑状	神経網膜内で高輝度	糖尿病網膜症,網膜細動脈瘤,網膜静脈閉塞症,高血圧網膜症,血液疾患,外傷など
網膜下出血	神経網膜と網膜色素上皮の間	広範囲に広がりやすい	網膜下腔で高輝度	ポリープ状脈絡膜血管症,加齢黄斑変性,網膜細動脈瘤,網膜静脈分枝閉塞症など
出血性網膜色素上皮剥離	網膜色素上皮下	類円型,ニボーを形成することもある	内部が高輝度の網膜色素上皮剥離	滲出型加齢黄斑変性,ポリープ状脈絡膜血管症など
上脈絡膜出血	上脈絡膜腔	脈絡膜の大きな隆起	脈絡膜の大きな隆起	駆逐性出血,低眼圧

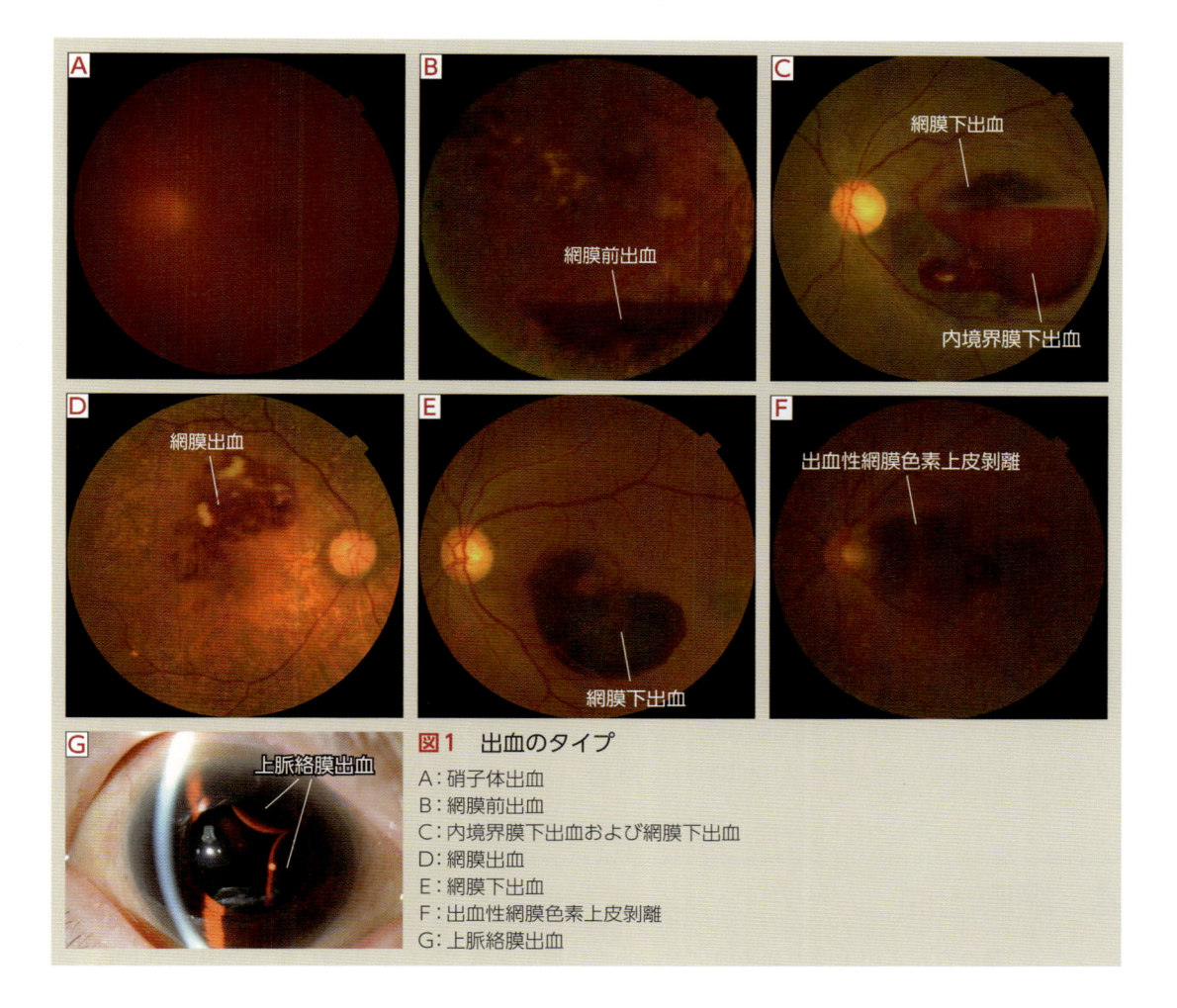

図1　出血のタイプ
A：硝子体出血
B：網膜前出血
C：内境界膜下出血および網膜下出血
D：網膜出血
E：網膜下出血
F：出血性網膜色素上皮剝離
G：上脈絡膜出血

1　硝子体出血

　硝子体腔に出血が貯留した状態である。硝子体腔には血管がないため，多くの場合には網膜（新生）血管，脈絡膜（新生）血管からの出血が硝子体腔に貯留している。濃厚な硝子体出血により眼底が透見できない場合には超音波検査を行う。原因疾患としては，増殖糖尿病網膜症，後部硝子体剝離，網膜裂孔，網膜細動脈瘤，網膜静脈分枝閉塞症，加齢黄斑変性，外傷などの頻度が高い。また，くも膜下出血などに伴い頭蓋内圧が亢進した際に生じることもある。

2　網膜前出血

　内境界膜と後部硝子体膜の間に出血が貯留した状態である。後部硝子体膜は内境界膜と緩く接着しているため，出血は下方に貯留し，ニボーを呈しやすい。増殖糖尿病網膜症に伴う網膜新生血管からの出血によって形成されやすい。

3 　内境界膜下出血

　内境界膜は神経線維層と比較的しっかり接着している。内境界膜下腔は本来存在しないスペースであるため，内境界膜下出血は類円形の形状をとることが多い。内境界膜下出血は網膜細動脈瘤の破裂，白血病などの血液疾患に特徴的である。網膜細動脈瘤からの滲出性変化がある場合にはニボーを呈することもある（**図2**）。

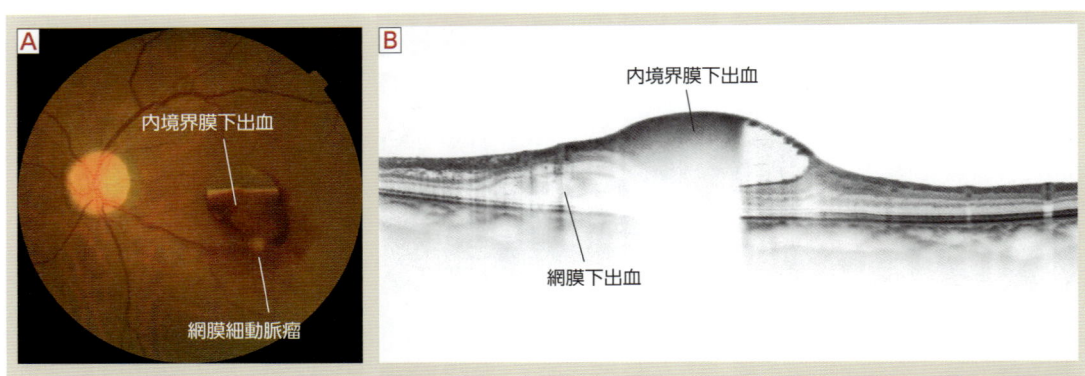

図2　網膜細動脈瘤に伴う内境界膜下出血
A：眼底写真ではニボーを伴った内境界膜下出血が認められる
B：OCTでは内境界膜と神経網膜の間に出血が貯留している

4 　網膜出血

　網膜血管からの出血が網膜内に貯留した状態である。神経線維層に生じた出血は線状，刷毛状を呈する（**図3**）。さらに深層の顆粒層，網状層に生じた出血は斑状を呈する。原因疾患としては糖尿病網膜症，網膜細動脈瘤，網膜静脈閉塞症，高血圧網膜症，血液疾患（貧血，白血病など），外傷などが挙げられる。

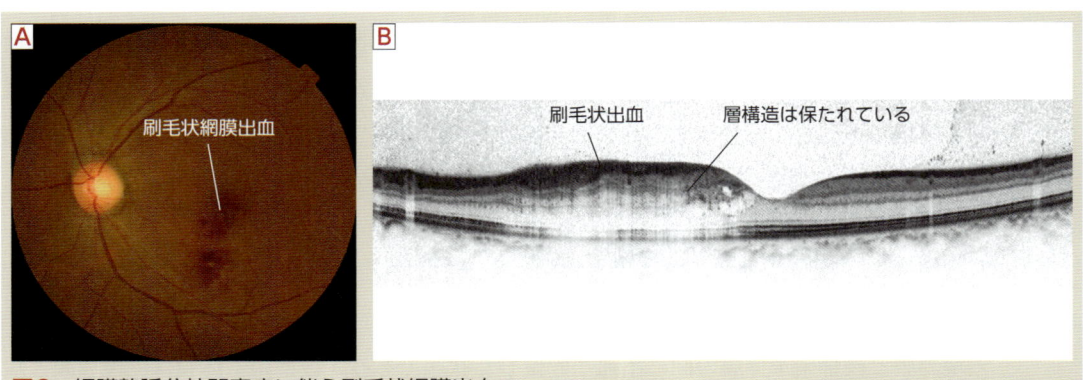

図3　網膜静脈分枝閉塞症に伴う刷毛状網膜出血
A：眼底写真では刷毛状網膜出血が確認できる
B：OCTでは網膜の層構造は保たれており，刷毛状出血は主に神経線維層に存在している

5 網膜下出血

　神経網膜と網膜色素上皮との間に出血が貯留した状態である。神経網膜と網膜色素上皮の間には強固な結合はないため，出血は広範囲に広がりやすい。ポリープ状脈絡膜血管症，加齢黄斑変性，網膜細動脈瘤などでは広範な網膜下出血を伴うことが多い。一方，網膜静脈分枝閉塞症で生じる網膜下出血は，中心窩近傍に限局していることが多い。

　中心窩に網膜下出血が貯留すると網膜外層が障害され，視力予後は不良になる。その際，出血の濃さが予後に大きく影響する。中心窩下に濃厚な出血が貯留すると，視力予後は非常に悪いが，出血が滲出液によって薄まっている場合には，予後は比較的良好である。出血の濃さの判断にもOCTは有用である（図4）。

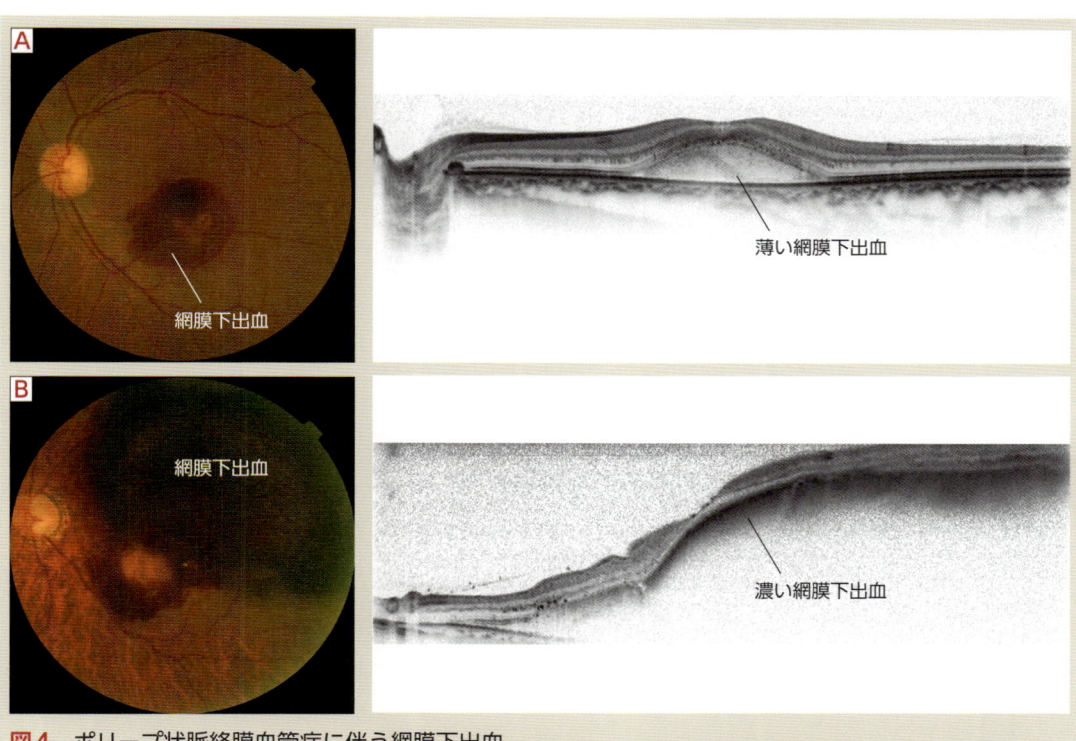

図4　ポリープ状脈絡膜血管症に伴う網膜下出血
A：OCTでは網膜下出血下の網膜色素上皮のラインも明瞭に確認でき，網膜下出血は薄まっていると判断できる
B：OCTでは網膜下出血の上部でブロックされ，出血下の構造はまったく確認できない。網膜下出血は非常に濃く，視力予後は不良と判断できる

6 出血性網膜色素上皮剝離

　網膜色素上皮剝離の中に出血を伴った状態である。ブルッフ膜内の網膜色素上皮の基底膜と弾性線維層との間に出血が貯留している。出血が貯留するためにはブルッフ膜を引き裂く必要があるため，出血性網膜色素上皮剝離は類円形の形態をとることが多い。滲出型加齢黄斑変性，ポリープ状脈絡膜血管症などの脈絡膜疾患に伴う。新生血管からの滲出性変化が強

いと，出血はニボーを呈することもある。色素上皮下の出血であるため，出血は赤くは見えない（図5）。

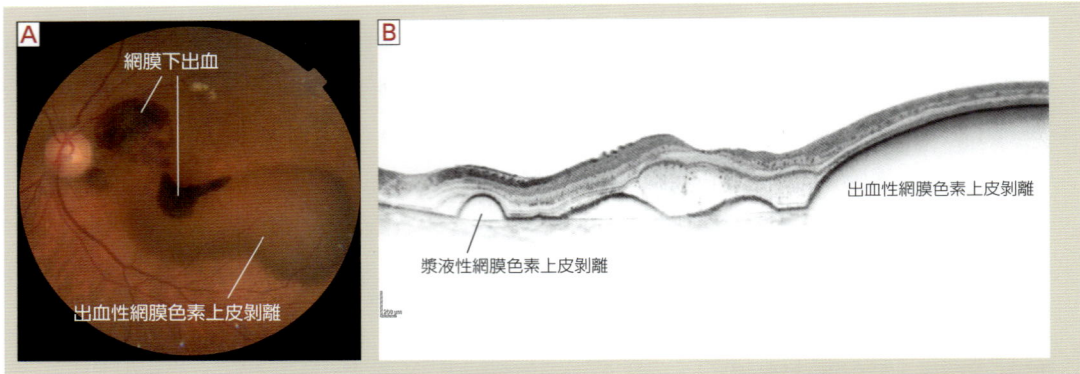

図5　加齢黄斑変性に伴う網膜下出血と出血性網膜色素上皮剥離
A：眼底写真では，少量の網膜下出血と大きな出血性網膜色素上皮剥離が確認できる
B：OCTでは漿液性網膜色素上皮剥離内は低輝度で直下のブルッフ膜も明瞭に確認できる。一方，出血性網膜色素上皮剥離内ではレーザー光はブロックされ，直下のブルッフ膜，脈絡膜は確認できない

7　上脈絡膜出血

　術中や術後に生じる駆逐性出血など，上脈絡膜腔に貯留した出血である。網膜，脈絡膜が大きく隆起して見える。薄い漿液性網膜剥離を伴っていることも多い。

┤ 出血のタイプを見わける重要性② ├

　出血のタイプから原因疾患を見わけることは有用であるが，除外診断を行うのも重要である。たとえば，糖尿病患者に硝子体出血が生じた場合には，増殖糖尿病網膜症に伴う出血と思いがちである。その際に，OCTで出血の隙間から網膜色素上皮剥離が確認できれば，加齢黄斑変性を疑う必要がある。増殖糖尿病網膜症では網膜色素上皮剥離が生じることはない。

5 異常所見の見方
❸ 白斑，hyperreflective foci

中西悠太

Key points >>>

- 硬性白斑と軟性白斑は，検眼鏡的に区別が困難なことがある。両者は病態がまったく異なるため，迷ったらOCTを撮影する。OCTでは両者の区別が容易になる。
- OCTでは，硬性白斑は主に外網状層に分布する帯状の高信号所見，軟性白斑は神経線維層にみられる境界不明瞭な高信号所見である。
- 検眼鏡で所見を認めずとも，OCTを撮影しhyperreflective fociを認めたときは注意する必要がある。

┤ 白斑を区別する重要性 ├

　硬性白斑と軟性白斑はまったく別の病変であり，検眼鏡的に両者の区別に悩むときは，OCTを撮影し区別することが望ましい。硬性白斑の中心窩下への沈着は視力低下につながることがあり，軟性白斑が存在している場合，指摘されていない全身疾患が潜んでいる可能性があることを認識しておく。

1 硬性白斑と軟性白斑

　白斑は，検眼鏡的にみられる網膜の白い斑点であり，硬性白斑と軟性白斑にわけられる。検眼鏡的には硬性白斑は境界明瞭なため「硬そう」，軟性白斑は境界不明瞭なため「軟らかそう」な白斑であり，両者は類似して見えることもある。しかしながら，硬性白斑と軟性白斑はまったく別の病変であり，白斑をOCTで撮影すると両者を容易に区別することができる（**図1**）。

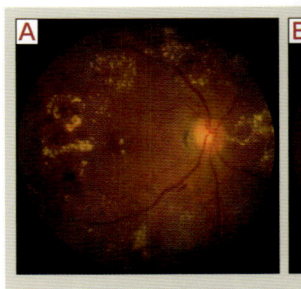
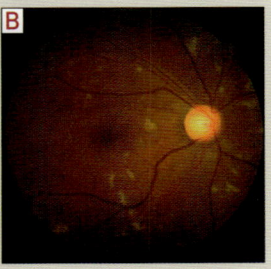

図1　硬性白斑と軟性白斑
A：糖尿病網膜症の硬性白斑
B：糖尿病網膜症の軟性白斑
Aは境界明瞭，Bは境界不明瞭という違いを認めるが，主観的な判断基準である。眼底写真だけから白斑が存在する網膜の部位までを特定することは困難である

硬性白斑

　硬性白斑は，血液より漏出した血液成分が網膜内あるいは網膜下に沈着した状態と考えられている。OCTでは硬性白斑は帯状の高信号部位であり，内顆粒層〜外網膜層〜外顆粒層に分布していることが多い（**図2**）。

　糖尿病網膜症をはじめ，血管透過性の亢進する疾患で多くみられる。硬性白斑が中心窩下に沈着すると視力低下を引き起こす（**図3**）。

　硬性白斑がみられる場合は，網膜の内層，外層のどちらであるか，また中心窩に近いのか遠いのかについても確認しておく必要がある。

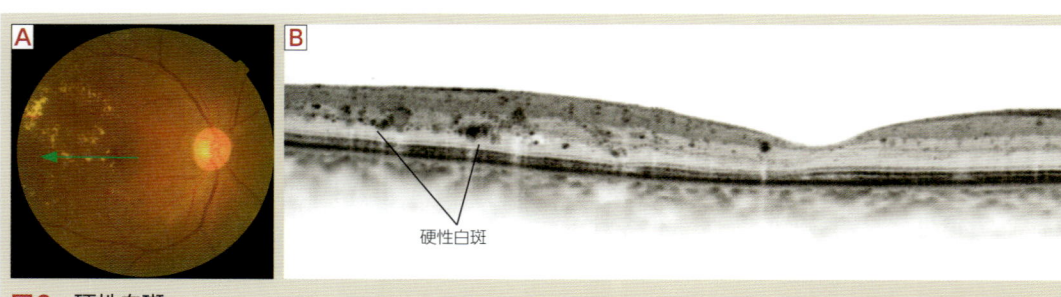

図2　硬性白斑
A：糖尿病網膜症の硬性白斑
B：**A**の緑矢印のOCT。硬性白斑は主に外網状層に沈着しており，一部は内網状層や顆粒層に沈着している。OCTでは，硬性白斑の沈着している網膜層を特定できる

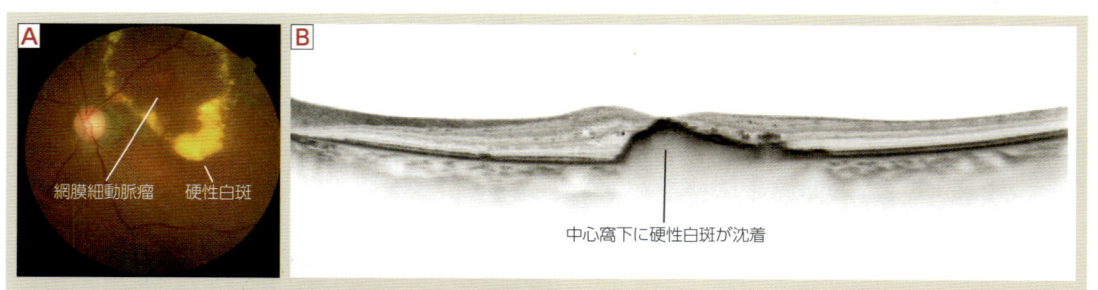

図3　中心窩下に沈着した硬性白斑
網膜細動脈瘤からの血液成分の漏出により硬性白斑が発生し（**A**），中心窩下に沈着した結果（**B**），LV＝(0.1)と視力低下をきたしている

軟性白斑

　軟性白斑は，局所的な網膜虚血により生じた神経線維層の腫大である。OCTでは，軟性白斑は神経線維層に分布する境界不明瞭な高信号部位である（**図4**）。

　網膜循環障害をきたす疾患でみられ，糖尿病，膠原病，また貧血や白血病など血液疾患でみられることがある（**図5**）。軟性白斑を認める場合は，全身疾患の可能性を念頭に置く必要がある。

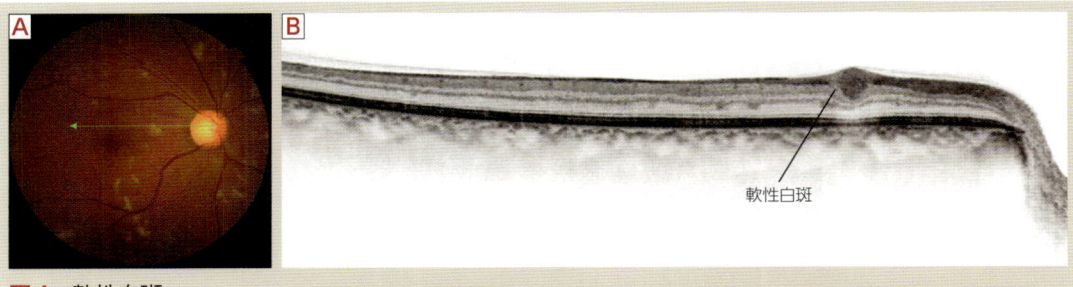

図4　軟性白斑
A：糖尿病網膜症の軟性白斑
B：OCTでは，神経線維層の腫大を認める

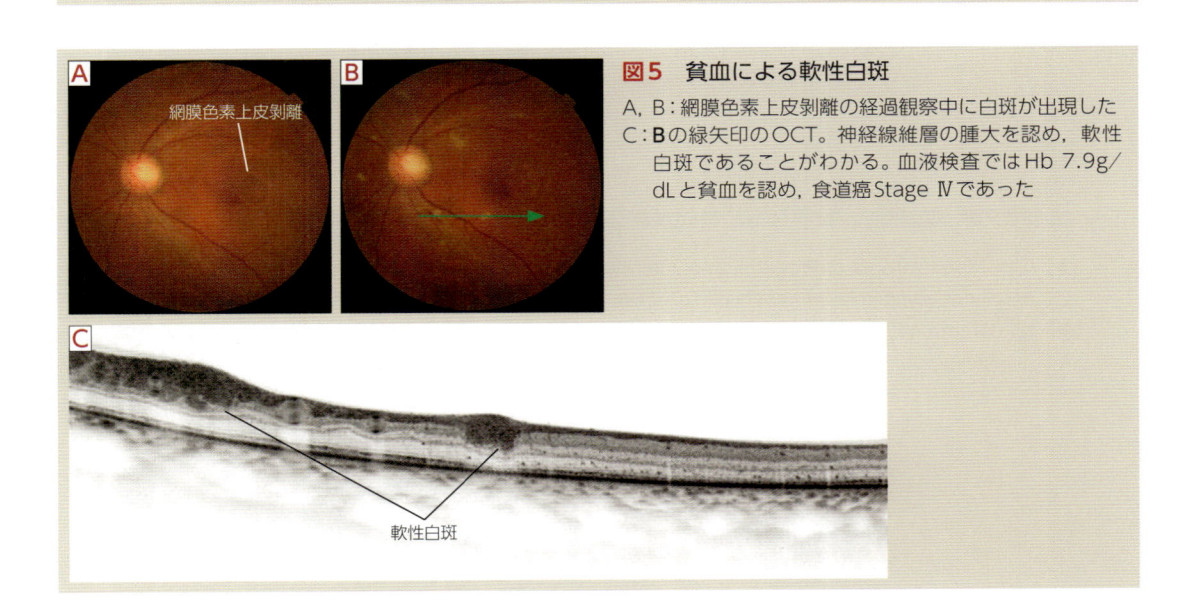

図5　貧血による軟性白斑
A，B：網膜色素上皮剥離の経過観察中に白斑が出現した
C：Bの緑矢印のOCT。神経線維層の腫大を認め，軟性白斑であることがわかる。血液検査ではHb 7.9g/dLと貧血を認め，食道癌Stage Ⅳであった

2　hyperreflective foci

　Hyperreflective fociは網膜内もしくは網膜下に存在し，OCTで高信号の顆粒状病変としてみられる（**図6**）。検眼鏡的には目立たず見つけられないことも多い。加齢黄斑変性や糖尿病網膜症など様々な疾患でみられ，病態悪化のリスク因子とされている。

　たとえば中期加齢黄斑変性においては，ドルーゼンを認める眼にhyperreflective fociが合併していると，地図状萎縮や黄斑部新生血管を発症するリスクが高まることが報告されている。検眼鏡で明らかな異常がない場合でも，OCTでhyperreflective fociを認めた場合は，注意してフォローを行ったほうがよい。

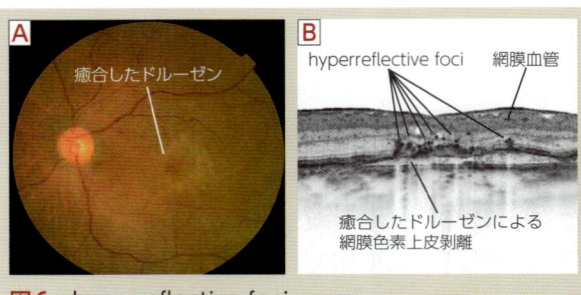

図6 hyperreflective foci

A：眼底写真では癒合したドルーゼンがみられ，intermediate AMDである。それぞれのhyperreflective fociは同定できない

B：OCTでは癒合したドルーゼンによる網膜色素上皮剝離と，ドルーゼンの上に高信号のhyperreflective fociを認める

AMD：加齢黄斑変性

■ 参考文献

▶ Christenbury JG, et al：Progression of intermediate age-related macular degeneration with proliferation and inner retinal migration of hyperreflective foci. Ophthalmology. 2013；120(5)：1038-45.

▶ Kikushima W, et al：Characteristics of intermediate age-related macular degeneration with hyperreflective foci. Sci Rep. 2022；12(1)：18420.

5 異常所見の見方
❹ 網膜剥離

大石明生

Key points >>>

- 神経網膜と網膜色素上皮の間には強固な結合はなく，潜在的に剥離しやすい構造となっている。
- 「網膜剥離」と言っても裂孔原性，滲出性，牽引性のものがあり，それぞれ病態も治療もまったく異なるため，鑑別は必須である。ただし，この鑑別に迷うことは多くはない。
- 裂孔原性網膜剥離では中心窩が剥離しているかどうか，それ以外の網膜剥離では剥離があるかないかだけではなく，網膜下液の量が問題になる。経時的に増えているか減っているかについても併せて評価する。

┤ 原因の鑑別の重要性 ├

　単純に「網膜剥離」と言った場合，通常，裂孔原性網膜剥離のことを指すが，滲出性網膜剥離や牽引性網膜剥離でも同様に感覚網膜と網膜色素上皮の剥離をきたす。裂孔原性網膜剥離では手術による裂孔閉鎖を，滲出性網膜剥離では滲出性変化のもととなる疾患の治療を，牽引性網膜剥離では牽引を解除することを考える。裂孔原性網膜剥離以外は，一般的に進行が比較的緩徐であり，対応する時間軸は異なってくる。

1 裂孔原性網膜剥離

　網膜裂孔から硝子体腔の液体が網膜下に流入し，網膜剥離をきたした状態である。裂孔は通常，赤道部より前方に形成される。基本的にすべての裂孔を閉鎖しなければ治癒が得られないため，術前，術中の眼底観察が重要となる。剥離は周辺部の網膜裂孔から広がるため，OCTでは周辺に向けて丈が高くなる形になっていることが1つの特徴である。またその他の網膜剥離と比べ，網膜外層が波打つような所見を呈することが多い（**図1**）。

2 滲出性網膜剥離

　滲出性変化による網膜剥離の総称で，病名というよりは1つの所見ととらえるべきである。

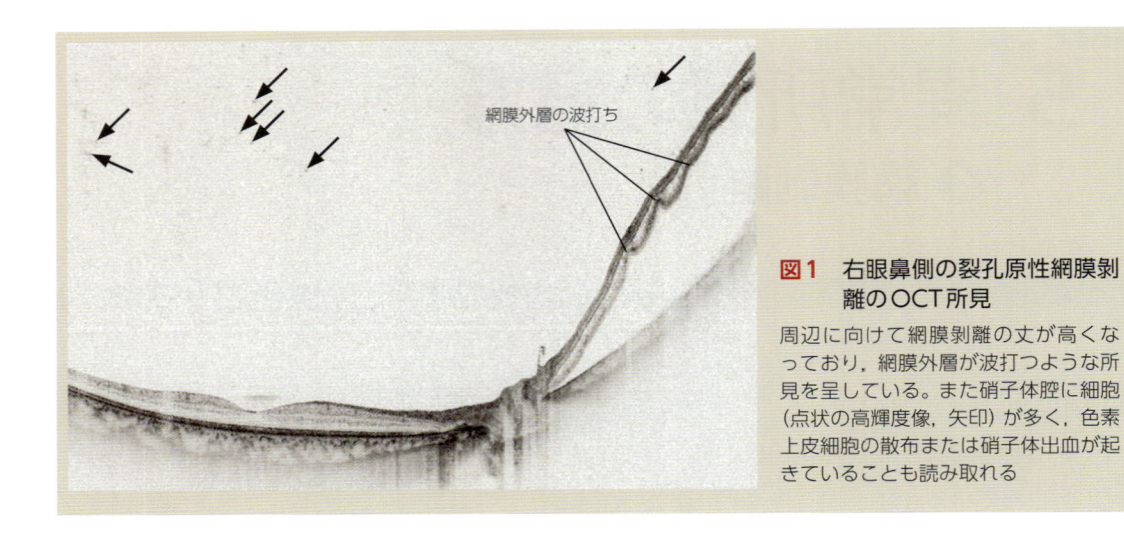

図1　右眼鼻側の裂孔原性網膜剥離のOCT所見
周辺に向けて網膜剥離の丈が高くなっており，網膜外層が波打つような所見を呈している。また硝子体腔に細胞（点状の高輝度像，矢印）が多く，色素上皮細胞の散布または硝子体出血が起きていることも読み取れる

（図中ラベル：網膜外層の波打ち）

なお，「漿液性網膜剥離」という用語もほぼ同じ意味で用いられる。原因となる代表的な疾患として，加齢黄斑変性，中心性漿液性脈絡網膜症，糖尿病黄斑浮腫，網膜静脈閉塞，uveal effusion，フォークト・小柳・原田病などが挙げられる。原疾患にもよるが，中心窩を頂点とするような円形の分布になることが多い（**図2**）。

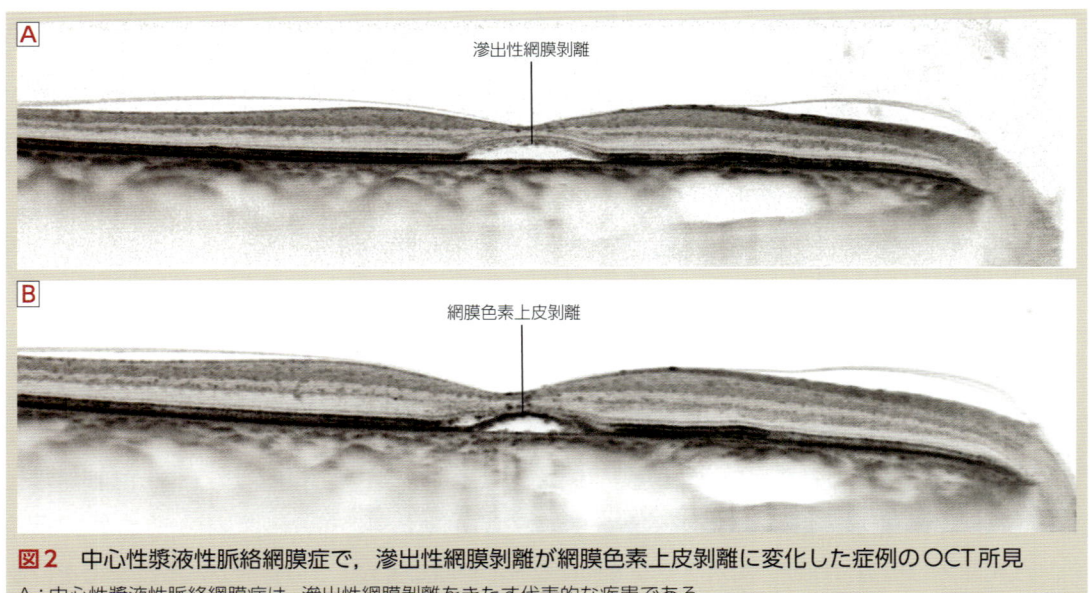

（図中ラベル：A　滲出性網膜剥離／B　網膜色素上皮剥離）

図2　中心性漿液性脈絡網膜症で，滲出性網膜剥離が網膜色素上皮剥離に変化した症例のOCT所見
A：中心性漿液性脈絡網膜症は，滲出性網膜剥離をきたす代表的な疾患である
B：Aによく似ているが，網膜色素上皮剥離である
このような形の網膜色素上皮剥離は，OCTで網膜剥離と見間違う可能性のある数少ない病態のひとつである。低輝度の領域の面積は一見さほど変わらないが，網膜下，網膜色素上皮下という大きな違いがある。網膜色素上皮の高反射のラインの連続性から，貯留液がどこにあるか確認する必要がある

3 牽引性網膜剥離

硝子体網膜牽引，または増殖膜からの牽引による網膜剥離を指す。局所的に網膜が牽引されている像が確認できれば診断は難しくない。その他，一見わかりにくいが，変性近視にみられる網膜分離症や網膜剥離も，残存硝子体や網膜前膜，内境界膜による牽引で生じている（図3，4）。

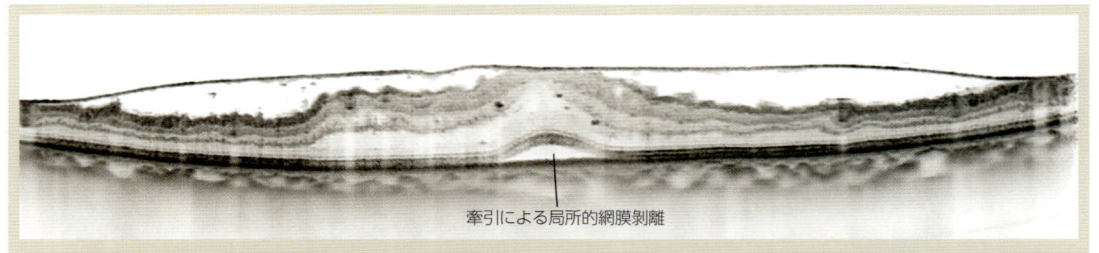

牽引による局所的網膜剥離

図3　陳旧性網膜静脈分枝閉塞症があり，網膜前膜と牽引性網膜剥離を合併している症例のOCT所見
分厚い網膜前膜が中心窩部で網膜と癒着し牽引している。網膜浮腫も伴っており，漏出によるものも考えられるが，病変は陳旧性で，外境界膜も保たれていることから牽引によるものと思われた

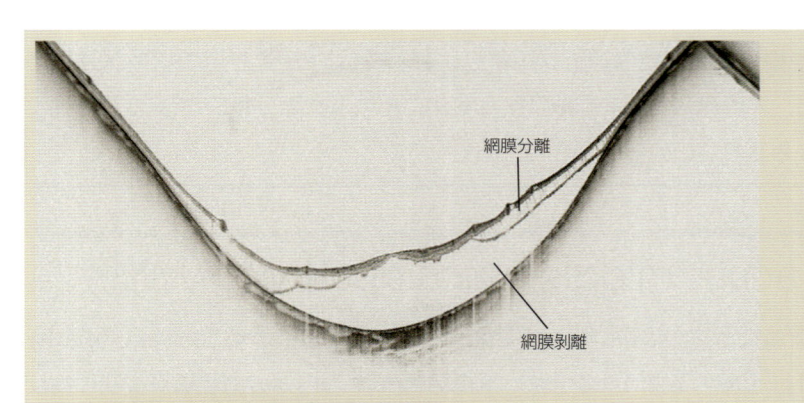

網膜分離

網膜剥離

図4　近視性牽引性網膜剥離のOCT所見
網膜前膜を伴っており，黄斑部は広く網膜剥離になっている。後部ぶどう腫で網膜の外側は急な曲率の曲線になっており，それに沿って引き延ばされるような力がかかるのに対し，網膜の内側は内境界膜や網膜前膜の剛性で伸展しにくく，もともとの眼球形状の曲率の曲線を保つような力がかかる。この結果として，上下方向に網膜を引っ張るような力がかかることがイメージできる画像である

5 異常所見の見方
❺ 網膜虚血

古郷貴裕

Key points >>>

- 網膜血流障害は，網膜内層に所見が出やすい。
- OCTで網膜内層の層構造を評価することで，慢性期の網膜血流障害と緑内障を鑑別する。
- OCTで血管の断面図を見ることで，血管内の血流状態を評価する。

┤ **網膜血流障害をOCTで評価することの重要性** ├

　急性期の網膜血流障害は，典型例では眼底写真などでも容易に診断することができる。しかし，非典型例や慢性期などでは診断が困難なことも多い。網膜血流障害のOCT所見を理解しておくと，実臨床において非典型的な症例に出会った際，OCT所見から診断することができるかもしれない。

1 paracentral acute middle maculopathy (PAMM)

　網膜内層の急激な虚血を示すOCT所見としてparacentral acute middle maculopathy（PAMM）がある（**図1**）。OCT Bスキャン上で，内顆粒層やその内外の網状層が帯状に高反射となる所見である。網膜内層の急激な循環障害により，内層の細胞内の浮腫が生じるためと考えられている。網膜動脈閉塞症，網膜静脈閉塞症，糖尿病網膜症などの網膜循環疾患や，鎌状赤血球網膜症などによって生じ，検眼鏡的には，中心窩周囲，傍中心窩の網膜白濁所見に一致する。また，この変化は通常OCT画像と同時に撮影される赤外線（IR）画像でやや低反射に映ることも多い。

　時間経過とともに，PAMM領域は虚血の進行により垂直および水平方向に拡大していく。そのPAMMの水平方向への進展様式は3つにわけられると考えられている。①比較的広範囲に認め，網膜主幹動脈の閉塞によって生じる「arteriolarパターン」，②細動脈末梢の閉塞によって生じ，arteriolarパターンの末梢かつ限局性のものである「globularパターン」，③静脈周囲のcapillary levelの閉塞に基づく「fern-like（シダ状）パターン」である。globularパターンはfern-likeパターンから進展したものと考えられ，fern-likeパターンに比べ視力

予後は悪い。また，PAMM領域が垂直方向に進展し，内顆粒層だけでなく内層全体に拡大した状態は，PAMMの虚血進展の最終像と考えられる。

　また，PAMM以外にも急性黄斑部神経網膜症（acute macular neuroretinopathy；AMN）における外顆粒層・外網状層の高反射所見など，局所的な網膜循環障害と考えられている疾患でも同様に限局した網膜内層の高反射所見を認める（**図2**）。疾患の鑑別のためにも，どの層が高反射になっているかについても考慮したい。

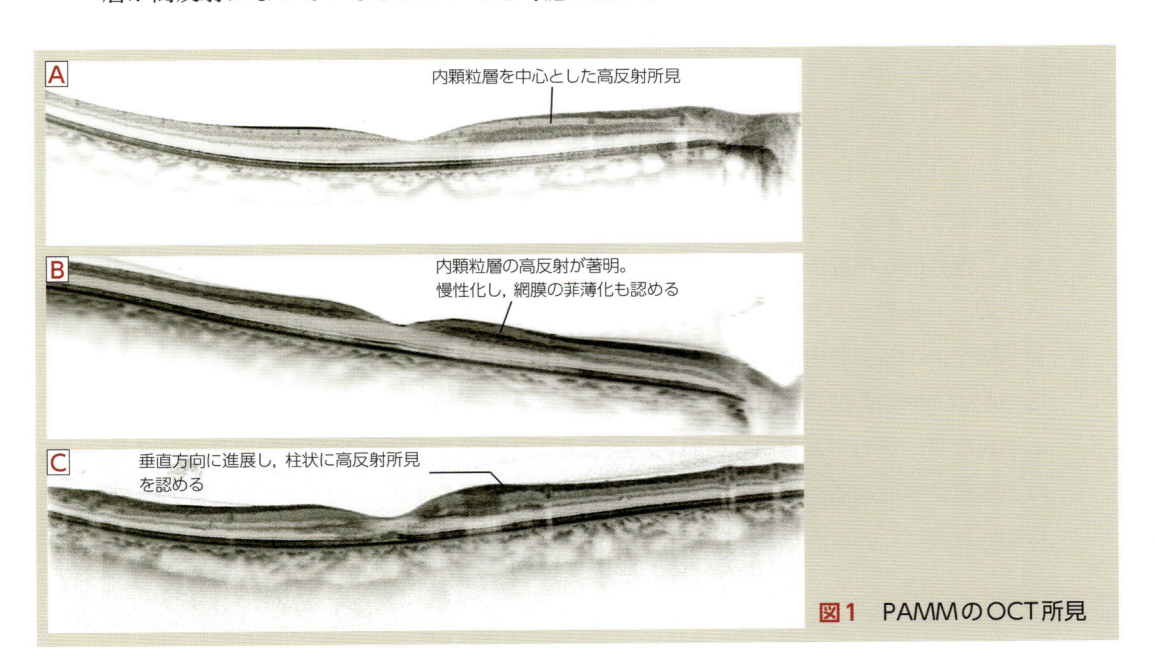

A 内顆粒層を中心とした高反射所見

B 内顆粒層の高反射が著明。慢性化し，網膜の菲薄化も認める

C 垂直方向に進展し，柱状に高反射所見を認める

図1　PAMMのOCT所見

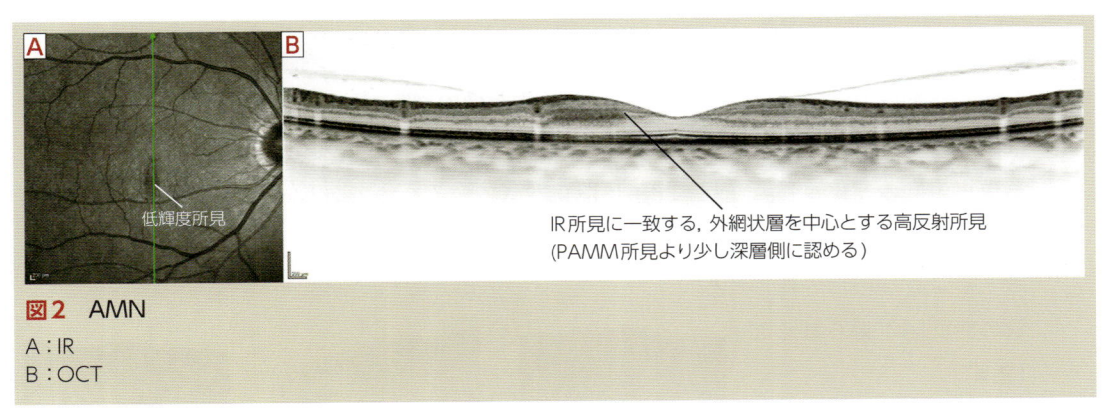

A 低輝度所見

B IR所見に一致する，外網状層を中心とする高反射所見（PAMM所見より少し深層側に認める）

図2　AMN
A：IR
B：OCT

2 disorganization of retinal inner layers (DRIL)

　網膜虚血が慢性化してくると網膜内層が菲薄化し，層の境界が不明瞭になる。これをdisorganization of retinal inner layers（DRIL）と呼ぶ（**図3**）。これにより網膜全層の厚みも減少するため，網膜全層のOCT画像の厚みマップでも虚血の範囲を推測することが可能で

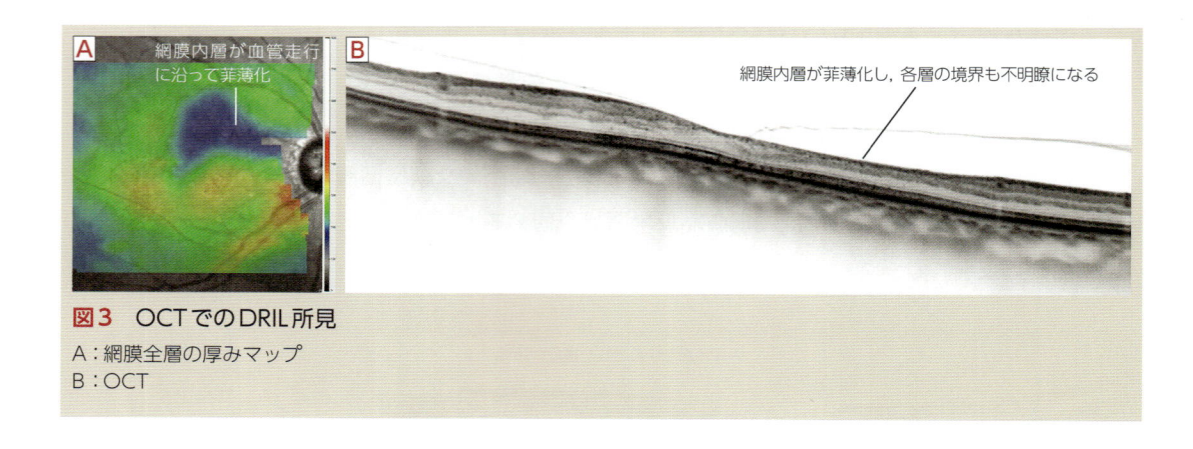

図3 OCTでのDRIL所見
A：網膜全層の厚みマップ
B：OCT

図A内のラベル：網膜内層が血管走行に沿って菲薄化

図B内のラベル：網膜内層が菲薄化し，各層の境界も不明瞭になる

ある。また，そのように網膜が菲薄化しているところの網膜感度が低下しているという報告もあり，慢性的な視野障害とも関係する。

　一方，一過性に浮腫や出血があったものの，受診時には消失してしまっている場合など，網膜循環による網膜内層の菲薄化はあるものの，眼底写真では明らかな所見がない場合もある。網膜内層の菲薄化だけでは緑内障と間違えられる場合があるが，後述の神経線維束欠損とは異なり，神経線維層・神経節細胞層の菲薄化だけでなく，網膜内層全体の菲薄化・境界の不明瞭化を認める。神経線維層・神経節細胞層の厚みマップだけではそれらの違いはわからないため，このような点も注意して観察したい。

3　血管の断面像

　主要網膜血管は，組織学的には網膜神経節細胞層にあり，その横断面はほぼ円形である。しかし，網膜血管の走行に対して垂直なOCT画像の横断面は，網膜内層に縦長の楕円形に描出されることが多い。多くのOCT画像では，網膜の厚みの変化をより詳細に観察するために縦方向の変化が強調される比率に設定されているためである。この縦横比を1:1に変更すると，組織像と一致するような円形の血管の断面図が得られる（**図4**）。

　その断面図をよく見ると4つの高反射像を認める。そのうち最内側と最外側にあるものは血管壁に由来すると考えられている。また，

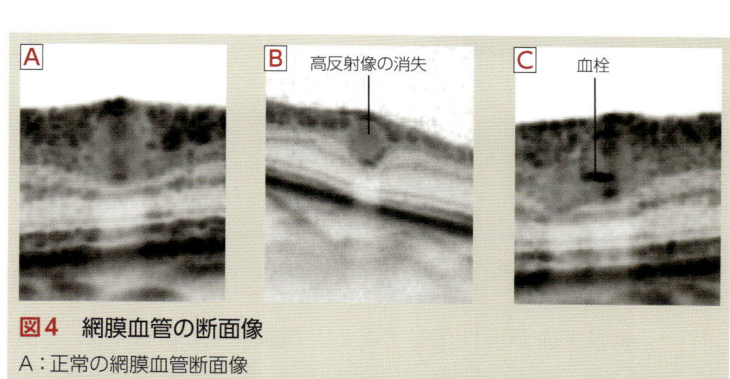

図4　網膜血管の断面像
A：正常の網膜血管断面像
B：血管内の高反射像が消失しており，血流が低下していることがわかる
C：血管内に高反射の血栓を認める

図B内のラベル：高反射像の消失
図C内のラベル：血栓

それらに挟まれた2つの高反射は赤血球に由来すると考えられている。一般に評価されるOCT画像は加算平均された後のものだが，加算平均される前のOCT画像を見ると，赤血球様の高反射のものが同部位を動いているのが観察される。この赤血球の流れが障害されると，この2つの高反射が消失する。また，血栓・塞栓が存在すると，これらの4つの高反射以外の像を認める。このように血管の断面像をより詳細に観察することが診断に有用な場合がある。

5 異常所見の見方
❻ 脈絡膜

森 雄貴

Key points >>>

- OCTで脈絡膜を評価するには，深部強調画像モード（EDIモード）やswept source-OCTの使用が適している。
- 脈絡脈厚と脈絡膜紋様（内部構造）の異常を併せて評価し，異常所見の範囲（びまん性か限局性か）にも着目する。
- 脈絡膜の異常所見の多くは診断の一助であり，他の所見と併せて総合的な評価を行う。

> ┨ 脈絡膜評価の重要性 ┠
>
> 　脈絡膜所見の多くは診断の一助にすぎない。しかし，脈絡膜腫瘍のような重大な疾患を見落とさないためにも，日頃から脈絡膜に注意を払っておくことは重要である。

1 脈絡膜異常所見のとらえ方

　OCTで脈絡膜を観察する際，脈絡膜厚と脈絡膜紋様を併せて評価することが肝要である。脈絡膜厚は年齢や性別，眼軸長にも影響され，一律の正常値の設定は難しい。脈絡膜紋様は脈絡膜の内部構造を反映しており，OCT輝度の高い部分は間質，低い部分は血管に対応している。日頃から脈絡膜所見に注意を払うことで，異常に気づけるようになっておきたい。

2 脈絡膜肥厚

　脈絡膜がびまん性に肥厚する代表的な疾患はフォークト・小柳・原田病である。脈絡膜後面が観察できないほどに肥厚することも多い。脈絡膜紋様は不明瞭となり，脈絡膜皺襞（色素上皮の波打ちとしてとらえる）を伴うこともある（**図1**）。これらの変化は病勢を反映している[1]。

　病変部位に限局した脈絡膜肥厚がみられるものとしては，脈絡膜腫瘍（**図2**）や脈絡膜母斑がある。OCTは比較的小さな脈絡膜腫瘍の検出も可能であり，疾患の早期発見のためにはその所見を見逃さないことが重要である。内部構造は疾患によって様々であり，最終的な診断には患者の病歴，全身検査，他のイメージングモダリティなどを組み合わせた総合的な評

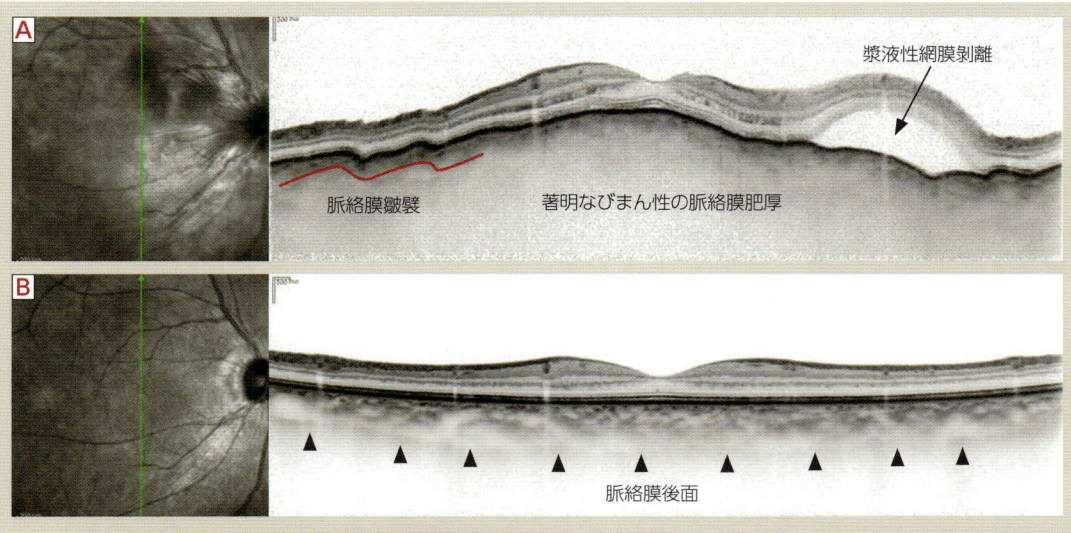

図1　56歳，女性，フォークト・小柳・原田病

A：初診時のEDI-OCT。右眼矯正視力は1.0だが，9日前から霧視の自覚がある。漿液性網膜剥離を認める。脈絡膜肥厚
　　が著しく，脈絡膜後面が観察できない。脈絡膜紋様は不明瞭化しており，脈絡膜皺襞も明らかである
B：ステロイド開始後37日目のEDI-OCT。右眼矯正視力は1.5。治療が奏効し，脈絡膜厚と脈絡膜紋様が正常化した。
　　脈絡膜後面が描出されており（矢頭），脈絡膜前面も平坦となった

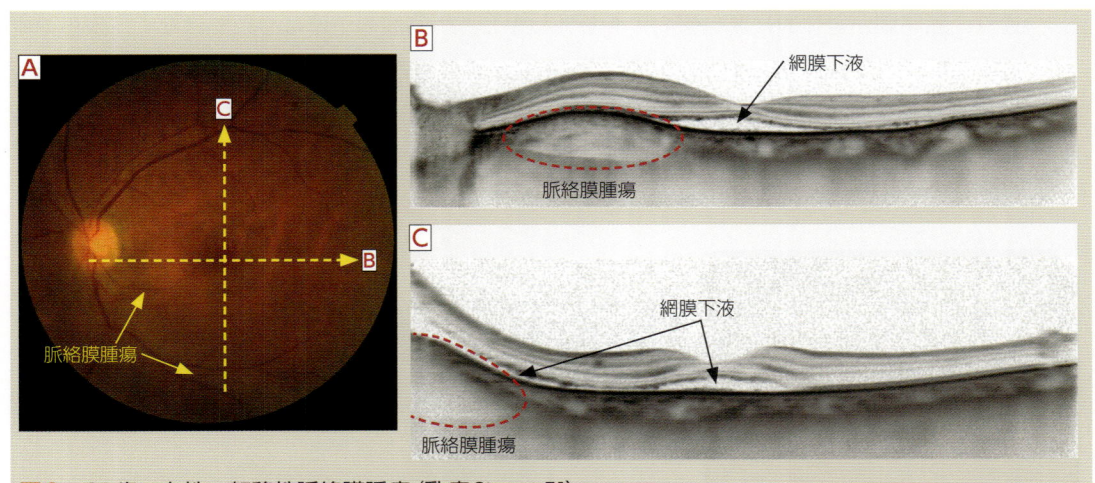

図2　61歳，女性，転移性脈絡膜腫瘍（乳癌Stage Ⅳ）

A：眼底写真。左眼視力は1.0だが，2日前から視力低下の自覚がある。腫瘤性病変を複数認める。眼底写真ではわかりづ
　　らいが，下方に網膜剥離を伴っている
B，C：EDI-OCT。眼底所見の腫瘤性病変と一致して，限局性に脈絡膜肥厚を認める。脈絡膜紋様は不明瞭化している。黄
　　斑部を含む網膜下液が認められる

価が必要である[2]。

3 脈絡膜菲薄化

強度近視眼，網膜色素変性では脈絡膜がびまん性に菲薄化していることが多い（**図3**）。

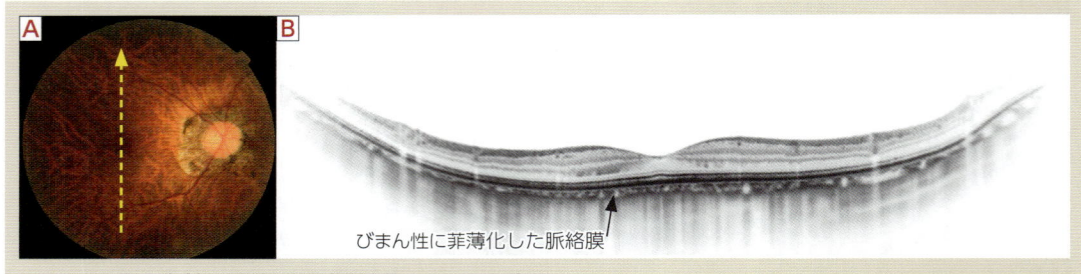

図3 52歳，女性，強度近視（眼軸長29.14mm）
A：眼底写真。紋理眼底が明らかであるが，矯正視力は1.2と良好である
B：EDI-OCT。びまん性の脈絡膜菲薄化が明らかである

4 pachyvessel

近年注目されるパキコロイド（pachychoroid＝厚い脈絡膜，の意）関連疾患では，名前の通り，脈絡膜が全体的に厚い傾向にある。しかし，脈絡膜の肥厚は必須ではなく，疾患の本態は"pachyvessel"と呼ばれる拡張したHaller層の血管と，それによる脈絡膜毛細血管板の圧排である[3]。なお，OCTでは脈絡膜毛細血管板を観察することは困難であり，Haller層と脈絡膜毛細血管板の間にあるSattler層の圧排所見としてとらえるのがよい（**図4**）。

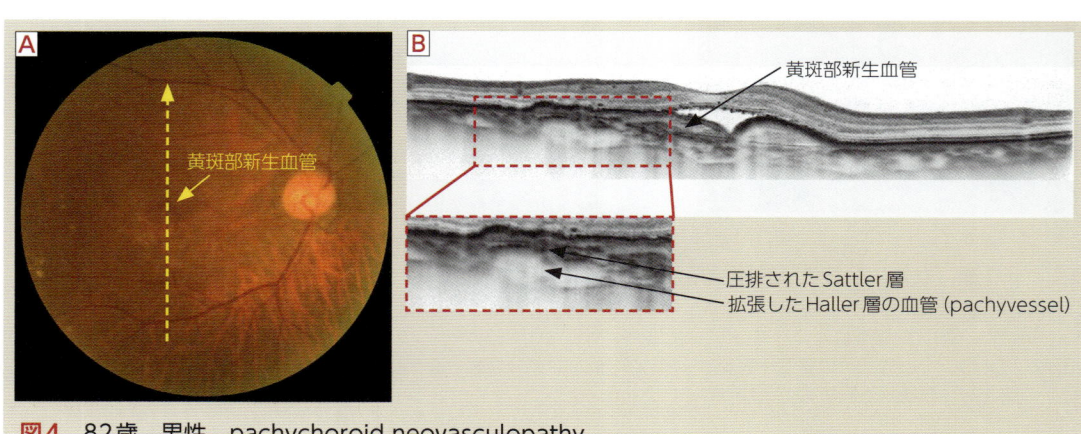

図4 82歳，男性，pachychoroid neovasculopathy
A：眼底写真。2カ月前から右眼視力低下を自覚。右眼矯正視力0.2。出血を伴う黄斑部新生血管を認める
B：EDI-OCTとその拡大像（赤破線枠）。拡張したHaller層の血管（pachyvessel）がSattler層を圧排している。同部に隣接して滲出性変化を伴う黄斑部新生血管を認める

5 focal choroidal excavation (FCE)

脈絡膜が局所的に菲薄化・陥凹している。FCEの部位に網膜下液を伴わないもの（conforming FCE）と網膜下液を伴うもの（non-conforming FCE）に大別される[4]（図5）。

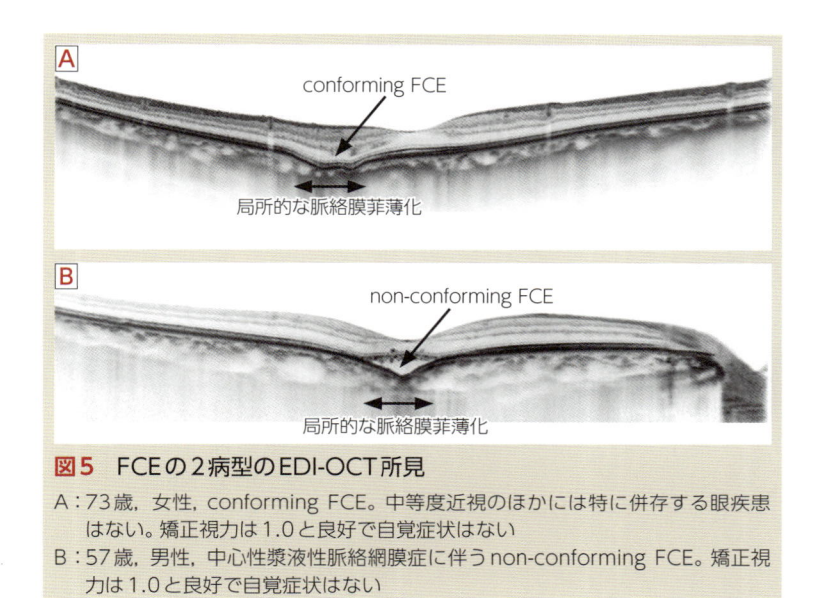

図5　FCEの2病型のEDI-OCT所見

A：73歳，女性，conforming FCE。中等度近視のほかには特に併存する眼疾患はない。矯正視力は1.0と良好で自覚症状はない

B：57歳，男性，中心性漿液性脈絡網膜症に伴うnon-conforming FCE。矯正視力は1.0と良好で自覚症状はない

6 intra-choroidal cavitation (ICC)

強度近視眼の視神経乳頭に接した脈絡膜内の空洞様構造である。眼底所見では視神経乳頭に隣接した黄橙色の領域として認められ，OCTでは同領域に一致した脈絡膜内の空洞様構造が明瞭にとらえられる（図6）。硝子体腔と交通する場合，その位置に対応した緑内障様の視野異常を示すこともある[5]。

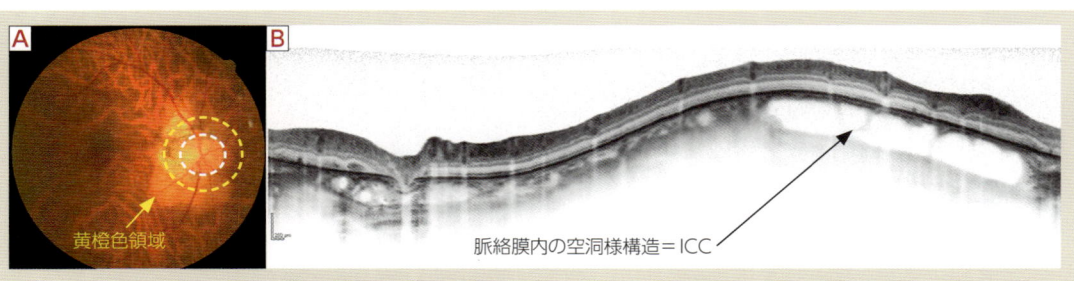

図6　67歳，男性，強度近視（眼軸長27.60mm）

A：眼底写真。視神経乳頭（白破線丸）の下方に黄橙色の領域を認める

B：視神経乳頭周囲のOCT。眼底の黄橙色領域に一致して，脈絡膜内の空洞様構造（＝ICC）が明瞭である

■ 文献

1) Nakayama M, et al:Enhanced depth imaging optical coherence tomography of the choroid in Vogt-Koyanagi-Harada disease. Retina. 2012;32(10):2061-9.
2) Torres VL, et al:Optical coherence tomography enhanced depth imaging of choroidal tumors. Am J Ophthalmol. 2011;151(4):586-93.e2.
3) Yanagi Y:Pachychoroid disease:a new perspective on exudative maculopathy. Jpn J Ophthalmol. 2020;64(4):323-37.
4) Verma S, et al:Focal choroidal excavation:review of literature. Br J Ophthalmol. 2021;105(8):1043-8.
5) Okuma S, et al:Visual field defects and changes in macular retinal ganglion cell complex thickness in eyes with intrachoroidal cavitation are similar to those in early glaucoma. Clin Ophthalmol. 2016:10:1217-22.

5 異常所見の見方
❼ 黄斑部新生血管

山城健児

Key points >>>

- 滲出型加齢黄斑変性には1＋2型または3型の黄斑部新生血管が生じることが多い。
- 脈絡膜血管由来のものが1型または2型で，網膜血管由来のものが3型である。
- 網膜色素上皮の上側に存在するものが2型で，下側に存在するものが1型である。

┤黄斑部新生血管診断時のOCTの重要性├

　OCTが登場するまでは，眼底所見と蛍光眼底造影検査を参考にして黄斑部新生血管（MNV）を診断していたが，MNVの有無やその部位を正確に判断することは難しかった。OCT所見を参考にすることで，MNVの診断は容易になってきており，特徴的な所見を覚えておくことはMNVの診断の際に重要である。

1 黄斑部新生血管（MNV）の分類

　黄斑部に生じる新生血管は，脈絡膜血管から伸展するものが多いが，網膜血管由来のものも存在する。以前は脈絡膜血管由来の新生血管，網膜血管由来の新生血管ともに「脈絡膜新生血管（choroidal neovascularization；CNV）」と呼んでいたが，最近では脈絡膜血管由来のものと網膜血管由来のものを合わせて「黄斑部新生血管（macular neovascularization；MNV）」と呼ぶようになっている。

　脈絡膜血管由来のMNVが網膜色素上皮を越えることなく，脈絡膜と網膜色素上皮の間にとどまっているものを「1型」，網膜色素上皮を越えて網膜側にまで及んでいる場合には，網膜色素上皮を越えて存在する部分を「2型」と分類する（**図1A**）。病的近視では1型MNVがみられず，2型MNVだけがみられることも多いが，滲出型加齢黄斑変性では多くの2型MNVが1型MNVから生じている。そのため，滲出型加齢黄斑変性にみられる2型MNVの多くは1型MNVと混在しており，1＋2型MNVとなっている。

　網膜血管由来のMNVは「3型」に分類される（**図1B**）。3型MNVが網膜色素上皮を越えて脈絡膜側にまで及んで存在していることもあり，そのような症例では，網膜血管由来の3型MNVが網膜色素上皮を越えて脈絡膜側にまで伸展したのか，それとも脈絡膜血管由来の1型

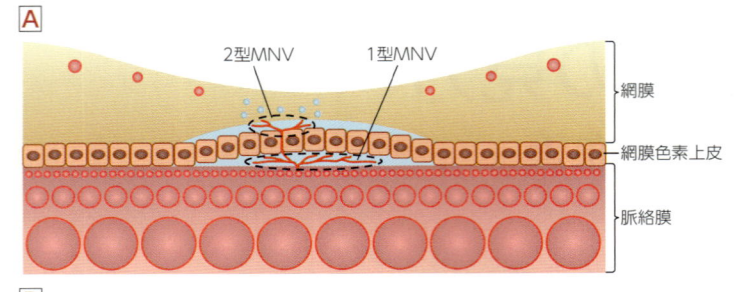

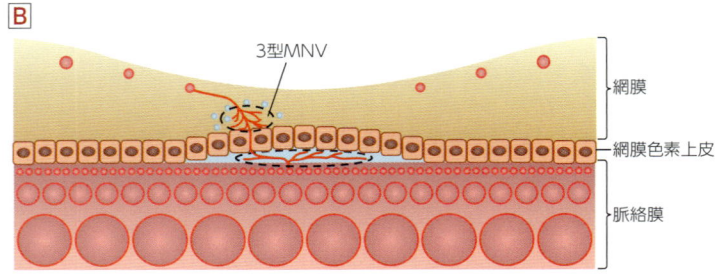

図1 黄斑部新生血管 (MNV)

A：1型MNVと2型MNV
網膜色素上皮の下側に存在する
MNVを「1型MNV」，網膜色素
上皮の上側に存在するMNVを
「2型MNV」と呼ぶ

B：3型MNV
網膜血管由来のMNVを「3型
MNV」と呼ぶ

MNVと3型MNVがつながったのかはわからないことが多い。その場合，網膜色素上皮と脈絡膜の間に存在する部分は「1型」に分類すべきであると考えることもできそうではある。しかし，網膜色素上皮と脈絡膜の間に存在する部分が網膜血管由来のものであるのか，脈絡膜血管由来のものであるのかを区別することは難しいため，実臨床の現場では網膜血管由来の新生血管が含まれていると考えられる場合には，そのMNVはすべて「3型」と呼んでいる。

2 1型黄斑部新生血管 (1型MNV)

網膜色素上皮と脈絡膜の間に伸展したMNVが1型であるが，網膜色素上皮と脈絡膜の間にはブルッフ膜が存在する。ブルッフ膜は，①網膜色素上皮細胞の基底膜，②内側膠原線維層，③弾性線維層，④外側膠原線維層，⑤脈絡毛細血管板を構成している脈絡膜血管の基底膜，の5層構造になっており，1型MNVは①網膜色素上皮細胞の基底膜と②内側膠原線維層の間に伸展している（**図2**）。

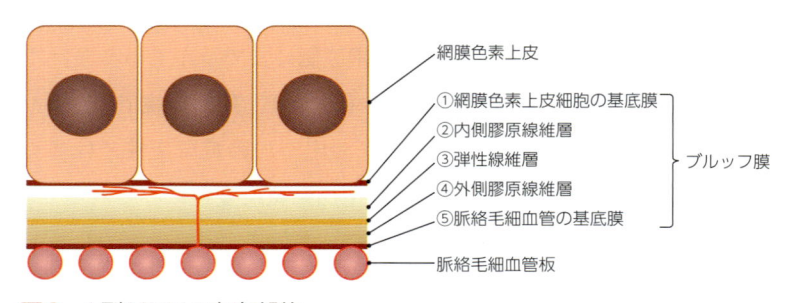

図2 1型MNVの存在部位
1型MNVはブルッフ膜の第1層（網膜色素上皮の基底膜）と第2層（内側膠原線維層）の間に存在する

　1型MNVをOCTで観察すると，1型MNVの上側（内側，網膜側）に網膜色素上皮層がみられ，1型MNVの下側（外側，脈絡膜側）にブルッフ膜の第2～5層が1つの細いラインとして観察できる。ブルッフ膜の第1層である網膜色素上皮細胞の基底膜は，網膜色素上皮層に含まれている。1型MNVによって生じた網膜色素上皮層（およびブルッフ膜第1層）とブルッフ膜（第2～5層）の細いラインが存在する所見をdouble layer signと呼び，1型MNVが存在することを強く示唆する所見として有名である（図3）。なお，1型MNVはこの2つの層の間に存在する中～高輝度の構造物として観察できる。

　1型MNVにはその周辺部にポリープ状病変を認めることがあり，OCTでは急峻な網膜色素上皮層の隆起として観察できる（図4）。

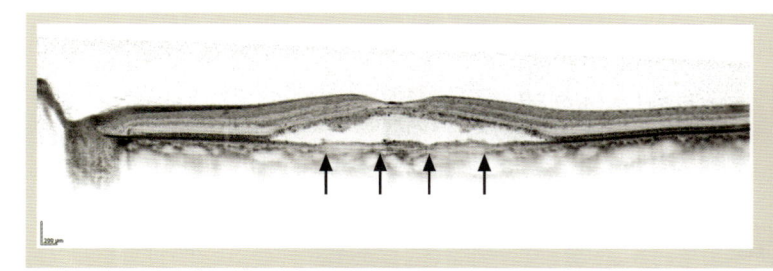

図3　1型MNVの存在を示唆するdouble layer sign

1型MNVによって生じた網膜色素上皮層とブルッフ膜の細いラインが存在する（矢印）

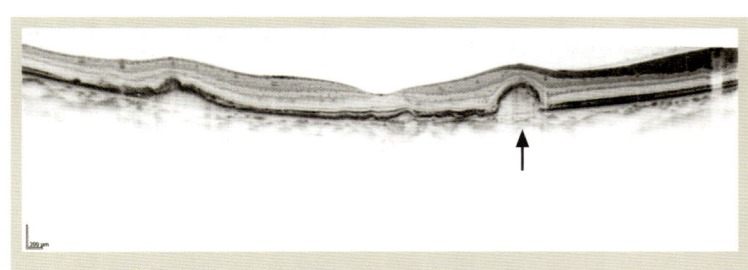

図4　ポリープ状病変のOCT所見

急峻な網膜色素上皮層の隆起がみられる（矢印）

3　2型黄斑部新生血管（2型MNV）

　2型MNVは1型MNVから網膜色素上皮を越えて上側（内側，網膜側）に伸展したものであることが多いため，OCTでは1型MNVから連続した中～高輝度の構造物が，網膜色素上皮を越えて上側（内側，網膜側）にまで伸展している像が観察できる（図5）。しかし，滲出が激しい症例や再発を繰り返しているような症例では，OCTにおける網膜色素上皮層の同

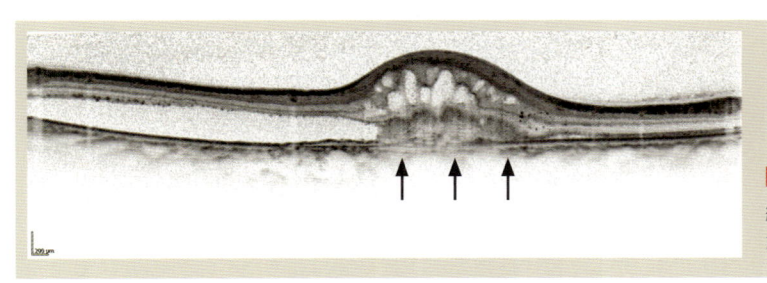

図5　2型MNVのOCT所見

網膜色素上皮の上側に2型MNVがみられる（矢印）

定が難しく，2型，1型のどちらであるかがわかりにくい症例も多い。また，フィブリンが析出している症例ではフィブリンと2型MNVの区別が難しいことも多い。

4 3型黄斑部新生血管（3型MNV）

　発症早期の3型MNVをOCTだけで検出することは難しい。多発する軟性ドルーゼンに伴った網膜内出血や，眼底所見や蛍光眼底造影検査によって同定されたMNVに吻合する網膜血管を手がかりとして，OCTで中〜高輝度の構造物が観察された場合に3型MNVと考える。3型MNVは両眼に発症してくることが多いため，片眼に3型MNVを認める症例では，僚眼の3型MNVの発症に注意して経過を見ていると，発症早期の3型MNVが観察できる。病態が進行し，網膜色素上皮剥離がみられる場合には，網膜色素上皮下に伸展している部位の網膜色素上皮層が断裂したbump signを示す（図6）。

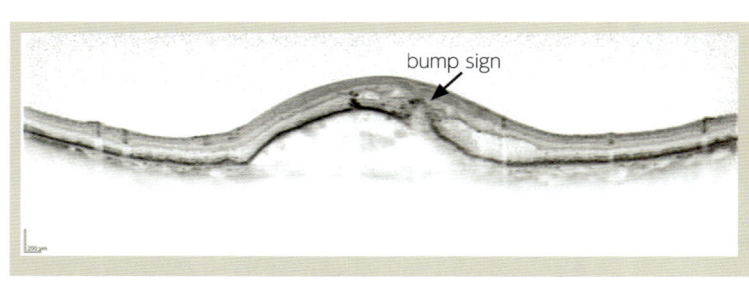

図6　3型MNVの存在を示唆するbump sign
3型MNVによって，網膜色素上皮層が断裂している（矢印）

5 異常所見の見方
❽ 滲出性変化

大石明生

Key points >>>

■ OCTによる網膜内液，網膜下液の検出は，様々な疾患の治療方針の決定に必須の検査である。

■ 出血やフィブリンは滲出液とは異なり中等度〜高反射となり，OCTだけを見ていると見逃すことがある。

■ OCTで滲出液があることと疾患活動性があることは，必ずしも同義ではないことに注意する必要がある。

┤ 網膜内液・網膜下液の重要性 ├

滲出型加齢黄斑変性，近視性脈絡膜新生血管，糖尿病黄斑浮腫，網膜静脈閉塞に伴う黄斑浮腫は抗VEGF薬で治療する疾患だが，これらの疾患で追加の治療を行うかどうかの判断は，かなりの部分をOCT所見に依存している。これらの疾患では基本的に受診時は毎回OCTを撮影し，変化を確認するべきである。

1 はじめに

網膜に滲出性変化を生じる様々な疾患に対して抗VEGF治療が開発され，「メディカルレチナ」と呼ばれる分野が成長している。この分野の主な対象疾患は，滲出型加齢黄斑変性，近視性脈絡膜新生血管，糖尿病黄斑浮腫，網膜静脈閉塞に伴う黄斑浮腫である。治療の目的は視力に代表される視機能を改善させることであるが，そのためには滲出性変化をいかに完全に，かつ長期間抑えるかが重要であるということがわかっており，その評価にOCTは必須である。

OCTで「滲出性変化」と言った場合，一般的に網膜内および網膜下の滲出液を指す。なお，この場合「網膜下」という言葉には網膜色素上皮下は含まない。臨床上，疾患活動性を評価する場合は，これに加えて出血や滲出液以外のOCT所見も見る必要がある。

2 黄斑浮腫／網膜内液，hyperreflective foci

　血管からの漏出，硝子体牽引，網膜色素上皮のポンプ機能の低下などにより，網膜内に滲出液が貯留した状態である。網膜内層のみの浮腫では視機能への影響が軽いこともあるのに対し，外層に及ぶ浮腫は視細胞の障害をきたしやすい。また，特に糖尿病網膜症や網膜静脈閉塞に伴う黄斑浮腫では "hyperreflective foci" と呼ばれる高輝度の点状の所見を伴うことも多い（**図1**）。これには硬性白斑や浸潤したマクロファージ，遊走した色素上皮細胞など様々なものが含まれるが，活動性を示す所見のひとつである。

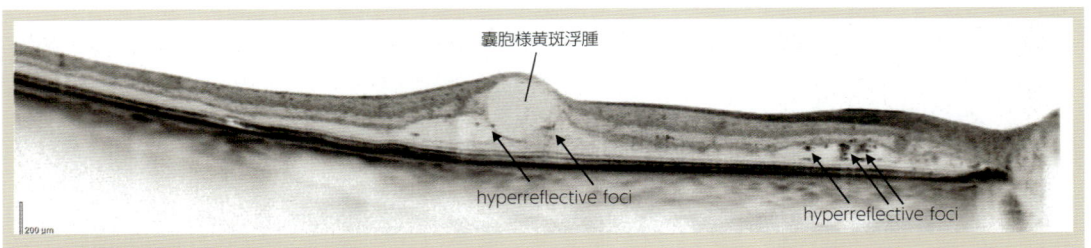

囊胞様黄斑浮腫

hyperreflective foci

hyperreflective foci

図1　糖尿病黄斑浮腫の OCT 所見
黄斑浮腫を呈しているほか，浮腫のある領域と一致して hyperreflective foci（矢印）を伴っていることにも注意する

3 滲出性網膜剥離／網膜下液，subretinal hyperreflective material (SHRM)

　網膜下に滲出液が貯留した状態，原因となる機序は黄斑浮腫と共通している。原因疾患にもよるが，中心窩が頂点になるような分布を取ることが多い。滲出型加齢黄斑変性などでは，滲出液だけでなく網膜下高輝度物質（subretinal hyperreflective material；SHRM）を伴うことも多い。SHRM は名称の通り，網膜下に高輝度の所見を呈す病変の総称であり，原因は出血，フィブリン，新生血管膜そのもの，線維化病変など様々なものを含む（**図2，3**）。

4 網膜色素上皮剥離

　網膜色素上皮と基底膜の間に滲出液やその他の代謝産物が貯留した状態である（**図4**）。小さいものも含めれば滲出型加齢黄斑変性では必発の所見で，通常，単独では治療の対象や治療強化の指標とはしないことが一般的であるが，短期間で極端な変化がある場合は新生血管の活動性が高いと判断する材料となる。また，丈の高い網膜色素上皮剥離は，治療後に網膜色素上皮裂孔をきたすリスクが高いことにも注意が必要である。

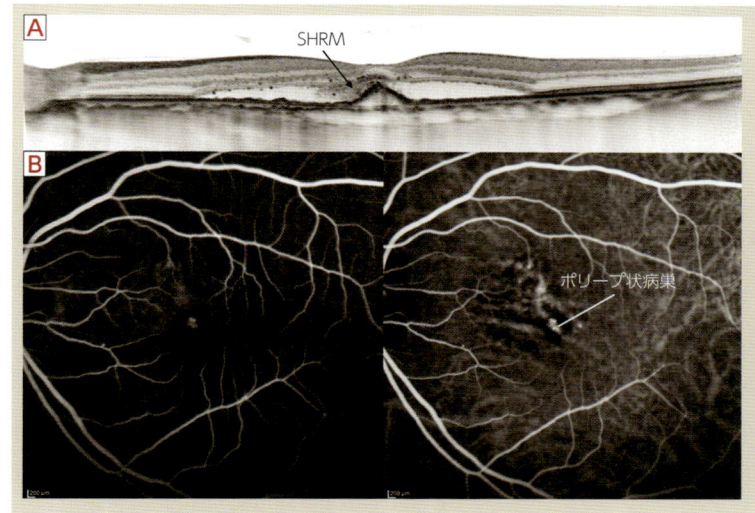

図2　滲出型加齢黄斑変性

1型（網膜色素上皮下の病変）の黄斑部新生血管に網膜下液，SHRMを伴っている。IAではポリープ状病巣を認める。この症例では眼底所見，造影所見と合わせて，SHRMは主にフィブリンからなるものと判断した
A：OCT
B：IA

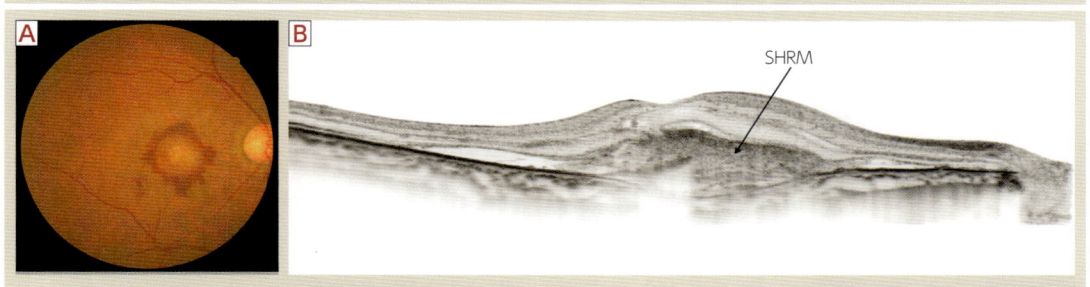

図3　網膜色素線条に伴う黄斑部新生血管

本症例では，より広範囲のSHRMがみられる。眼底所見や造影所見と合わせ，一部は新生血管膜そのもの，一部は出血と考えられた
A：眼底写真
B：OCT

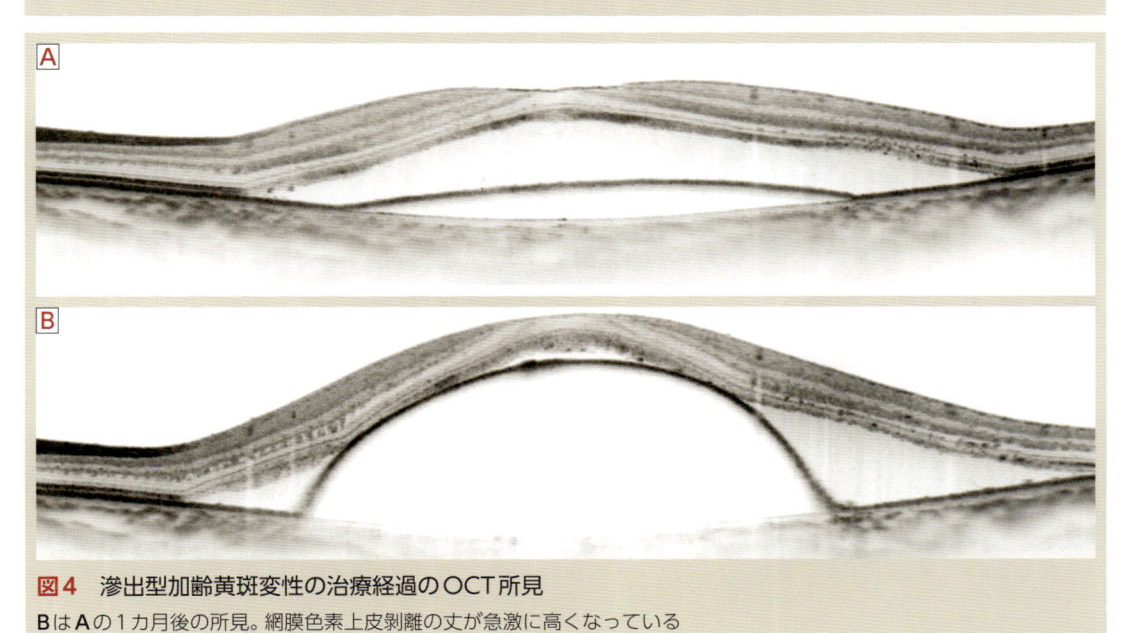

図4　滲出型加齢黄斑変性の治療経過のOCT所見

BはAの1カ月後の所見。網膜色素上皮剥離の丈が急激に高くなっている

5 出血

　網膜内・網膜下出血の存在は眼底所見では明白であるが，OCTのみでは気づきにくいことがある。前述のように網膜の滲出性変化を評価する上ではOCTが必須となっており，OCT所見に重点を置いた診療をしている場合，要注意である。網膜内や網膜に接する出血では，OCTの反射強度が網膜と近いことからその境界がわかりにくく，内部の微妙な反射の変化が網膜の層構造に近く見えることがある（図5）。特に近視性脈絡膜新生血管では，検査の画質が悪くなりやすい上，新生血管の活動性もそこまで高くなく，もともと眼球や網膜の形状変化があり異常かどうかの判断が難しく，出血が大きな手がかりとなることがある（図6）。

　このように滲出性変化の評価としては，まず網膜内液，網膜下液およびSHRM，出血の有無を確認し，さらにhyperreflective fociや網膜色素上皮剥離なども合わせて疾患活動性を総合的に見ていく必要がある。

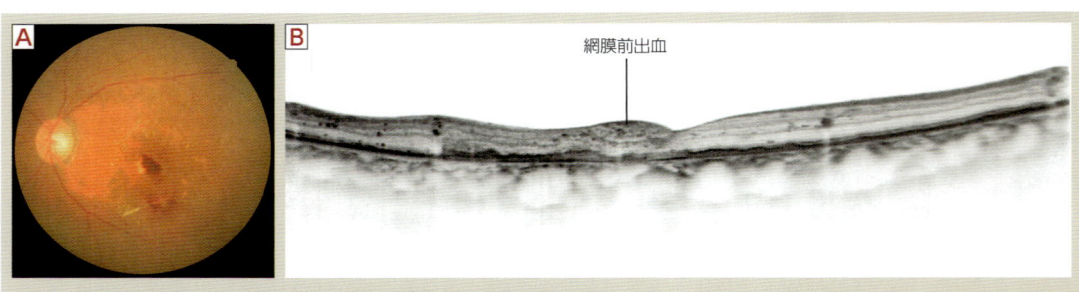

図5　網膜細動脈瘤からの網膜前出血が残存している状態
A：眼底写真
B：OCT
眼底写真（**A**）では出血の存在は明らかだが，OCT（**B**）では出血内部は不均一かつ網膜と似た輝度を呈しており，これだけを見ていると見落とすことがある

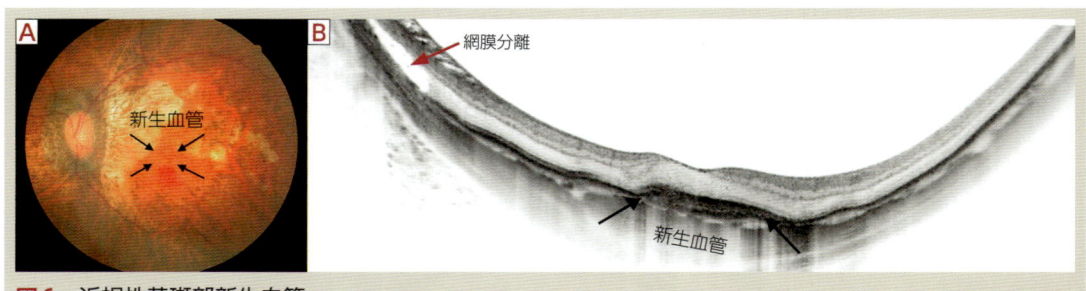

図6　近視性黄斑部新生血管
A：眼底写真
B：OCT
眼底写真（**A**）で黄斑部下方に出血があることは明らかだが，もともとの萎縮と相まって新生血管の範囲（**B**）は判別しにくい。OCT（**B**）でも網膜下に高輝度の病変を認めるが，網膜下液や網膜内液の低反射像は明らかでない。なお，中心窩から左側にある網膜内のスペース（**B**赤矢印）は，漏出ではなく牽引性の網膜分離症である。このように強度近視では，もともとの形態変化と新生血管からの漏出の少なさから，特に再発か否かについては判断が難しいことが珍しくない

▶ Advanced points

　前述のように抗VEGF薬で治療する疾患では，網膜内液，網膜下液の有無に注目し，追加治療の適応を検討するのが基本である。しかし，OCTで滲出液があるからといってすべて滲出性変化であるとは限らないことには注意が必要である。加齢黄斑変性では治療対象となる新生血管がなくても，網膜色素上皮のポンプ機能の障害や，網膜色素上皮下に沈着した疎水性の脂質の影響で網膜下液が貯留することがある。また，治療経過で細胞の障害が残った場合にOCTで隙間が残るような所見を呈することがあるが，これは治療には反応せず，治療しなくても原則変化しない（図7）。

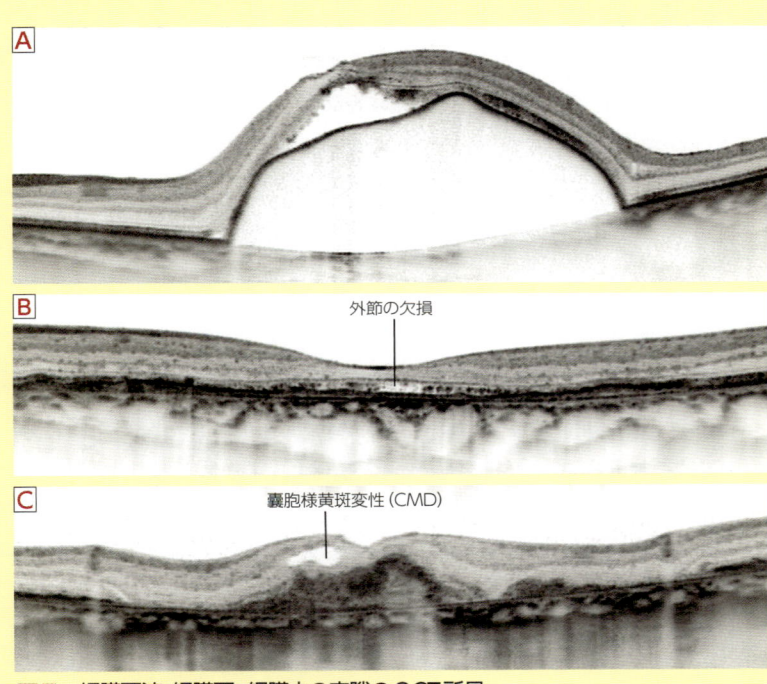

図7　網膜下液，網膜下・網膜内の空隙のOCT所見

A：ドルーゼン様網膜色素上皮に伴う網膜下液
B：網膜外節の障害による網膜下の空隙
C：網膜の変性による網膜内の空隙（cystoid macular degeneration；CMD）
造影検査で確かに新生血管があるかどうか，漏出というより組織が欠損した形態でないかどうか，前回所見と比較してどうか，などを評価し，必要のない治療は避けるべきである

5 異常所見の見方
❾ 神経線維束欠損

亀田隆範

Key points >>>

- 神経線維束欠損は，網膜神経線維層がある程度の幅を持って視神経乳頭から網膜神経線維の走行に沿って欠損して見える状態である。
- 緑内障では，視神経乳頭陥凹拡大による乳頭リムの菲薄化の部位に一致している。
- 神経線維束欠損は，視神経乳頭周囲のサークルスキャンと黄斑部のボリュームスキャンがわかりやすい。

┨ **神経線維束欠損をOCTで評価することの重要性** ┠

　神経線維束欠損は緑内障で早期からみられる所見である。検診などで指摘されて来院することも多い。緑内障を疑う場合は，必ず視神経乳頭所見 (乳頭陥凹拡大，乳頭リムの菲薄化) と合わせて考える。神経線維束欠損はOCTが最も検出しやすい。

1 神経線維束欠損の見つけ方

　神経線維束欠損の確認は，緑内障のスクリーニングで大切である。神経線維束欠損とその部位に一致した視神経乳頭陥凹拡大，乳頭リムの菲薄化は，緑内障性視神経症に特徴的な変化と言える ()。神経線維束欠損の幅は様々なものがあるが，幅が広すぎるとかえってわかりにくくなることがある。神経線維束欠損は網膜神経線維の走行に沿って分布するため，神経線維の走行をイメージすると気づきやすい。耳側の線維は耳側縫線 (temporal raphe) と呼ばれる線を挟んで上下にわけられる。乳頭と黄斑を結ぶ乳頭黄斑線維に神経線維束欠損が起こると視力低下の原因となることがあるため，緑内障の管理上，特に重要である。神経線維束欠損は検眼鏡でも検出することができるが，眼底カラー写真，red-free画像のほうが検出しやすく，さらにOCT画像のほうが検出しやすい。強度近視眼や黄斑上膜を伴った眼の場合，判定が難しくなるため注意が必要である。

2 神経線維束欠損のOCT

　OCTのスキャンは，視神経乳頭周囲のサークルスキャン（**図1B**）の結果を見るとよい。異常な菲薄化の有無は神経線維層厚の自動判定結果を見るとわかりやすいが，できれば生データを見る習慣をつけておくと，間違った自動判定に騙されることが少なくなる。また，黄斑部解析の表示（**図1C**）を見るとカラー写真との対応がわかりやすく，中心視野との関係もイメージしやすい（**図1D**）。ラインスキャンの場合は上下を比較できるため，水平よりも垂直スキャンのほうがわかりやすい。中心窩を通る垂直スキャンでは，神経線維層は上下で対称になっているはずであるため，そうではない部分を見つけるとよい。乳頭黄斑線維の神経線維束欠損は中心窩を通るスキャンではとらえられないが，視神経乳頭と中心窩の間の垂直スキャンだと観察しやすい（**図1E**）。緑内障以外の場合，糖尿病網膜症や網膜静脈分枝閉塞症など網膜内層の循環障害が起こると神経線維束欠損が出ることがあるため，眼底検査による鑑別が必要になる。緑内障の場合は，内層の菲薄があっても網膜外層の構造は保たれている（異常がない）ため判断材料になる。

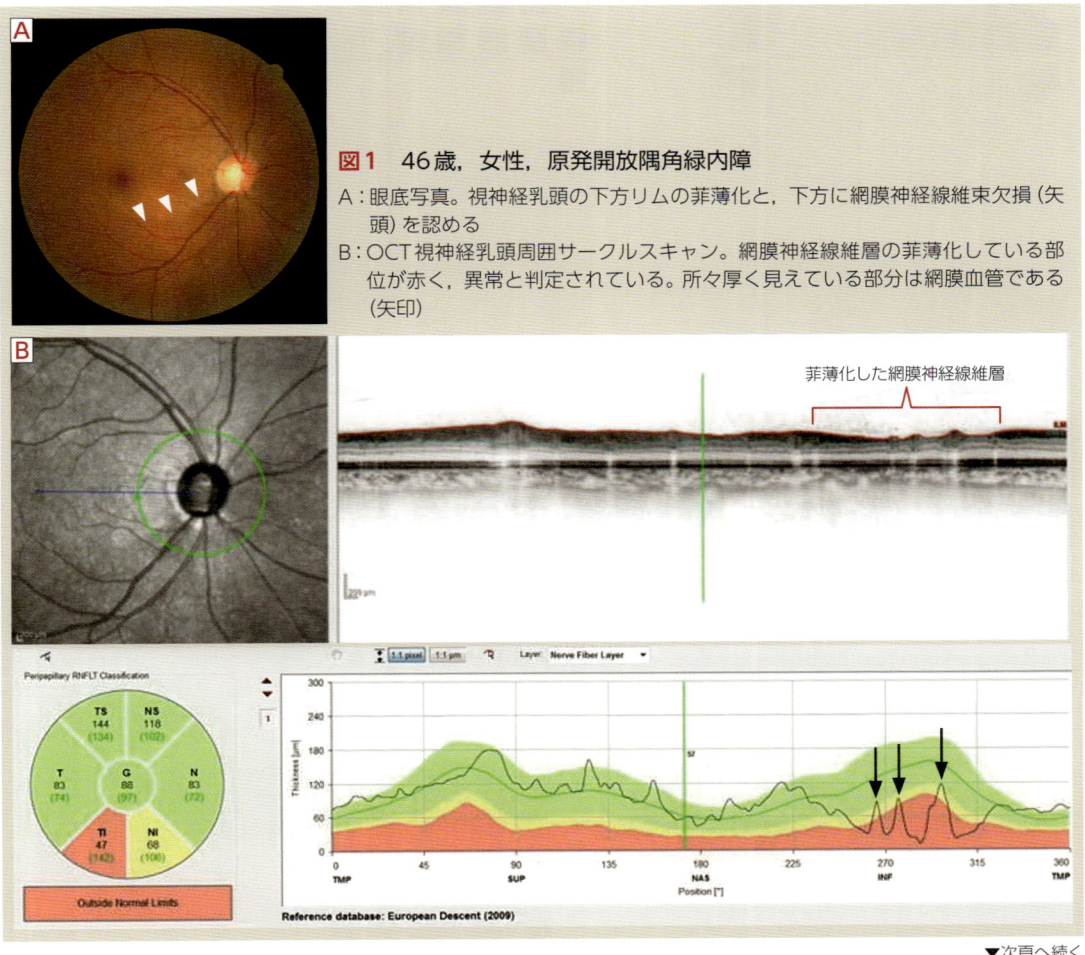

図1　46歳，女性，原発開放隅角緑内障
A：眼底写真。視神経乳頭の下方リムの菲薄化と，下方に網膜神経線維束欠損（矢頭）を認める
B：OCT視神経乳頭周囲サークルスキャン。網膜神経線維層の菲薄化している部位が赤く，異常と判定されている。所々厚く見えている部分は網膜血管である（矢印）

▼次頁へ続く

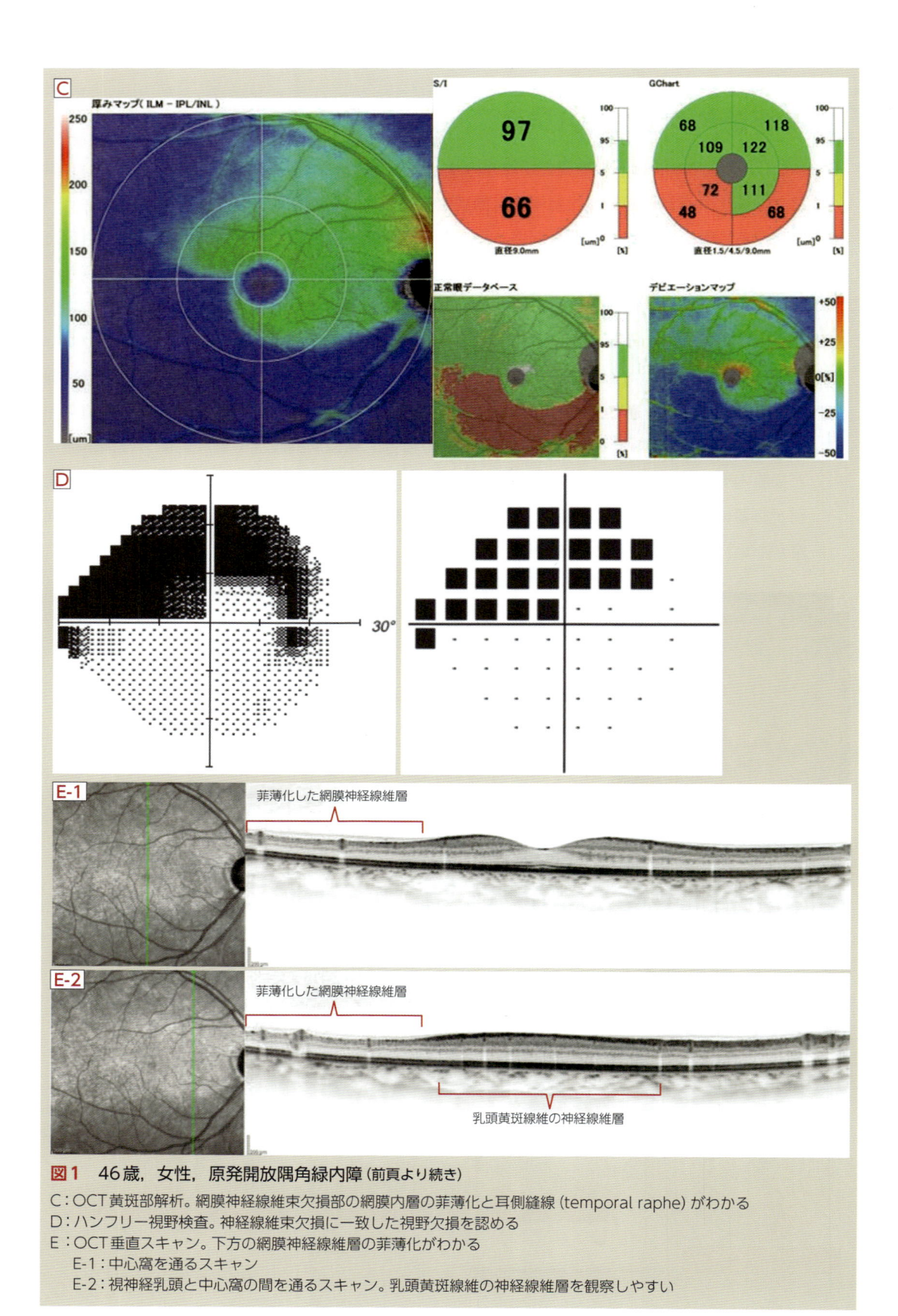

図1　46歳，女性，原発開放隅角緑内障（前頁より続き）

C：OCT黄斑部解析。網膜神経線維束欠損部の網膜内層の菲薄化と耳側縫線（temporal raphe）がわかる

D：ハンフリー視野検査。神経線維束欠損に一致した視野欠損を認める

E：OCT垂直スキャン。下方の網膜神経線維層の菲薄化がわかる

　E-1：中心窩を通るスキャン

　E-2：視神経乳頭と中心窩の間を通るスキャン。乳頭黄斑線維の神経線維層を観察しやすい

5 異常所見の見方
❿ 外層萎縮 (変性疾患，黄斑疾患を含む)

畑　匡侑

Key points >>>

- 網膜外層萎縮は様々な疾患に共通する所見であり，終末像でもあるため，疾患特異性は低い。
- ただし，網膜外層萎縮に併存するOCT所見は原疾患の鑑別のヒントとなりうる。
- 正常眼底に見えても，OCTで軽微な視細胞構造異常が検出可能なことがある。

┨ 外層萎縮に併存するOCT所見の重要性 ┠

外層萎縮をきたす疾患は多岐にわたるが，併存するOCT所見に鑑別のヒントが隠されていることがある。たとえば，進行性の黄斑部外層萎縮を見た場合，ドルーゼンや網膜色素上皮剥離 (retinal pigment epithelial detachment；PED) の存在は萎縮型加齢黄斑変性を示唆し，脈絡膜大血管拡張 (pachyvessel) や脈絡膜肥厚はパキコロイド関連疾患，これらがない場合は黄斑ジストロフィの可能性を示唆している。また，萎縮型加齢黄斑変性と判断しても，OCTでdouble layer sign (丈の低いfibrovascular PED) を見た場合は，黄斑部新生血管の合併を疑う。

1 網膜外層萎縮

網膜は複数の層で構成されるが，網膜外層は主に視細胞 (錐体と杆体) で構成され，そのさらに外側に位置する網膜色素上皮 (retinal pigment epithelium；RPE) 細胞により維持されている。視細胞の直接障害，もしくはRPEの障害や脈絡膜異常により二次的に視細胞が障害されることで網膜外層障害が生じ，最終的には網膜外層萎縮へと至る (図1)。

2 網膜外層萎縮をきたす様々な疾患

網膜外層萎縮は，加齢黄斑変性 (drusenoid PED, reticular pseudodrusen, refractile drusenなど種々のドルーゼン，パキコロイド，新生血管，網膜色素上皮裂孔に伴うもの)，

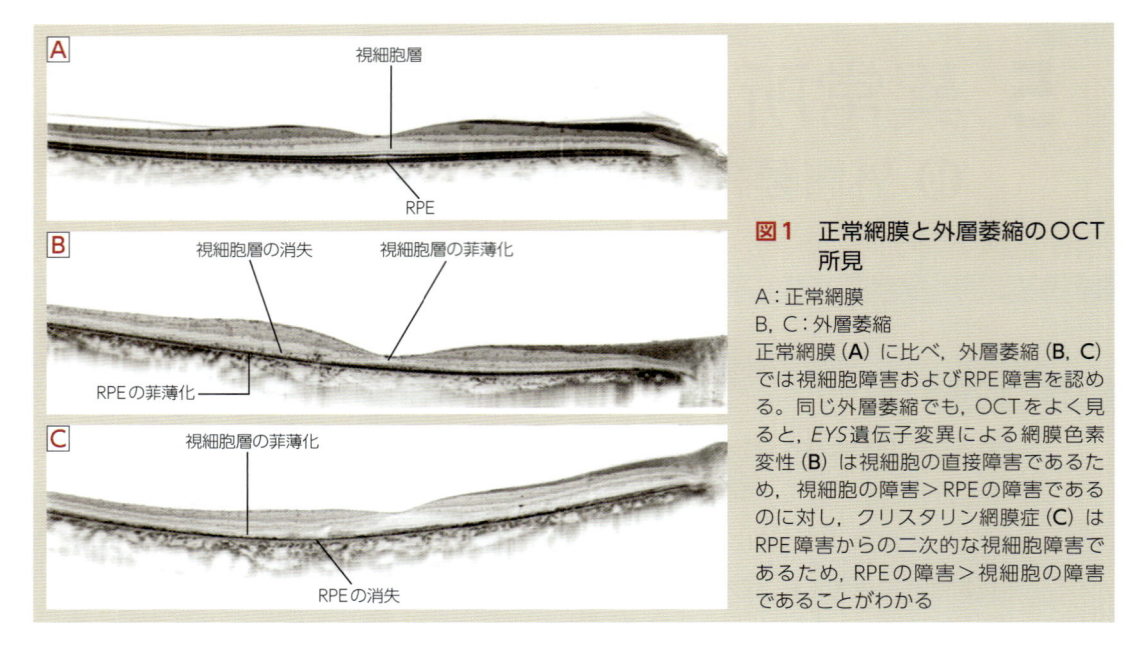

図1　正常網膜と外層萎縮のOCT所見

A：正常網膜
B，C：外層萎縮
正常網膜（**A**）に比べ，外層萎縮（**B, C**）では視細胞障害およびRPE障害を認める。同じ外層萎縮でも，OCTをよく見ると，*EYS*遺伝子変異による網膜色素変性（**B**）は視細胞の直接障害であるため，視細胞の障害＞RPEの障害であるのに対し，クリスタリン網膜症（**C**）はRPE障害からの二次的な視細胞障害であるため，RPEの障害＞視細胞の障害であることがわかる

網膜色素変性や黄斑ジストロフィなどの遺伝性網膜変性，外傷後・網膜剝離後・レーザー照射後などの陳旧例，病的近視による網脈絡膜萎縮，脈絡膜循環障害や炎症性黄斑疾患〔点状脈絡膜内層症（punctate inner choroidopathy；PIC）や脈絡膜炎，急性後部多発性斑状色素上皮症（acute posterior multifocal placoid pigment epitheliopathy；APMPPE）など〕，急性帯状潜在性網膜外層症（acute zonal occult outer retinopathy；AZOOR）complex，黄斑部毛細血管拡張症2型（MacTel type 2），癌関連網膜症（cancer-associated retinopathy；CAR），ウイルス感染による進行性網膜外層壊死など多岐にわたる。

3　萎縮型加齢黄斑変性に伴う網膜外層萎縮と黄斑ジストロフィに伴う網膜外層萎縮

　萎縮型加齢黄斑変性と黄斑ジストロフィは発症年齢や家族歴から見わけられることが多いが，特に高齢発症・孤発例の中心性輪紋状脈絡膜ジストロフィ（central areolar choroidal dystrophy；CACD）では両者の判断に迷うことがある。両者の鑑別には，眼底自発蛍光に加えてOCT所見が有用であり，soft drusenやsubretinal drusenoid deposit（reticular pseudodrusen）があれば，まずは萎縮型加齢黄斑変性を考える（**図2**）。一方で，眼底自発蛍光における萎縮巣周りのリング状過蛍光（**図3**），OCTにおけるfoveal cavitation〔ellipsoid zone（EZ）とRPE／ブルッフ膜（BrM）の間にみられる低反射の空隙様の所見〕などは，疾患特異性は高くないが，CACDでよりみられやすい。両疾患ともに，RPE萎縮部の比較的網膜外層が残存している部分に"outer retinal tubulation"と呼ばれる管状構造物を認めることがある（**図2**）。

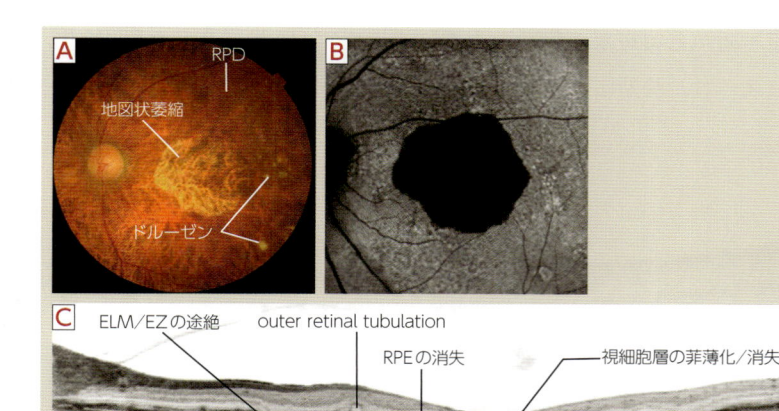

図2　萎縮型加齢黄斑変性による外層萎縮

A：黄斑部に地図状萎縮，その周りにsoft drusenや多数のsubretinal drusenoid deposit (reticular pseudodrusen) を認める

B：眼底自発蛍光では，萎縮巣に一致した境界明瞭な低蛍光，ドルーゼンやsubretinal drusenoid deposit (reticular pseudodrusen) に一致した点状の過蛍光や低蛍光を認める

C：OCTでは視細胞・RPE・脈絡膜血管の萎縮およびRPE萎縮に伴うhypertransmission defect (脈絡膜側への後方シグナル増強) を認める。多数のsubretinal drusenoid deposit (reticular pseudodrusen) も確認できる

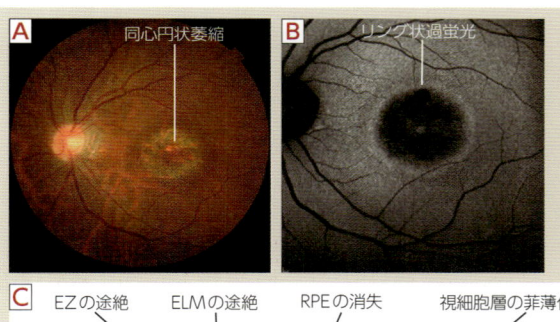

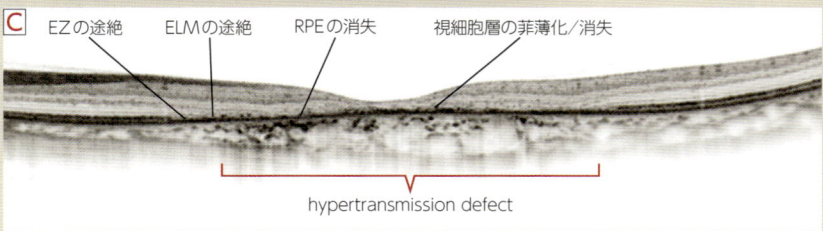

図3　CACDによる外層萎縮

A：黄斑部に同心円状の萎縮巣を認めるが，ドルーゼンは伴っていない

B：眼底自発蛍光では，萎縮巣に一致したやや境界不明瞭な低蛍光と萎縮巣境界のリング状過蛍光を認める

C：OCTでは視細胞・RPEの萎縮を認め，RPE萎縮に伴うhypertransmission defectを認める

4 軽微な網膜外層変化をとらえるOCT

　OCTでみられる外境界膜 (external limiting membrane；ELM)，EZ，interdigitation zone (IZ) ラインを評価することで網膜外層の微細な異常をとらえることが可能である。たとえば，オカルト黄斑ジストロフィ (OMD，三宅病) は，検眼鏡あるいはフルオレセイン蛍光眼底造影 (FA) では明らかな異常を認めず，弱視や視神経疾患などと診断されること

が多いが，OCTでは発症早期から黄斑部の軽微な視細胞構造異常（IZ消失やEZ不明瞭化，foveal bulge消失）がとらえられ，診断に有用である（**図4**）。

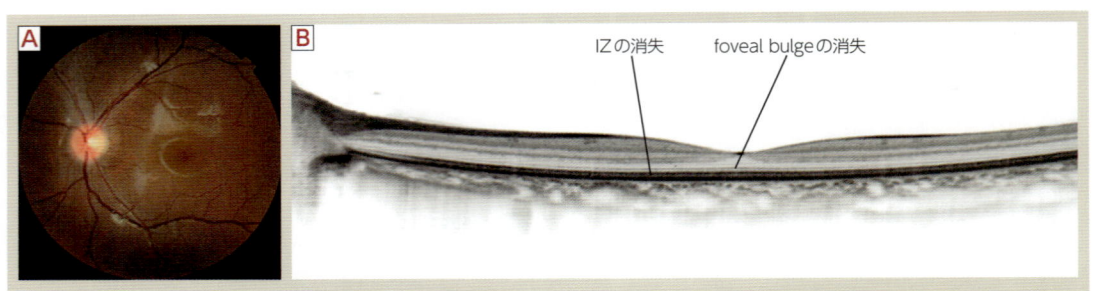

図4　OMDによる軽微な網膜外層障害
A：眼底写真では，黄斑部は正常に見える
B：OCTも一見正常に見えるが，よく見ると中心窩のfoveal bulge消失，黄斑部のIZ消失など，軽微な網膜外層障害が確認できる

■ 参考文献

▶ Sadda SR, et al：Consensus Definition for Atrophy Associated with Age-Related Macular Degeneration on OCT：Classification of Atrophy Report 3. Ophthalmology. 2018；125(4)：537-48.
▶ Smailhodzic D, et al：Central areolar choroidal dystrophy (CACD) and age-related macular degeneration (AMD)：differentiating characteristics in multimodal imaging. Invest Ophthalmol Vis Sci. 2011；52(12)：8908-18.
▶ Tsunoda K, et al：Selective abnormality of cone outer segment tip line in acute zonal occult outer retinopathy as observed by spectral-domain optical coherence tomography. Arch Ophthalmol. 2011；129(8)：1099-101.
▶ Nakamura N, et al：Clinical Stages of Occult Macular Dystrophy Based on Optical Coherence Tomographic Findings. Invest Ophthalmol Vis Sci. 2019；60(14)：4691-700.

6 *en-face* OCTの原理・見方

石倉雅治

Key points >>>

- 連続したOCT Bスキャンを撮影し，再構成することで，*en-face* OCT画像を生成することができる。
- 網膜表層の *en-face* OCTは，視神経線維層や網膜硝子体界面の病変を観察することができる。
- 網膜外網状層ならびに外顆粒層の *en-face* OCTは，浮腫の分類に有用である。
- 脈絡膜の *en-face* OCTは，脈絡膜中大血管を観察することができる。

┤ *en-face* OCTの重要性 ├

　OCTの立体構成をし，*en-face* OCTを作成することで，網膜の形態を俯瞰する方向から観察することができる。

1 *en-face* OCTの原理

　機器の性能向上に伴い，高画質なOCTの断層像を短時間で得られるようになった。連続する断層像を用いて3次元像を構築し，その中から特定の層状の領域を選択することにより，"*en-face* OCT"と呼ばれる2次元像を生成できる。この層の選択は内境界膜（internal limiting membrane；ILM）などの代表的な網膜の境界のみならず，そのような境界面から上下を1μm単位で定められる。選択した領域の垂直方向の平均反射強度を断層像の縦列ごとに計算して，2次元方向に配置することにより，*en-face* OCTを構成することができる。さらに，平均反射強度ではなく，2層間の距離を2次元方向に配置することで，組織の厚さの分布を画像化することも可能である（**図1**）。

　各断層像を手動でセグメンテーションすることは非現実的であるが，一部の撮影機器では自動セグメンテーション機能が内蔵されている。特に最近は人工知能（AI）の画像認識技術の進歩により，セグメンテーションの精度が向上している。これにより，以前は困難だった脈絡膜と強膜の境界線の検出も可能になった。swept source-OCT（SS-OCT）はspectral domain-OCT（SD-OCT）に比べて深く深達するため，特に脈絡膜の観察に適している。

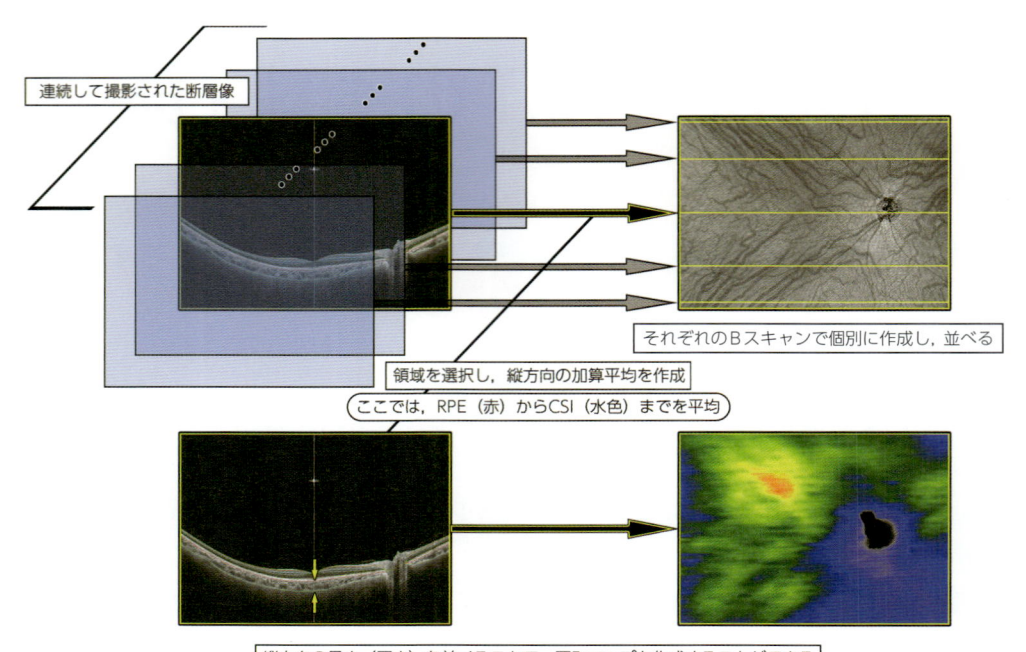

連続して撮影された断層像

それぞれのBスキャンで個別に作成し，並べる

領域を選択し，縦方向の加算平均を作成

ここでは，RPE（赤）からCSI（水色）までを平均

縦方向の長さ（厚さ）を並べることで，厚みマップを作成することができる

図1　広角SS-OCTを例とした *en-face* OCTの原理
連続した断層像を再構成することで，*en-face* OCTの画像を作成することができる。選択した層の厚さの情報を2次元画像にし，厚みマップを作成することもできる
RPE：網膜色素上皮，CSI：chorioscleral interface

　en-face OCTは個々の断層像から構築されるため，断層像が有するこれらの特性を継承している。

2　*en-face* OCTの正常所見と異常所見の見方

　再構成する際に選択したセグメンテーションによって *en-face* OCTの特徴は異なる。各層における *en-face* OCTについて，それぞれ特徴的な所見を提示する。

網膜表層

　ILM付近の層を抽出することで，網膜表層において重要な組織である，視神経線維層や網膜硝子体界面の病変を抽出して観察することができる（**図2，3**）。

網膜外網状層ならびに外顆粒層の領域

　網膜外網状層ならびに外顆粒層の領域を抽出することで，ヘンレの神経線維層の浮腫が強調され，浮腫の分布を観察することができる。浮腫の領域は低反射領域として観察される。網膜垂直方向の前方への牽引によって生じる空隙は，車軸状の低反射領域として観察するこ

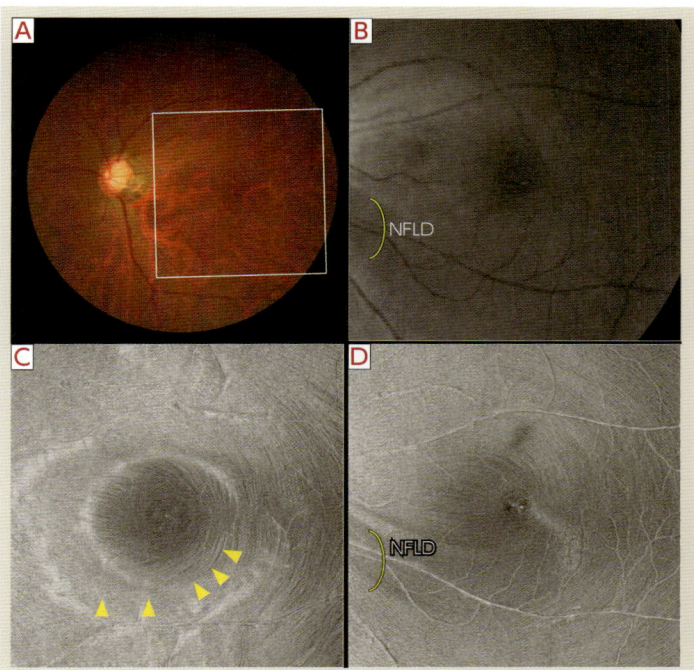

図2 正常眼と緑内障の*en-face* OCT所見

A：緑内障による視神経線維層欠損（NFLD）の眼底写真

B：**A**の視神経線維層を強調した眼底写真

C：**B**と同部位における正常眼（左眼）の網膜表層の*en-face* OCT

D：**B**と同部位における網膜表層の*en-face* OCT

正常眼では，弓状に走行する視神経線維束を観察することができる（**C**）。緑内障を有する眼の*en-face* OCT（**D**）は，正常眼左眼の*en-face* OCT（**C**）と比較して，NFLDを認める部位で反射強度が低下している

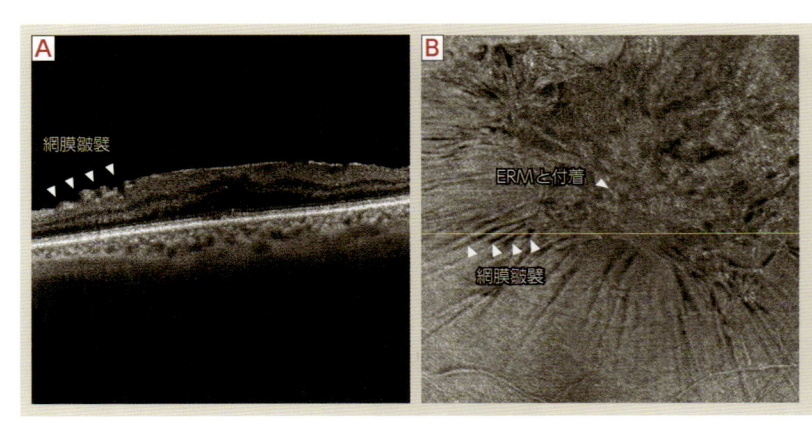

図3 黄斑上膜（epiretinal membrane；ERM）の*en-face* OCT所見

ERMが網膜と付着している領域では高反射な膜状構造として観察され，網膜皺襞は低反射な線状の領域として放射状に観察できる

とができ（**図4A**），網膜静脈閉塞症などのような滲出性の浮腫は，花弁状に低反射領域に分布する[1]（**図4B**）。

脈絡膜

　脈絡膜は，内側の脈絡毛細血管板と強膜側の脈絡膜中大血管により構成される血管が豊富な組織であり，ブルッフ膜から脈絡膜-強膜界面までの層を抽出することで，特に脈絡膜中大血管を観察することができる。網膜色素上皮層よりも深い層の画像であるため，深達度が高いSS-OCTを用いると，SD-OCTと比較してより明瞭に観察することができる（**図5**）[2]。

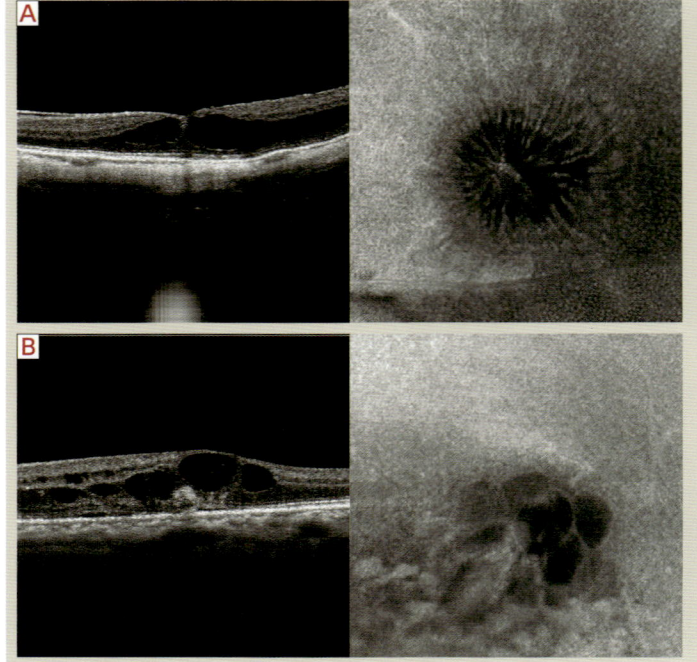

図4 近視性黄斑分離症と網膜静脈分枝閉塞症の*en-face* OCT所見

A：近視性黄斑分離症
B：網膜静脈分枝閉塞症
A, Bそれぞれ左がOCT断層像，右がouter nuclear layer (ONL) の層の*en-face* OCT。低反射領域の特徴に違いがあり，牽引性では車軸状に，滲出性の浮腫では花弁状に低反射領域が分布している

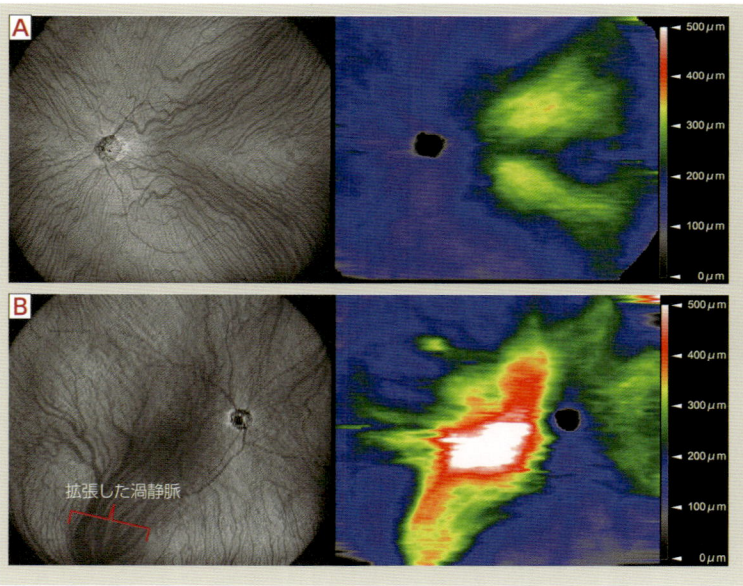

図5 広角SS-OCTを用いた，正常眼と中心性漿液性脈絡網膜症 (CSC) の*en-face* OCTと厚みマップ

A：正常眼
B：CSC眼
CSC眼 (**B**) では正常眼 (**A**) と比較して，渦静脈が拡張し，上下が非対称になっている。脈絡膜厚の分布の観察では，渦静脈に沿って脈絡膜が肥厚している

（文献2より改変引用）

■ 文献

1) Govetto A, et al：Distinctive Mechanisms and Patterns of Exudative Versus Tractional Intraretinal Cystoid Spaces as Seen With Multimodal Imaging. Am J Ophthalmol. 2020：212：43-56.
2) Ishikura M, et al：Widefield Choroidal Thickness of Eyes with Central Serous Chorioretinopathy Examined by Swept-Source OCT. Ophthalmol Retina. 2022；6(10)：949-56.

7 前眼部OCTの原理，正常所見と異常所見の見方

上田奈央子

Key points >>>

- 前眼部OCTでは非接触で非侵襲的に前眼部組織の断層像を描出でき，角膜混濁がある症例でも撮影可能である。
- 閉塞隅角緑内障の診断や，円錐角膜の診断および経時的変化の観察などに有用である。

┤円錐角膜の診断および進行性の評価の重要性├

　網膜や視神経に異常がなく，原因不明の視力低下として大学病院に紹介されてくる患者の中に，円錐角膜と診断される症例がある。前眼部OCTは初期の円錐角膜の診断に有用であり，進行の判定も客観的に評価可能である。

1 前眼部OCTの原理

　前眼部にOCTが応用されたのは2001年であり，現在は市販されている前眼部OCTとしてspectral domain-OCT (SD-OCT) とswept source-OCT (SS-OCT) がある。これらはどちらもFourier domain-OCT (FD-OCT) であるが，SD-OCTは可視域に最も近い近赤外光（波長840nm）を用いるのに対し，SS-OCTは長波長光（波長1,310nm）を用いている。この波長は，水の吸収力が高いため眼底の撮影には適さないが，前眼部の撮影には適している。

　SD-OCTは深さ分解能には優れているものの信号が減衰しやすく，眼底撮影や部分的な前眼部撮影に用いられることが多い。一方，SS-OCTは初期のものは深さ分解能，信号減衰特性ともにあまり良くなかったが，光源の進化により，両者は向上している。

2 前眼部OCTが有用な疾患

　前眼部OCTでは，隅角解析および角膜形状解析が可能である。角膜混濁のため前房が透見できない眼でも前眼部を描出できるため，角膜混濁患者の虹彩や前房，隅角の評価が可能である。また，緑内障術後症例における濾過胞やチューブの観察，フォークト・小柳・原田病における毛様体脈絡膜剥離の検出，角膜感染症における内面プラークの同定，実質型角膜へ

ルペスや水疱性角膜症における角膜浮腫の評価など，診断や治療効果判定に補助的に用いられることもある。

3 前眼部OCTの正常所見と異常所見

正常眼の隅角解析所見（図1）

図1に正常眼（右眼）の前眼部OCT隅角2D解析結果を示す。前眼部写真（図1②）の緑矢印はOCTスキャンの位置と方向を示している。2D画像（図1③）では耳側と鼻側のSS（強膜岬）を結ぶ直線［anterior chamber width；ACW，黄両矢印］の垂直二等分線が引かれており，角膜・前房・水晶体の解析（図1⑤）はこの直線上で行っている。

本症例では水晶体前面がACW線よりも後方に位置しており，水晶体膨隆度のパラメーターであるlens vaut（LV）はマイナスの値を示している。隅角の角度のパラメーターであるtrabecular iris angle（TIA）は40°以上であり（図1④，⑥），Shaffer分類ではGrade 4，Scheie分類ではwide openに相当する。その他の隅角のパラメーターについては，図2と表1に詳しく記載する。

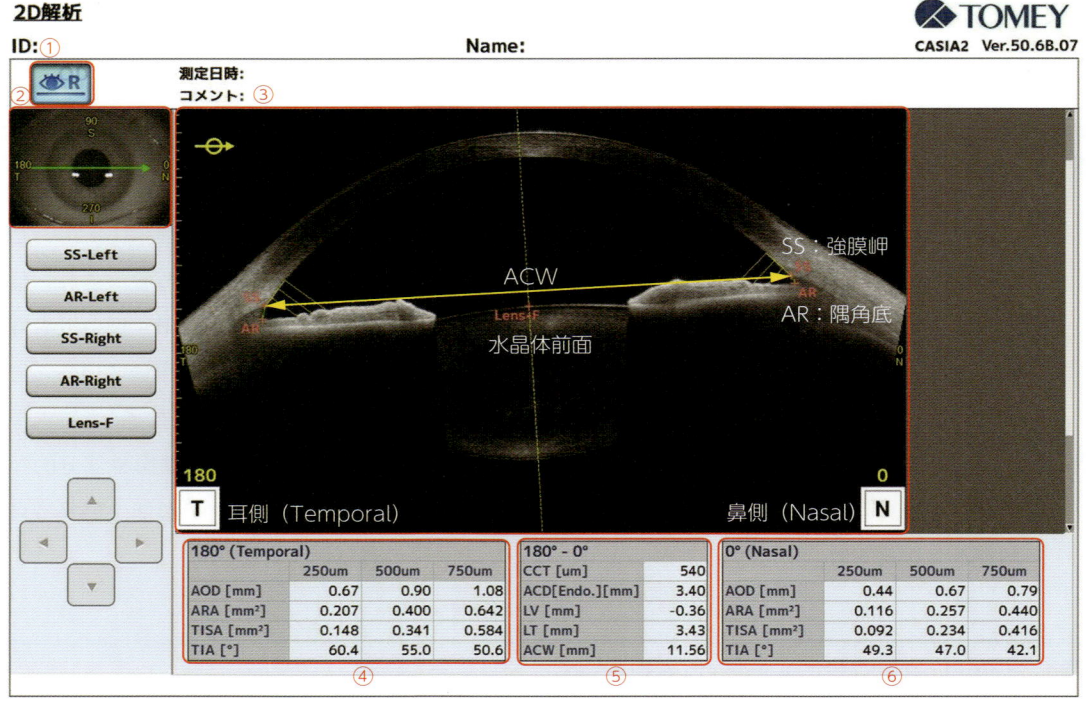

図1　正常眼隅角解析所見（2D解析）

①左眼/右眼
②前眼部写真。緑矢印はBスキャン画像のスキャン方向を示している
③2D画像
④隅角解析結果（耳側）
⑤角膜・前房・水晶体解析結果。対側のSS（強膜岬）を結ぶ直線の垂直二等分線上で計測
⑥隅角解析結果（鼻側）
※各種パラメーターの説明は表1を参照

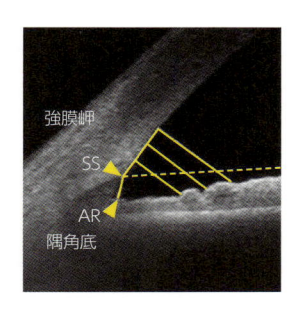

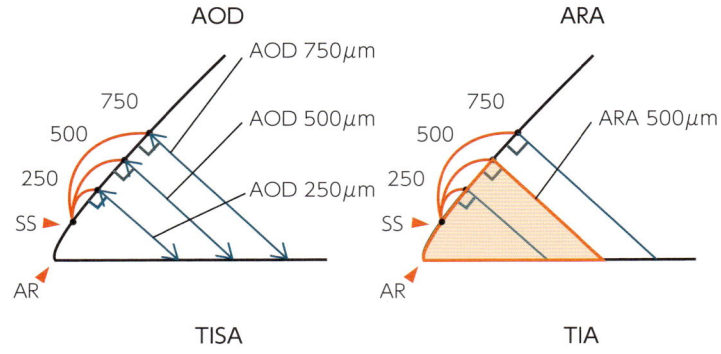

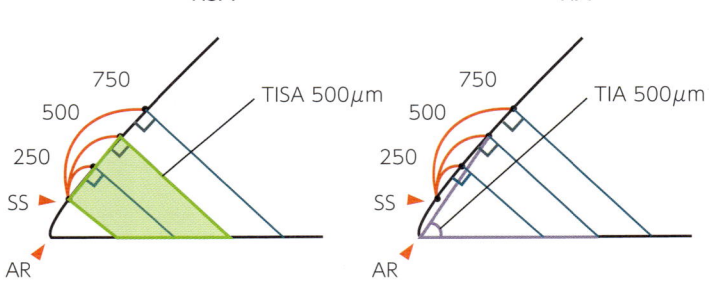

図2　各種隅角解析の指標

指標についての説明は，**表1**を参照

表1　各種略称およびパラメーター

略称		
SS	scleral spur	強膜岬
AR	angle recess	隅角底
隅角のパラメーター		
AOD	angle opening distance	SSから250/500/750μm離れた角膜内面の点と，その点を通る角膜内面と垂直な線が虹彩前面と交わる点との距離
ARA	angle recess area	SSから各距離250/500/750μm離れた角膜内面の点を通る角膜内面と垂直に交わる線よりも隅角底側の面積
TISA	trabecular iris space area	SSとSSを通る角膜内面に垂直な線が虹彩前面と交わる点を結んだ線よりもAR側の面積をARAから引いた面積
TIA	trabecular iris angle（隅角開大度）	ARを頂点として虹彩前面と角膜内面がなす角度
角膜・前房・水晶体のパラメーター（両SSを結ぶ直線の垂直二等分線上で計測）		
CCT	central corneal thickness（中心角膜厚）	角膜表層から内面までの距離
ACD	anterior chamber depth（前房深度）	角膜内面から水晶体前面までの距離
LV	lens vault（水晶体膨隆度）	両強膜岬を結ぶ線と水晶体前面の距離
LT	lens thickness（水晶体厚）	水晶体前面から後面までの距離
ACW	anterior chamber width（強膜岬間距離）	両SS間の距離

狭隅角眼の隅角解析所見（図3）

図3に，狭隅角眼の2D解析（図3A）とscleral spur tracking for angle analysis and registration（STAR）360°解析（図3B）の結果を示す。多くの閉塞隅角緑内障はShaffer分類Grade 0〜1（隅角の角度が0〜10°）を示し，Grade 2（隅角の角度が20°）でも閉塞隅角の可能性があるとされる。

本症例は図1の正常眼と比較し，2D画像で隅角が非常に狭いことがわかるが（図3A），隅角の角度を表すTIAはどの部位でも10°以下であり，Shaffer分類Grade 0〜1，Scheie分類Grade Ⅲ〜Ⅳに相当する。その他の隅角のパラメーターであるangle opening distance（AOD），angle recess area（ARA），trabecular iris space area（TISA）の値も非常に小さい。また，水晶体の厚みのパラメーターであるlens thickness（LT）値が大きく，体膨隆度のパラメーターであるLV値が＋0.95mmであり，前房深度（anterior chamber depth；ACD）が1.86mmと浅い。本症例はもともと隅角が狭い眼であった可能性があるが，白内障の進行により水晶体の厚みが増し，虹彩が前方に押されることで，さらに隅角が狭くなり前房深度も小さくなっていると考えられる。

また，STAR360°というソフトを用いることで，隅角閉塞部位の解析が可能である（図3B）。iridotrabecular contact（ITC）シングルチャート（図3B①）では，隅角が閉塞している部分をチャート表示し定量化できる。赤い線が強膜岬の位置を示しており，線維柱帯と虹彩が接触している領域が青色で表示されている。この症例ではITC Indexが38.3％であり（図3B②），これは全周の38.3％で線維柱帯と虹彩が接触していることを示している。ただし，前眼部OCTでは単に接触しているだけなのか癒着があるのかは判別できない。

正常眼（軽度直乱視あり）の角膜形状解析所見（図4）

図4に，軽度直乱視がある正常眼の角膜形状解析結果を示す。前眼部OCTでは，角膜前面だけでなく角膜後面の計測が可能である。図4②に，Keratometric（角膜前面），Posterior（角膜後面），Real（角膜前後面）それぞれのKs（強主経線：最も屈折力が強い軸），Kf（弱主経線：最も屈折力が弱い軸），CYL（乱視）の度数と軸が表示されている。本症例は103°に強主経線があり，垂直方向にややひずんだ直乱視眼である。

図4③はPachymetry（角膜厚）のデータであり，Apexは角膜頂点の角膜厚，Thinnestは最も薄い部分の角膜厚とその位置（角膜頂点からどの程度離れているか）を表している。円錐角膜の指標であるEctasia Screening Index（ESI）は0％である（図4④）。

図4⑤のカラーマップは，Keratometric，Posterior，Realそれぞれの角膜各部分での屈折力を表示したもので，正常眼では角膜中央から周辺部に行くほど屈折力は弱くなる。本症例では縦方向に屈折力が強い領域が表示されており，視覚的に直乱視であることがわかる。Pachymetryのカラーマップを見ると，正常眼では角膜厚は中央付近で最も薄く（約550μm），周辺部にいくにつれ同心円状に厚くなることがわかる。

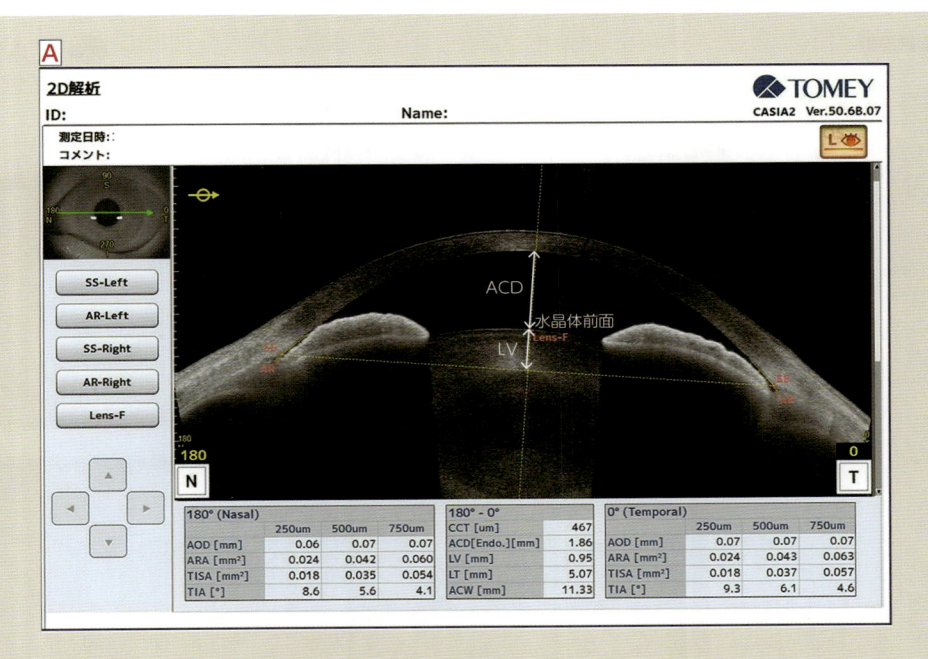

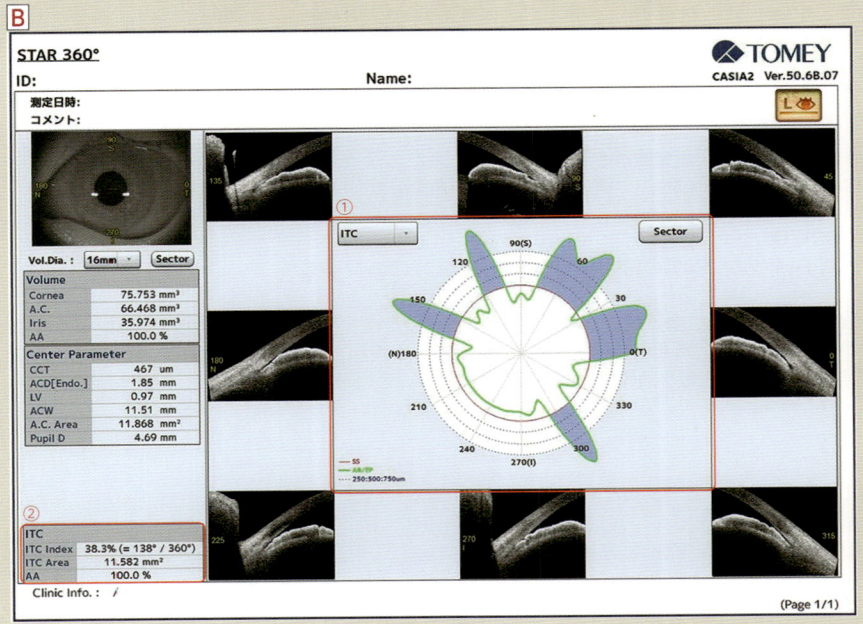

図3　閉塞隅角緑内障眼の隅角2D解析とSTAR360°解析

A：2D解析。2D画像では正常眼（**図1**）と比較すると，虹彩が前方へ膨隆しており隅角が狭いことがわかる。隅角の角度を表すTIAはどの部位でも10°以下と非常に狭く，ACDは1.86mmと浅前房である

B：STAR360°解析

①ITCチャート。隅角閉塞部分は青色で表示される

②ITC解析結果。本症例では，解析可能範囲の38.3％が閉塞していることがわかる

ITC Index：解析可能範囲に占める接触部分の角度の割合，ITC Area：接触部分の総面積（青色の領域），AA（analyzed area）：解析可能範囲の割合

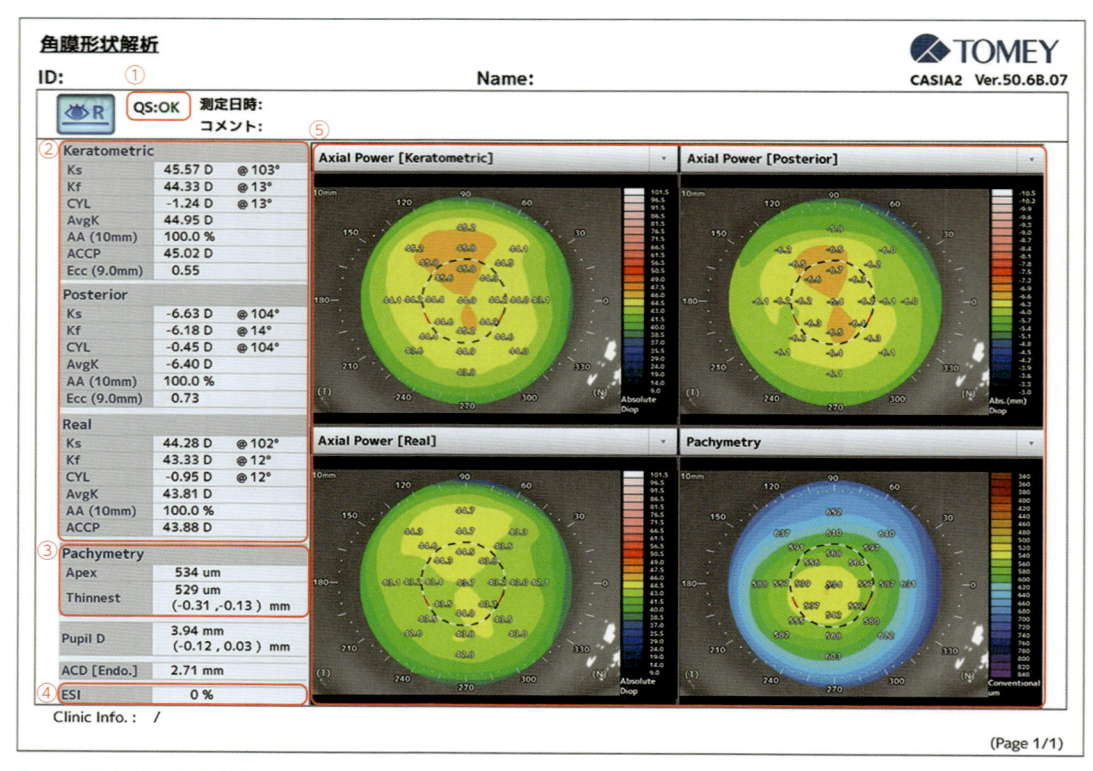

図4　角膜形状解析結果

①QS (quality statement)：データ信頼性の指標
②Keratometric (角膜前面)，Posterior (角膜後面)，Real (角膜前後面) の解析結果
③Pachymetry：角膜厚
④ESI：円錐角膜の指標
⑤Keratometric，Posterior，Realの屈折力とPachymetryのカラーマップ

Ks：強主経線の度数と軸角度，Kf：弱主経線の度数と軸角度，CYL：円柱度数と軸角度 (角膜中心直径3mm円周上)，AvgK：KsとKfの平均値，AA：解析可能範囲の割合，ACCP：平均屈折力 (角膜中心直径3mm領域内)，Ecc：離心率，Apex：頂点角膜厚，Thinnest：最小角膜厚，Pupil D：瞳孔径，ACD：前房深度

8 術中OCTの原理・活用

村岡勇貴

Key points >>>

- 角膜移植, 緑内障手術, 黄斑部手術などにおいて, 術中OCTが時に有用である。
- 術中OCTの普及率はまだあまり高くない。また, 画質は外来診療で用いられるOCTにはやや劣るため, 今後の発展が期待される。

┤ 術中OCTの重要性 ├

術中OCTにより, 眼球組織の切除・切開・剝離・埋没, 器具挿入などの手術操作時に, 術者はその構造を詳細かつ客観的に評価できる。これにより, 執刀医は手術を安全かつ確実に進行させることができる。

1 術中OCTの原理

術中OCTは, 手術顕微鏡にOCTが搭載されており, 術中にOCTの撮影が可能となる。手術顕微鏡一体型の術中OCTには, Leica Microsystems社のEnFocus (図1), Carl Zeiss Meditec社のRESCANなどがある。

2 活用例

ヘッズアップサージェリー (heads up surgery ; HUS) の普及に伴い, HUSのデジタル化された画像とOCTデータの組み合わせにより, 術者の眼で観察している像にOCTのより客観的な所見がリアルタイムにフィードバックされることで, 手術が安全かつ確実に行えるようになりつつある。角膜移植, 緑内障手術, 黄斑部手術などにおいて, 術中OCTが時に有用である (図2)。

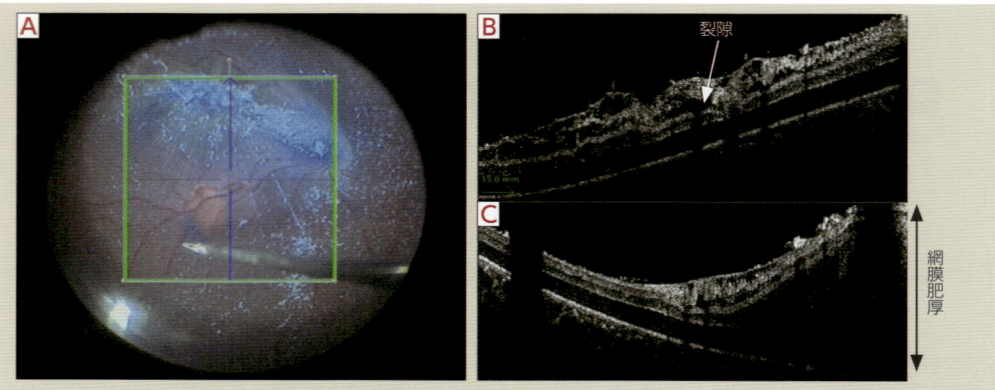

図1 黄斑上膜手術における術中OCT活用例 (EnFocus, Leica Microsystems社)
A：手術画像。左眼黄斑部やや上方において，染色した内境界膜の剥離を開始している
B：術中OCT横断図
C：術中OCT垂直断図
術中OCTにおいて，黄斑上膜によって生じた網膜内層の裂隙と網膜肥厚が明瞭に確認できる。また，網膜表面上には，網膜表面に振りかけられたトリアムシノロンアセトニド粒子が確認できる
（島田市立総合医療センター眼科　飯田悠人医師ご提供）

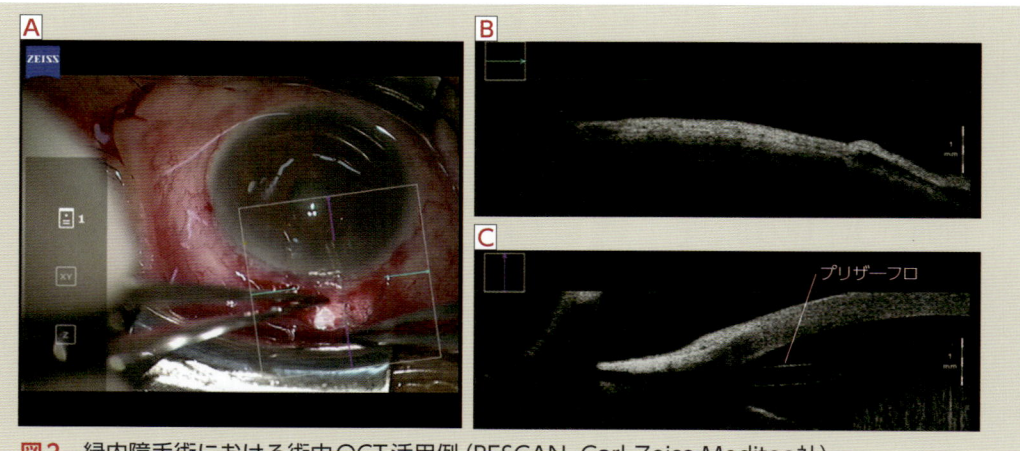

図2 緑内障手術における術中OCT活用例 (RESCAN, Carl Zeiss Meditec社)
A：手術顕微鏡画像。上方からプリザーフロマイクロシャントを挿入している
B：術中OCT横断図
C：術中OCT垂直断図
垂直断図において，プリザーフロが前房に的確に留置されていることが確認できる
（神戸市立神戸アイセンター病院　五十嵐沙織医師ご提供）

3　今後の展望

　　OCTを搭載可能な顕微鏡には制限があり，また導入コストも高いため，術中OCTの普及率は十分でない。しかしながら，解像度の向上，リアルタイム性の強化，OCTAの導入など技術的な展開とともに普及を期待したい。

9 AO-OCTの原理・活用

石倉雅治

Key points >>>

- 網膜中心窩には錐体細胞が密に存在するが，一般的な機器では個々の細胞体までは観察不可能である。
- AO-OCTを用いることで，個々の細胞体が観察可能になる。

┤AOの重要性├

AO-OCTを用いることで，錐体細胞の核や，ellipsoid zoneを構成する個々の粒子が観察可能である（**図1**）。

▶ Advanced points

顕微鏡や眼科機器において，光学系の収差が十分に修正されている状態であれば，横分解能は，Rayleighの分解能式：$\delta = 0.61 \times \lambda / NA$（$\delta$：横分解能，$\lambda$：光の波長，NA：開口数）で表すことができる。この式に当てはめると，「光源の波長を短くする」あるいは「極大散瞳し，径の大きいビームを用いることで，開口数を大きくする」ほど横分解能は高くなる。

1 補償光学（AO）の原理

黄斑は角膜と水晶体により屈折した光が網膜上で結像する領域であり，臨床上，視力に直結する重要な部位である。黄斑部には視細胞のうち特に錐体細胞が最も密に存在しており，中心窩では錐体細胞が約20万個／mm² もの密度で存在している。

黄斑部の観察において，視細胞や黄斑部の血流の健常性の評価が重要であるが，視細胞や血球を直接観察することは，細隙灯顕微鏡検査やカラー眼底カメラでは光学分解能の視点から困難である。

臨床上よく使用される，spectral domain-OCT（SD-OCT）は高い光学縦分解能を有しており（3～7μm程度），網膜を層状に観察可能とするが（**図1A**），組織切片像のような細胞レベルの観察までは達成できない。細胞レベルでの高解像度の眼底イメージングを達成するためには，縦分解能だけでなく高い光学横分解能も必要となる。

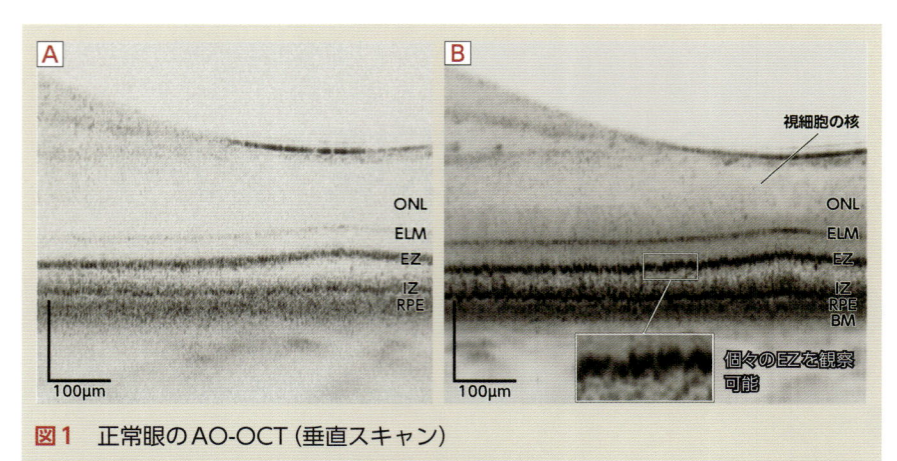

図1　正常眼のAO-OCT（垂直スキャン）
A：AOの適用がなく，網膜が層状の構造として観察可能
B：AOの適用があり，網膜の細胞レベルの観察が可能。錐体細胞の核が高反射体（黒）として観察される。また，ellipsoid zoneは個々の高反射粒子（黒）として観察可能である
ONL：outer nuclear layer, EZ：ellipsoid zone, IZ：interdigitation zone, RPE：retinal pigment epithelium, BM：Bruch's membrane

　顕微鏡などの光学系の収差が十分に小さい場合，光の回折現象によって横分解能の限界が決まる（回折限界）。回折限界は開口数に反比例するため，眼科機器においては瞳に入射するビーム径を大きくすることで，回折限界を微細化して横分解能を高めることが原理的には可能である。しかし，ビーム径を大きくすると，角膜や水晶体といった中間透光体によって生じる収差の影響が無視できなくなり，この収差によって横分解能は制限される。

　補償光学（adaptive optics；AO）は，波面収差の度合いをリアルタイムに計測し，補正する技術であり，もともとは天文学で，天体観測における大気の揺らぎに伴う天体望遠鏡での解像度低下を修正するために用いられていた。AOを眼科機器に適用することで，中間透光体を通過した波面を波面センサーで検出し，その波面収差に対応して可変鏡を変形させることで，眼表面の涙液や硝子体の屈折によって生じるような収差も含めて，リアルタイムに収差を修正することができる（**図2**）。

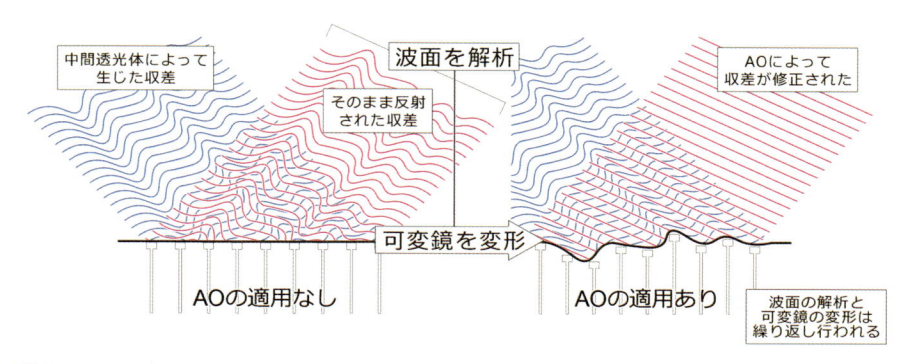

図2　AOの適用による可変鏡の役割
左：AOの適用なく通常の鏡による反射。中間透光体によって生じた収差がそのまま反射される
右：AOの適用により可変鏡が変形し，中間透光体によって生じた収差が修正される

この技術を眼科検査機器に応用することで，通常では約14μmの横分解能であるが，理論値に近い光学横分解能（3.4μm）を達成でき，ヒト黄斑部の細胞レベルのライブイメージングが可能となった。

2　AO-OCTの活用

　AO-OCTを用いると，内境界膜（internal limiting membrane；ILM）から外境界膜（external limiting membrane；ELM）内を走行するミュラー細胞を低反射領域（白）として，錐体視細胞の核を高反射体（黒）として観察することができる（**図1B**）。またSD-OCTでellipsoid zoneと観察される部位は，AO-OCTで観察すると個々の高反射粒子（黒）として観察することができる。

　AO-OCTを用いて黄斑上膜（epiretinal membrane；ERM）を有する眼を観察したところ，ERMの前方への牽引がミュラー細胞を介して視細胞内節に達していた。一部の症例では，正常眼では個々の高反射粒子として観察されたellipsoid zoneが融合し，網膜垂直方向に肥厚していた。ellipsoid zoneの厚さと視力に相関を認め，このような変化が生じている場合，視力が悪い傾向にあった（**図3**）[1]。

　AO-OCTは，非侵襲的に細胞レベルの網膜の微細構造を観察することが可能な，先進的なイメージングモダリティである。この技術により，網膜の形態的変化を詳細に解析でき，病態の解明に貢献することが期待される。

■ 文献

1)　Ishikura M, et al：Evaluation of Foveal Cone and Müller Cells in Epiretinal Membrane using Adaptive Optics OCT. Ophthalmol Sci. 2023；4(1)：100362.

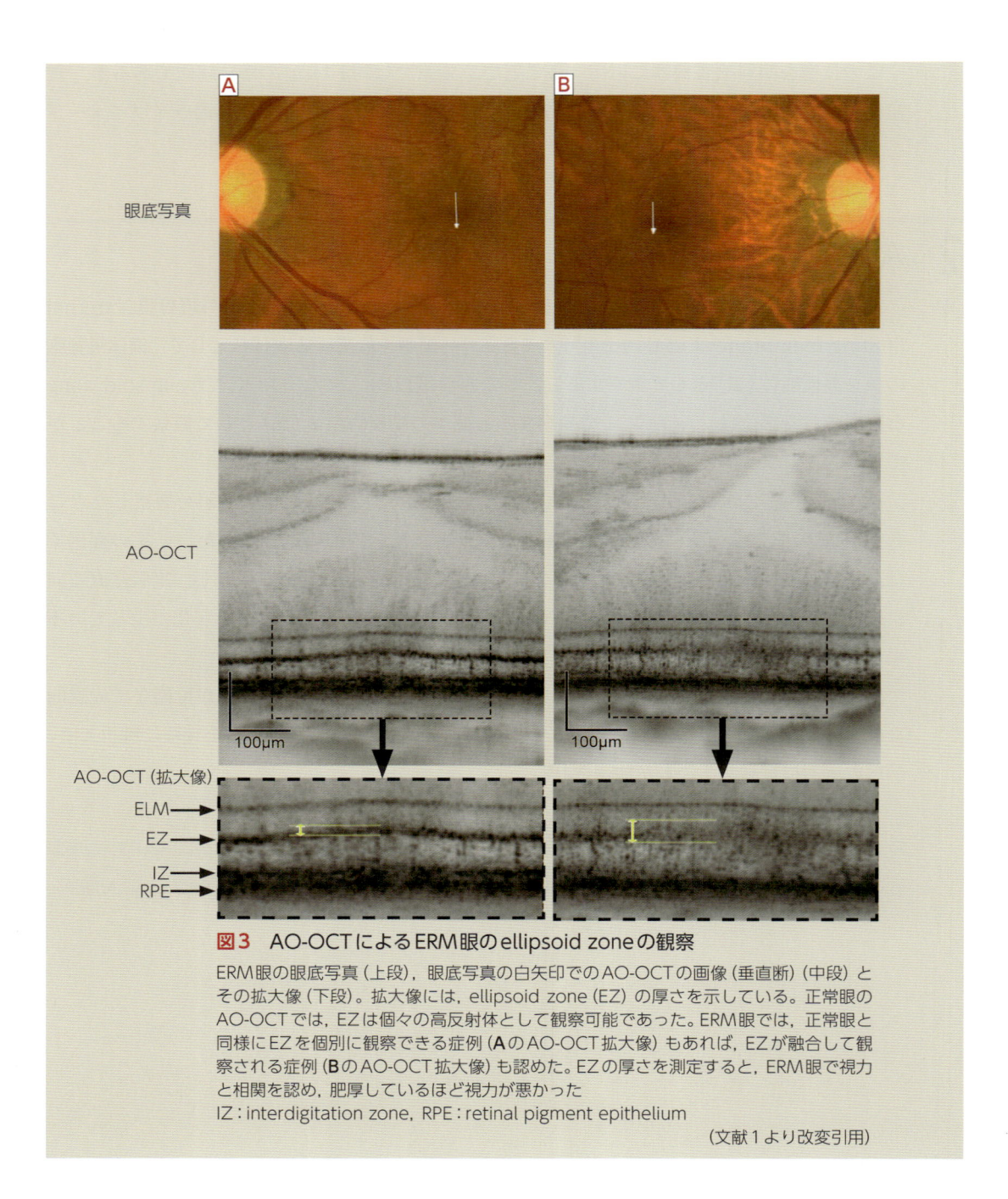

図3 AO-OCTによるERM眼のellipsoid zoneの観察

ERM眼の眼底写真（上段），眼底写真の白矢印でのAO-OCTの画像（垂直断）（中段）とその拡大像（下段）。拡大像には，ellipsoid zone (EZ) の厚さを示している。正常眼のAO-OCTでは，EZは個々の高反射体として観察可能であった。ERM眼では，正常眼と同様にEZを個別に観察できる症例（**A**のAO-OCT拡大像）もあれば，EZが融合して観察される症例（**B**のAO-OCT拡大像）も認めた。EZの厚さを測定すると，ERM眼で視力と相関を認め，肥厚しているほど視力が悪かった

IZ：interdigitation zone, RPE：retinal pigment epithelium

（文献1より改変引用）

2章 ● OCTA 読影の基礎

1 OCTAの原理

宇治彰人

Key points >>>

■ 医療画像において解像度の高さは重要であるが，コントラストの高さはより重要である。

■ 画像処理を用いて眼底の毛細血管網をコントラスト良く描出するには高い面分解能と深さ分解能が必要である。OCTは面分解能が低いが，高い深さ分解能と時間分解能を有することでOCTAが実現された。

┤ 医療機器の性能を正確に理解することの重要性 ├

　医療機器の進歩は目覚ましい。今ある眼科検査機器の発展は，これまでの失敗や試行錯誤の末，いくつかの分岐点で選択し続けた結果である。機器の性能をよく理解することは検査結果を正確に評価することにつながるのはもちろんのこと，新しい検査方法の想起につながることがある。

1 医療画像におけるコントラストの重要性

　眼底の血管網を可視化することは，診療や研究において重要と考えられる。本来，眼球は瞳孔を通して直接，網膜血管や脈絡膜血管が透見できる臓器ではあるが，FAを長く使いこなしてきた我々は，血管だけを背景とわけて可視化することで通常の眼底観察以上の情報が得られることを知っている。

　医療画像において重要な要素は主に解像度とコントラストであるが，比較すると後者のほうがより大切である。FAも血漿を周囲の背景とわけて可視化することで，同化して見えにくかった血管構造が浮き上がり，また蛍光漏出などの動的な変化もとらえられるようになる。もちろん補償光学（adaptive optics；AO）技術などの面分解能の向上も多くの情報をもたらすが，FAにおいては，決して通常の眼底写真と比較して画像の面分解能がまさっているわけではない。FAで重要なのはコントラストが向上することである。

2 走査レーザー検眼鏡 (SLO) とOCTAの比較

　造影剤を用いないで非侵襲的に血管あるいは血流のコントラストを上げることを考えると，たとえば眼底写真などを用いるとすると1枚の画像から抜き出すことは困難であり，複数枚の画像から変化のある物体を背景からわけて抽出する画像処理を用いる方法が無難である（**図1**）。撮影した動画の画像に移動する物体がとらえられているとき，この移動体は，同一背景を有する連続する複数枚の画像上に経時的に位置が変わる物体として表示されている。これら複数枚の画像間で移動体を画像間の「差分」として検出することで，背景から区別して抽出することが可能である。

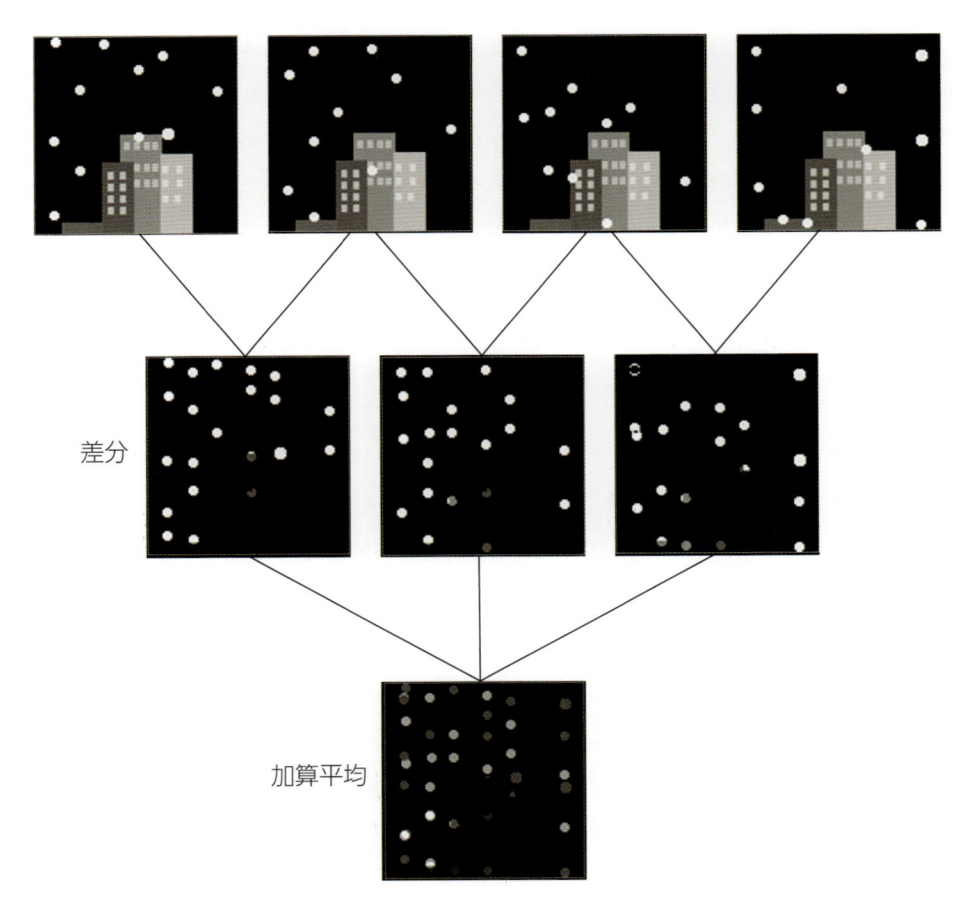

差分

加算平均

図1　画像処理による動きの抽出
上段：動画を構成する4コマの画像。背景であるビルは固定で，前景である雪はコマごとに変化する
中段：上段の隣り合う画像同士で差分を演算した結果。ビルはなくなり雪だけが残る
下段：中段の結果を加算平均により1枚の画像に投影した結果。雪の軌跡のみが1枚の絵に表示された

SLO

　動画の取得にあたって，走査レーザー検眼鏡（scanning laser ophthalmoscope；SLO）は真っ先に候補に挙がる機器であると思われるが，以下の理由から血管・血流の抽出には不向きである。第一に，面分解能が低すぎることが挙げられる。毛細血管の抽出を例に挙げれば，血球が1つずつ分解されていることが理想である。これが困難でも，刻々と変化する赤血球が放つ反射を動画フレームごとに違いとしてとらえられる必要がある。先述のAOを用いて撮影したSLO動画では面分解能が高いため，この血流の抽出は可能である。第二に，深さ方向の分解能の低さが挙げられる。SLOでは，たとえば*en-face* OCTのように網膜の特定の深さ情報だけを観察することができない。このため，網膜血管にピントが合っていても同時に網膜外層にもピントが合っている。特に網膜色素上皮や視細胞層が白く高輝度に表示されていると血球の高輝度との差が生まれず（白い背景に白い移動体が映っている状態），血流の抽出は困難である。赤血球などの高反射体である血球以外の成分（＝白血球や血漿）は暗く描出され，低輝度の移動体としてとらえられてもよいようなものだが，実際にはそのようには描出されない。やはり深さ分解能が低いために，これらの低輝度粒子を透過した網膜外層からの高反射を拾ってしまうためである。その結果，SLOで観察される血流は高輝度な連続した実線として描出され，高輝度と低輝度の縞模様の移動体による破線としてはとらえられないのである。これでは画像処理による抽出は不可能である。面分解能と深さ分解能が高くなければ，画像処理による血流の抽出はできないというわけである。

OCTA

　OCTはSLOと比較すると，面分解能は変わらないものの深さ分解能が格段に高く，網膜内の高輝度の反射体からの影響を最小限にして血流を抽出しやすい。また，OCTAでは断層像であるBスキャン上で画像処理するため，血管の断面の輝度変化を血流としてとらえる。動画撮影を行ったスキャン上で血管断面は移動しないが，平面上の移動体をとらえる方法よりも少ない画像枚数で感度良く血流信号を抽出しやすい。加えてスキャンを高速に行える，すなわち時間分解能が高いことも画像処理の精度を高くしやすい。連続するBスキャンの動画では，血球は移動体としてはとらえられず，明滅する点として表示される。これは血管内腔において，血漿成分は輝度が低く，赤血球などの血球は輝度が高く映るためであり，高速で流れる血流の断面はスキャンごとに輝度が激しく変わる。先述のようにSLOにおいて血流が縞模様にとらえられないこととは対照的に，OCTでは血流の縞模様を断面でとらえることが可能である。これにより神経線維層など背景が高輝度な層内にあっても，明滅があれば血流信号として分離可能である。

　実際に血流信号をBスキャン上で処理する場合，眼底の同じ位置で短い時間で複数回スキャンを繰り返し，これらのBスキャン群ごとに「差分」を検出して「OCTAの」Bスキャン画像を得る。この処理では，理想的には明滅する血管断面のみがOCTAの信号として検出され

るはずである．この処理を少しずつ平面上で移動させ3次元画像としてのOCTA画像を得るが，よくOCTA画像として紹介されるのは，ここから*en-face*画像を切り出した2次元画像である．実際には血管のみの抽出は困難で，血管以外の背景にもOCTA信号が雑音として混じってしまうが，適切な閾値設定により余分な信号を落としていく．

2 正常所見とアーチファクト

宇治彰人

Key points >>>

- OCTAを用いることで，網膜血管叢や脈絡毛細血管板 (CC) を各層にわけて分離，観察することが可能である。
- OCTA画像は多くのアーチファクトを含む。アーチファクトの種類を知ることで正常所見と異常所見をわけて観察しやすくなる。

┤アーチファクトの理解の重要性├

　OCTAを通して得られた血管網は，実物を写真のように映し出したものではなく，あくまでOCTAを通して得られた検査所見にすぎない。撮影した血管網に含まれるOCTAならではの「画の特徴」を正確に理解することが読影のポイントとなる。

1 正常所見

　網膜血管叢は3〜4層から構成されており〔superficial capillary plexus (SCP)，middle capillary plexus (MCP)，deep capillary plexus (DCP)，radial peripapillary capillary plexus (RPCP)〕，3次元データとして取得されたOCTA画像に含まれる毛細血管網も3次元的な広がりを持っているため，このデータから2次元的な血管像を切り出して臨床に使用することになる[1]。また，色素上皮下には脈絡毛細血管板 (choriocapillaris；CC) が，さらにその下には脈絡膜の中大血管があるが，一般的にはOCTA信号としてとらえられるのはCCの深さまでである。

　MRIやCTスキャンと同様に，異常所見を見落とさないようにするには3次元データをくまなく観察するのがよいが，効率的ではない。幸い，網膜は層構造をなしており，網膜血管叢とCCは面状に広がっているため，層ごとのセグメンテーション (☞1章参照) を用いて観察すれば効率良く多くの情報を得ることができる。このslabの切り出し (＝セグメンテーションの実施) はマニュアルで設定することもできるが，多くのOCTA機器は自動的に多くの既定のslabを一度に生成，表示することが可能であり，このデフォルトの設定をそのまま使用することが可能である (図1)。このslabの切り出しを用いれば，蛍光眼底造影と異なり，

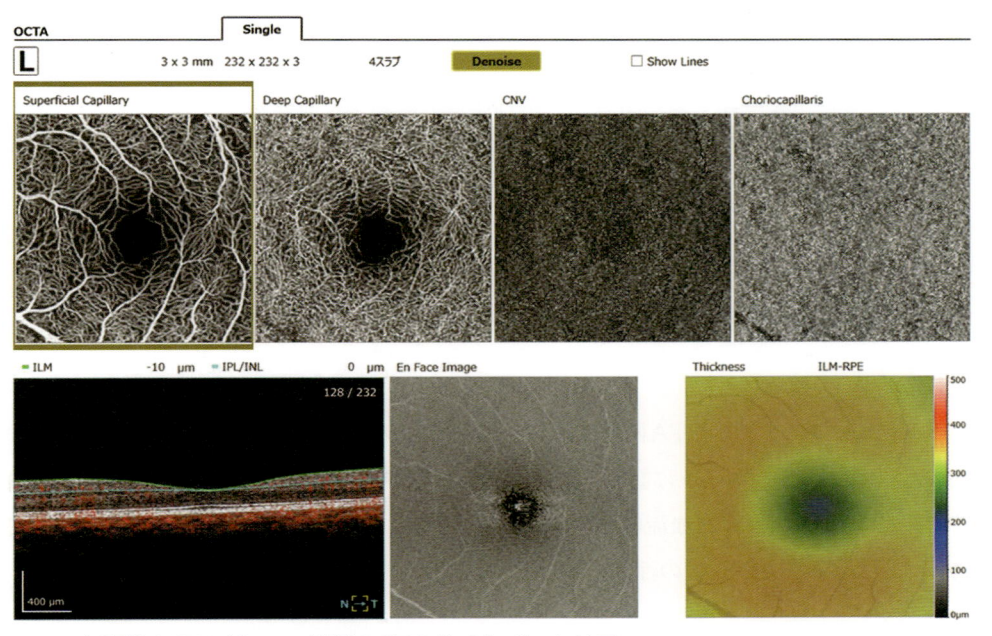

図1 市販機OCTA（Canon社製OCT-R1）のレポート結果

superficial capillary, deep capillary, CNV（CNV検出目的で網膜外層を表示したレイヤー）, choriocap-illrisが並べて表示される
CNV：脈絡膜新生血管

血管叢ごとに観察できる。FAでは困難なCCの評価も可能であることは，OCTAの大きな魅力のひとつである[2]。

　OCTは，走査レーザー検眼鏡（scanning laser ophthalmoscope；SLO）と比較して深さ分解能が高いことは2章1「OCTAの原理」で述べたが，面分解能は同じである。したがって，OCTAで描出される毛細血管網は，実物の血管径よりもやや太く描出される。本来，黄斑部の毛細血管は内径3～7μm程度であり，20μm程度のCCよりも細いが，OCTAでは倍以上に描出される。OCTの深さ分解能が7μmであるのに対して面分解能は20μmと3倍程度不良であり，どれだけ細かいスキャン幅で走査しても，この解像度は補償光学などの波面補正を行わなければ向上しない。そのためOCTAの撮影範囲における灌流領域が占める面積の割合（vessel density）は，どのOCTAの機種をとっても50％前後と評価されるが，実際に網膜外層に到達する光が50％も減じるわけではなく，実測値よりも高く評価されているはずである。

　SCPはganglion cell layer（GCL）に分布し，密にネットワークを形成している。このネットワークはランダムな血管の集合ではなく，細動脈，毛細血管網，細静脈が葉状のユニットを構成し，黄斑部のSCPはこの集合でできている[3]。毛細血管網の塊は細動脈で周囲を囲まれ，いくつかの血管で橋渡し，連絡されている。そのため細動脈の周囲には血管がない"capillary free zone"が形成される。細静脈は，その毛細血管網の塊の中央から出ていく構

造である。SCPは内顆粒層（inner nuclear layer；INL）の内層側に位置する血管網である。MCPやDCPは，SCPの外層側に位置する。葉状のユニット構造は存在せず，渦静脈様の血管構造が複数観察され，その中心からより浅層の静脈系へ血液が流れる。RPCPは直線的な長い血管で構成される血管網で，神経線維束に平行に走り，SCPとの連絡が認められる。視神経乳頭周囲では明瞭に観察されるが，黄斑部でも鼻側のほうに多く観察される。

2 アーチファクト

背景ノイズ

　FAと比較すると，OCTA画像には背景の粒状のノイズが目立つ。加算平均をしない場合のOCT画像のBスキャンに認めるスペックルノイズのように見える所見である（**図2**）。これらの背景ノイズよりも血流信号を高く検出できれば，鮮明な画像を得ることが可能であるが，これがOCTAとしての性能の違いとなる。

不連続な血管像

　破線で描いたような連続性の少ない血管像が得られることがあるが，これにはいくつかの原因が存在する。第一に，網膜の毛細血管網は白血球が頻繁に流れる毛細血管（preferential channel，leukocyte preferred path）と，ほとんど流れない毛細血管にわかれていることが確認されている[4]。前者と後者では血流速度や流れる血球の配列が異なるため，ごく短い時間で撮影したOCTA画像のスキャンには血管の断面といっても血流信号がうまくとらえられない瞬間が存在するはずである。第二に，毛細血管内の血球速度は約0.5〜3.0mm/秒で

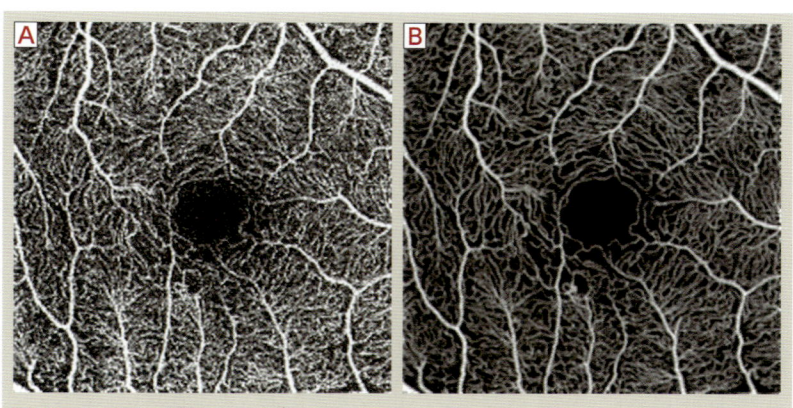

図2　OCTAの背景ノイズ
A：正常眼におけるsuperficial capillaryを表示したOCTA。血管以外の場所にも粒状のノイズを認める。また，血管画像も粒の集まりのように見え，連続したスムーズな血管像には見えない
B：加算平均処理後のOCTA。ノイズが消え，血管もスムーズで連続的な曲線として描出されている

あり，拍動の影響を受けて2倍以上に速度が変化することもある[5, 6]。このことも，OCTAのシグナル検出に影響を与え，撮影ごとに異なる破線で描かれたOCTA画像が得られる原因となる（**図2**）。

　その他の原因としては，面分解能の低さも挙げられる。先述の通り，OCT／OCTAは面分解能が毛細血管網を描出するには十分ではない。特に広角撮影では解像度を下げて広く撮影するため，血管の形態を描出することは難しくなる。不連続な血管像や背景ノイズの解決策として，加算平均や人工知能（AI）が近年用いられるようになっているが，AIによる描出エラー（無血管領域を多く表示したり，存在しないはずの血管を表示したりすること）もアーチファクトとして注意が必要である[7~9]（**図2**）。

セグメンテーションエラー

　*En-face*画像の作成は，個々のBスキャンにおけるセグメンテーション情報がベースにある。ここで間違いが生じれば，作成されたOCTAの*en-face*画像上には意図する深さとは異なる深さの血流情報が表示される。実臨床で用いられる*en-face*画像は，3次元データのある面だけを抜き出すわけではなく，設定した範囲の厚みのデータを投影したものである。たとえば，内層側の境界を内境界膜（internal limiting membrane；ILM）に設定し，外層側の境界を網膜色素上皮（retinal pigment epithelium；RPE）に設定すれば，この幅に収まる血流信号の画像が1枚の画像に投影（たとえば平均化）されて，網膜全層の血管叢のデータが1つの*en-face*画像上に表示される。また，外層側を網膜神経線維層に設定すれば，RPCPのみが1枚に表示されることとなる。この範囲の設定が病変の検出に有用であるが，そもそもセグメンテーションが正確にできていない場合は病変がうまく検出できない可能性がある。画質が不良な場合や疾患がある眼の場合，セグメンテーションの精度は下がるため，セグメンテーションの情報を確認するなどの注意が必要である。

固視不良に伴う画像の歪み

　OCTAは*en-face*画像上で血管網として観察することが多いが，*en-face*画像は取得した3次元データから再構成するためにアーチファクトが発生しやすい。先述の通り，Bスキャンは高速で撮影できるものの，そのBスキャンを横にずらしながら撮影する3次元撮影は相対的に低速となる。そのため，3次元撮影が完了するまでに数秒間の時間が生じてしまい，その間の眼球運動を許してしまう。スキャン中に眼球運動が起きると本来撮影すべき場所ではない部位をスキャンするため，所々画像がずれて描出されてしまう。スキャンを眼球運動に追随させるアイトラッキングの精度にもよるが，限界がある。また，大きくずれると，誤って異なる組織位置での比較を行い，断層像全体でOCTA信号を算出する脱相関値が大きくなってしまう。そのため2次元OCTA画像を構築すると，誤った比較を行った位置のみが白い（脱相関値が高い）線として表示される（**図3**）。

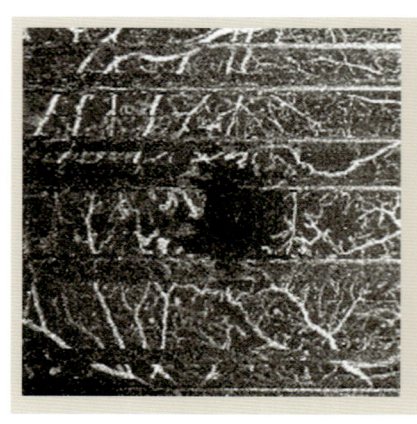

図3　固視不良に伴う画像の歪み
白や黒の線がアーチファクトとして描出され，
血管網も不連続に表示される

プロジェクションアーチファクト

　OCTAの撮影光が血管をどのように透過するかを考えると，赤血球は光をブロックし，より深い位置にある網膜外層にはその影を落とす。逆に，血漿成分や白血球は光を通すために網膜外層まで光が届く[5]。つまり，血管の中を流れる血球の配列や密度の変化が生む光のちらつきは，その血管がある位置でOCTAの信号を生むだけでなく，たとえば視細胞層においてもちらつきを生むため，これが実際には血流がないところに血流画像を生成する（プロジェクションアーチファクト）原因となる（**図4**）。CCや脈絡膜新生血管の観察においては，プロジェクションアーチファクトが，見たい所見の上に重なることが問題となるが，プロジェクションアーチファクトを軽減するソフトウェアが多くのOCTA機器に装備されている。

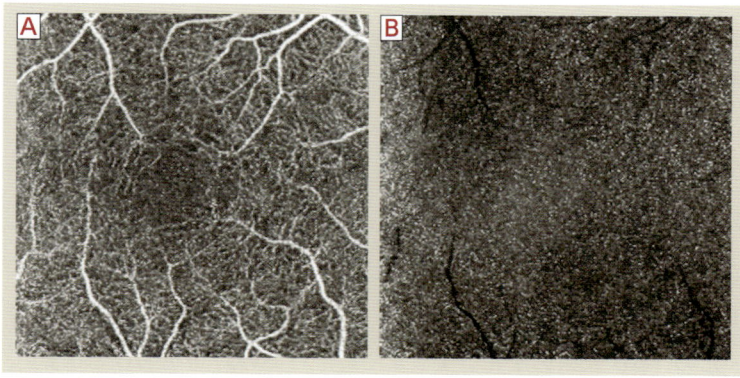

図4　プロジェクションアーチファクト
A：血管がない網膜外層のOCTAにもかかわらず，内層の血管像が映っている
B：プロジェクションアーチファクトをソフトウェアにより除去した画像

■ 文献

1) Nesper PL, et al：Human Parafoveal Capillary Vascular Anatomy and Connectivity Revealed by Optical Coherence Tomography Angiography. Invest Ophthalmol Vis Sci. 2018;59(10):3858-67.
2) Uji A, et al：Choriocapillaris Imaging Using Multiple En Face Optical Coherence Tomography Angiography Image Averaging. JAMA Ophthalmol. 2017;135(11):1197-204.

3) Muraoka Y, et al：Segmentation of the Four-Layered Retinal Vasculature Using High-Resolution Optical Coherence Tomography Angiography Reveals the Microcirculation Unit. Invest Ophthalmol Vis Sci. 2018；59(15)：5847-53.

4) Tam J, et al：Characterization of single-file flow through human retinal parafoveal capillaries using an adaptive optics scanning laser ophthalmoscope. Biomed Opt Express. 2011；2(4)：781-93.

5) Uji A, et al：The source of moving particles in parafoveal capillaries detected by adaptive optics scanning laser ophthalmoscopy. Invest Ophthalmol Vis Sci. 2012；53(1)：171-8.

6) Martin JA, et al：Pulsatility of parafoveal capillary leukocytes. Exp Eye Res. 2009；88(3)：356-60.

7) Uji A, et al：Multiple enface image averaging for enhanced optical coherence tomography angiography imaging. Acta Ophthalmol. 2018；96(7)：e820-7.

8) Kadomoto S, et al：Enhanced Visualization of Retinal Microvasculature in Optical Coherence Tomography Angiography Imaging via Deep Learning. J Clin Med. 2020；9(5)：1322.

9) Kawai K, et al：Image evaluation of artificial intelligence-supported optical coherence tomography angiography imaging using OCT-A1 device in diabetic retinopathy. Retina. 2021；41(8)：1730-8.

3 OCTAのパラメーター

吉田実世

Key points >>>

- OCTAのパラメーターには，大きくわけて，灌流領域に着目する指標と無灌流領域に着目する指標の2種類がある。
- 灌流領域の定量化は，網膜の血流動態の変化を評価でき，病期の進行や治療効果判定に有用である。
- 無灌流領域の定量化は，網膜の虚血の程度を把握し，早期の虚血性変化を検出して治療介入を行うために役立つ。

┤ パラメーターの解釈と臨床応用の重要性 ├

　OCTAの各パラメーターを理解することで，網膜の血流動態を詳細に把握し，病期の進行だけでなく治療効果を客観的に評価することも可能になる。

1 分類

　OCTAのパラメーターには，大きくわけて「灌流領域の定量化」と「無灌流領域の定量化」の2種類がある。灌流領域の定量化は，病期の進行あるいは治療介入による網膜の血流動態の変化を評価する際に有用である。無灌流領域の定量化は，網膜の虚血を評価するための手段であり，早期の虚血性変化を検出し，適切な治療介入を行うために役立つ。

　なお，各パラメーターは測定機器の性能により算出される値が異なるため，異なるOCTA機器からの測定値は相互に比較できないことに注意を要する。

2 灌流領域の定量化（表1，図1）

血管密度（VD）

　血管密度（vessel density；VD）は，関心領域（region of interest；ROI）に占める血管の総面積の割合として定義される。血管径を反映しながら血流の総量を計測する指標である。

血管長密度（VLD）

血管長密度（vessel length density；VLD）は，各血管を1ピクセルの幅に変換（skeletonization）した後に，血管の全長をROIのピクセル数で割ることで算出される。血管径の影響は受けずに，血管の長さのみに着目する指標である。

フラクタル次元（FD）

フラクタル次元（fractal dimension；FD）は，血管形状の複雑さを表す。OCTA画像を格子状のセルに分割し，各セル内に血管形状の一部が含まれているピクセル数をカウントする方法（ボックスカウント法）が一般的に用いられる。セルサイズを段階的に小さくしながら各セルサイズでのカウント結果を求める。

横軸にセルサイズの対数を，縦軸にカウント結果の対数をプロットしたときの，これらのデータポイントの直線の傾きがFDである。正常な網膜血管のFDは約1.7であり，虚血に関連する変化は血管密度の減少によりFDの低下として表現される。

血管径指数（VDI）

血管径指数（vessel diameter index；VDI）は，平均の血管径を表す。二値化画像から得られた血管の面積を，skeletonizationされた画像（スケルトン画像）から得られた血管の全長で割ることで算出される。

表1 OCTAの代表的パラメーター

灌流領域の定量化	血流	血管密度（vessel density）
		血管長密度（vessel length density）
		灌流毛細血管密度（perfused capillary density）
		調整フロー指数（adjusted flow index）
	血管パターン	フラクタル次元（fractal dimension）
		血管の蛇行度（vessel tortuosity）
		血管径指数（vessel diameter index）
無灌流領域の定量化	FAZ内	面積（area）
		周長（perimeter）
		非円形度指数（acircularity index）
		円形度指数（circularity index）
	FAZ外	中心窩周囲毛細血管間領域（perifoveal intercapillary area）
		中心窩外無血管領域（extrafoveal avascular area）
		総無血管領域（total avascular area）
		無灌流領域の割合（percent area non-perfusion）
		幾何学的灌流欠損（geometric perfusion deficits）

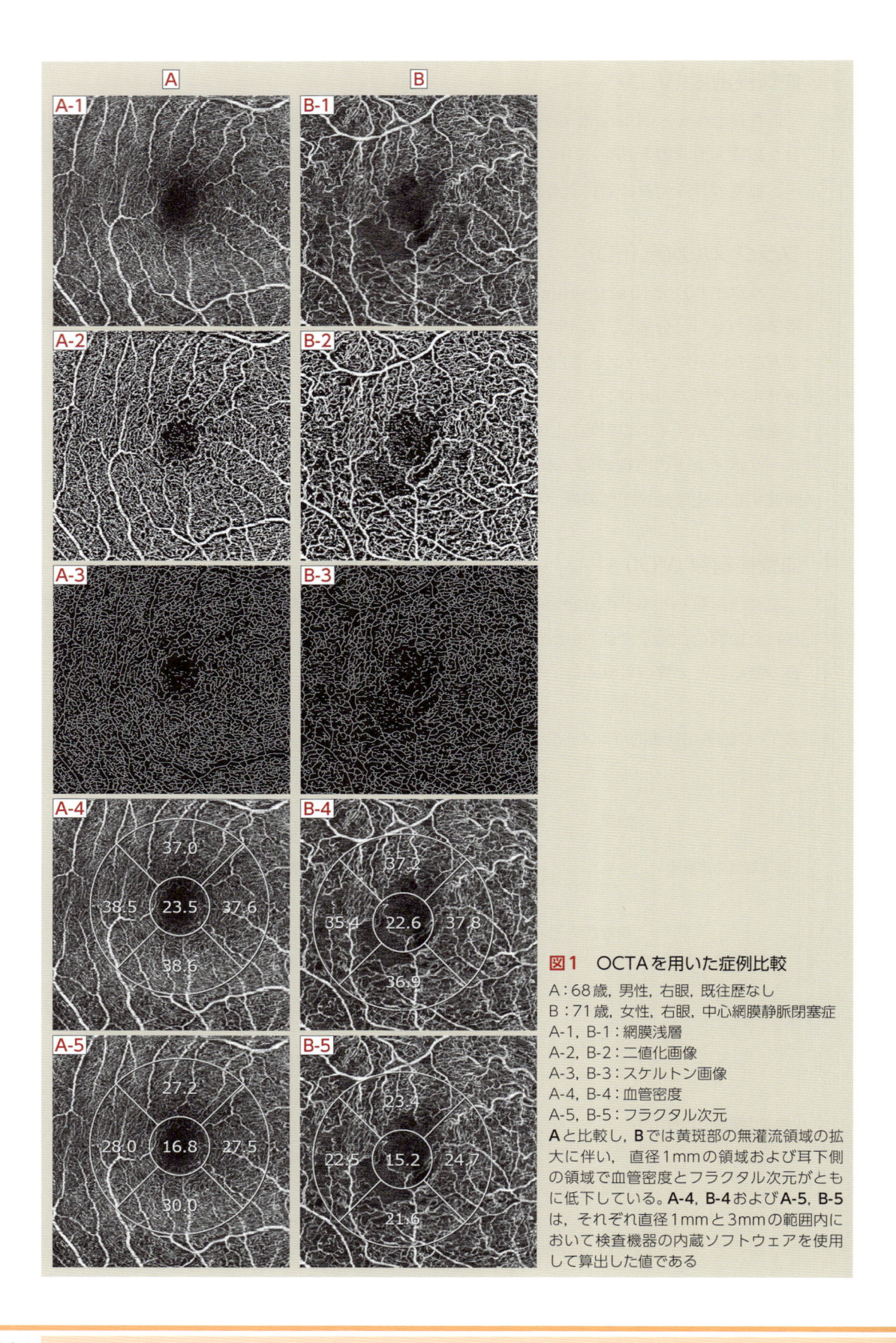

図1 OCTAを用いた症例比較

A：68歳，男性，右眼，既往歴なし
B：71歳，女性，右眼，中心網膜静脈閉塞症
A-1, B-1：網膜浅層
A-2, B-2：二値化画像
A-3, B-3：スケルトン画像
A-4, B-4：血管密度
A-5, B-5：フラクタル次元

Aと比較し，Bでは黄斑部の無灌流領域の拡大に伴い，直径1mmの領域および耳下側の領域で血管密度とフラクタル次元がともに低下している。**A-4, B-4**および**A-5, B-5**は，それぞれ直径1mmと3mmの範囲内において検査機器の内蔵ソフトウェアを使用して算出した値である

3 無灌流領域の定量化（**表1**, **図1**）

ROIが中心窩無血管領域（foveal avascular zone；FAZ）の内側，外側のいずれであるかによって，用いられるパラメーターは異なる。

FAZより内側の領域

主に用いられるパラメーターには，以下の①〜④が挙げられる。

①面積（area）
②周長（perimeter）
③非円形度指数（AI）
④円形度指数（CI）

▶面積，周長

FAZ面積は，まずOCTAで検出されたFAZを手動でセグメンテーションし，ピクセルで定量化した後に，OCTAの拡大係数をもとにmm^2に変換することで算出する。表層毛細血管層のOCTA画像とFA画像のFAZ面積には有意な相関があると報告されている。OCTAにおける正常眼のFAZ面積の上限は約$0.5mm^2$である。FAZ周長は，手動で描画された長さを測定することで算出される。

▶非円形度指数，円形度指数

非円形度指数（acircularity index；AI）は，FAZの周長を同じ面積の円の周長で割った比率として定義される。一方で円形度指数（circularity index；CI）は，FAZの面積を周長の二乗で割った値に4πを掛けた値として定量化される。完全な円の場合，AIとCIはともに1または100％であるが，形状が円形から離れるとCIは低下し，AIは増加する。

FAZより外側の領域

▶中心窩周囲毛細血管間領域（PICA）

中心窩周囲毛細血管間領域（perifoveal intercapillary area；PICA）は，二値化された画像の血管の交叉部をもとに特定される領域であり，中心窩を中心とした直径6mmの円内における間質領域の面積である。

▶中心窩外無血管領域（EAA）

中心窩外無血管領域（extrafoveal avascular area；EAA）は，中心窩を中心とした直径1mmの円外における毛細血管が存在しない領域の面積である。

▶総無血管領域（TAA）

総無血管領域（total avascular area；TAA）は，EAAに中心窩を中心とした直径1mmの円内における無血管領域の面積を加えた指標で，OCTA画像全体の無血管領域の面積を表す。

4 異常所見の見方
❶ 無灌流領域

河合健太郎

Key points >>>

- 無灌流領域は，糖尿病網膜症や網膜静脈閉塞症などにおいてみられる，網膜血管の閉塞により毛細血管床が脱落した領域である。
- OCTAやFAでは，血流がみられず黒く抜けた領域として描出される。
- 分解能が高く，コントラストの高い画像を得られるOCTAは，無灌流領域の評価に有用である。

┃ 無灌流領域の評価の重要性 ┃

無灌流領域が広がると，虚血網膜から血管透過性亢進，血管新生の作用を持つ血管内皮増殖因子 (VEGF) が分泌され，網膜浮腫や新生血管の発生につながる。そのため，網膜血管の閉塞をきたすような疾患眼において，無灌流領域の有無，あるいはその広がりを評価することは重要である。

糖尿病網膜症においては，無灌流領域が広汎 (3象限以上) に広がっている場合には汎網膜光凝固が推奨される。また，わが国においては1乳頭径以上の無灌流領域を複数有する増殖前糖尿病網膜症の症例において，網膜血管閉塞領域に対して選択的に光凝固を行う選択的網膜光凝固が施行されることもある。

網膜静脈閉塞症においても，無灌流領域の広い虚血型では網膜新生血管発症のリスクが高く注意が必要となるため，無灌流領域を評価することは重要である。

1 無灌流領域の評価におけるOCTAの長所

従来，無灌流領域の評価はFAがゴールドスタンダードであったが，FAでは新生血管などからの漏出や，脈絡膜からの背景蛍光のため，無灌流領域の範囲がわかりにくくなることがある。OCTAは造影剤を用いないためこれらの影響はなく，またFAに比べコントラストと解像度が高いため，無灌流領域の検出力に長けている[1] (**図1，2**)。また，FAはコントラストが低いため画像処理による無灌流領域の自動検出は困難で，客観的・自動的な評価はできない。それに対してOCTAでは，FAに比してコントラストの高い画像が得られ，各ピクセ

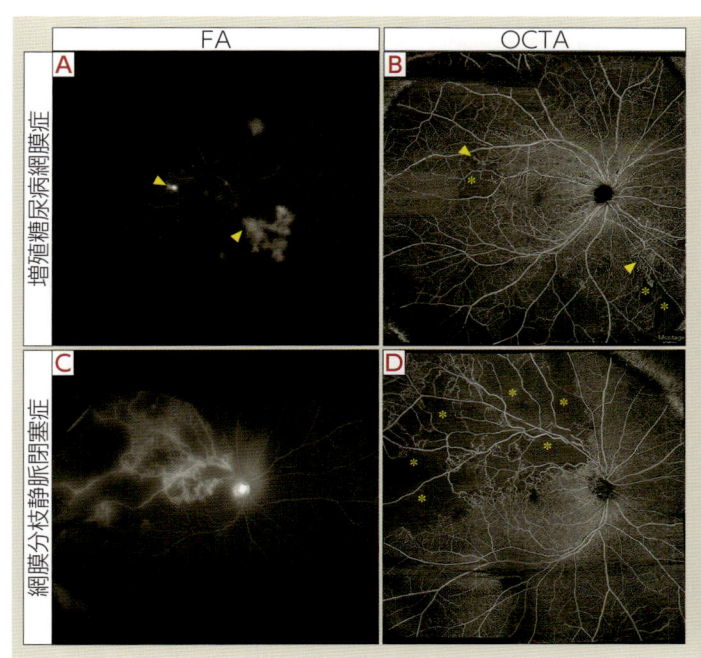

図1　広角走査レーザー検眼鏡 (SLO)を使用したFAとOCTA の比較

A：増殖糖尿病網膜症症例の広角SLOで のFA
B：Aと同一症例のOCTA
C：網膜分枝静脈閉塞症症例の広角SLO でのFA
D：Cと同一症例のOCTA
広角SLOでのFA画像は，画角は広いが， 灌流のある領域と無灌流領域のコントラ ストが低い。OCTAでは高いコントラス トで無灌流領域（＊）が描出されており， 新生血管（黄矢頭）近傍の無灌流領域も蛍 光漏出による影響を受けることなく描出 されている

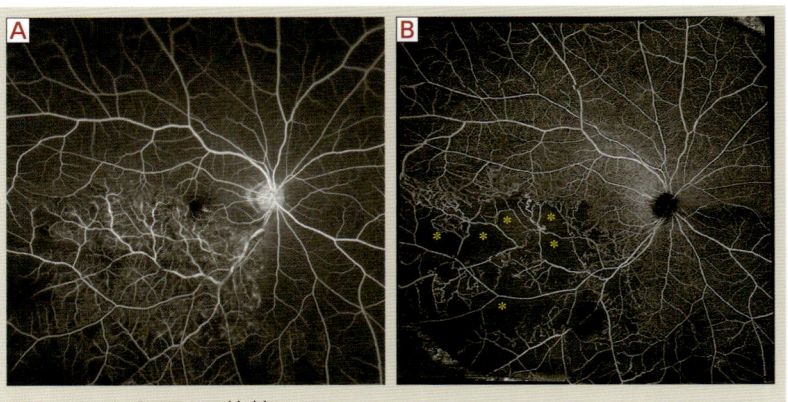

図2　FAとOCTAの比較

A：網膜分枝静脈閉塞症のFA
B：Aと同一症例のOCTA
OCTAは解像度が高く，毛細血管まで描出されており，無灌流領域（＊）も明瞭に描出 されている。FAでは，血管からの漏出のため無灌流領域の範囲が不明瞭である

ルの輝度値の閾値を定めて黒と白2種類の輝度値の画像に変換する二値化，血管の縁の検出 などの画像処理による客観的・自動的な無灌流領域の検出や定量も可能であり[2]，臨床にお ける経時的変化の確認や臨床研究においても有用である（図3）。さらに，OCTAでは層別 に血流を描出することができるため，たとえば糖尿病網膜症における浅層と深層の無灌流領 域の広がりの違いなど，病態の解明に寄与する情報を得られる可能性がある[3]。何より，造 影剤を用いないため侵襲性がなく，縦断的なフォローアップにあたり繰り返し施行しやすいこと は大きな利点である。

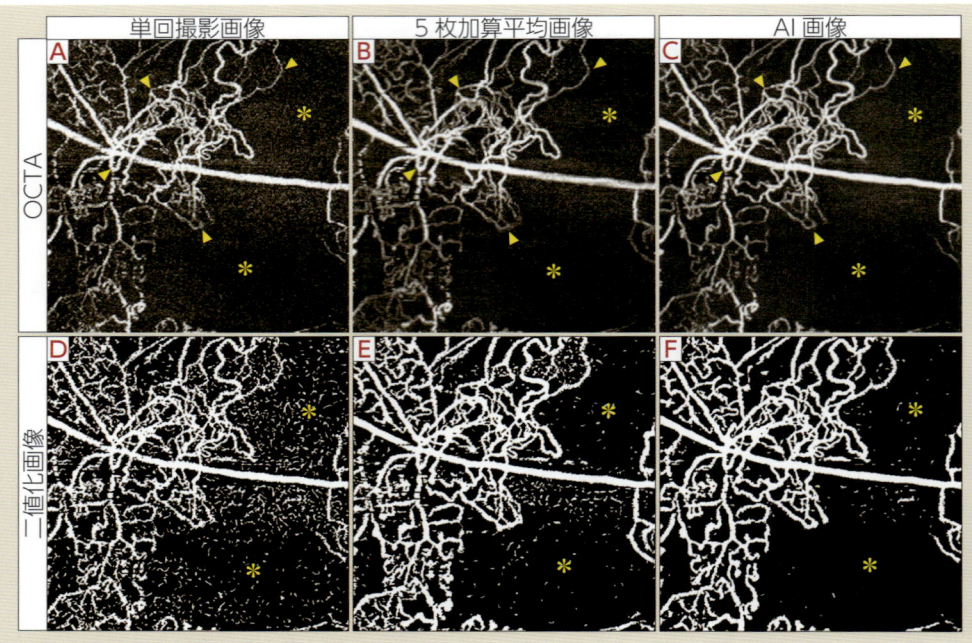

図3　加算平均処理，AIによるノイズ除去

A〜C：OCTA
D〜F：二値化画像
A，D：単回撮影画像
B，E：OCT-A1（Canon社）に搭載された加算平均処理機能により得られた画像
C，F：B，Eと同じ市販機に搭載されたAIを用いたノイズ除去機能により得られた画像。多数症例の加算平均画像を教師データとする深層学習を用いたAIによるノイズ除去を行っている

増殖糖尿病網膜症症例。新生血管（黄矢頭）の近傍の無灌流領域（＊）が描出されている
OCTA画像は二値化することで無灌流領域の自動的な検出や定量も可能である。定量の際，ノイズシグナルは無灌流領域面積に影響を与えてしまうが，加算平均画像では，単回撮影画像に比して無灌流領域内にみられる点状のノイズシグナルが少ない。単回撮影画像からAIによるノイズ除去を行うことで得られたAI画像も，5枚加算平均画像と同等以上にノイズシグナルが少ない

2　無灌流領域の評価におけるOCTAの短所

　OCTAは近年，撮影できる画角も徐々に広くなり，一部機種では周辺部を含む無灌流領域を評価することが可能となってきているものの，広角の走査レーザー検眼鏡（scanning laser ophthalmoscope；SLO）を用いたFAと比べると，依然，画角が狭いことは欠点である（**図1**）。また，現時点では広い画角のOCTA撮影には1枚の画像の取得に時間がかかり，固視が不良な症例や中間透光体の混濁などでトラッキングがかかりにくい症例では良好な画像の取得が難しい。さらに，一般的に画角が広くなるほどAスキャンの密度が疎になり，解像度が低くなるという問題もある。

　ただし，ある程度固視が良好でOCTA画像の取得に問題のない症例においては，OCTAは網膜循環障害を認める疾患眼において無灌流領域の広がりを評価，フォローアップするのに有用である。

OCTA画像において無灌流領域内にしばしば認められるノイズシグナルは，無灌流領域の正確な検出や定量を妨げる。複数回撮影したOCTA画像の加算平均処理，あるいは人工知能（AI）によるノイズ除去はノイズシグナルの低減に有用であり[4]，一部の市販機にはこれらの機能が搭載されている（図3）。

■ 文献

1) Couturier A, et al:Widefield OCT-Angiography and Fluorescein Angiography Assessments of Nonperfusion in Diabetic Retinopathy and Edema Treated with Anti-Vascular Endothelial Growth Factor. Ophthalmology. 2019;126(12):1685-94.
2) Kawai K, et al:Clinically Significant Nonperfusion Areas on Widefield OCT Angiography in Diabetic Retinopathy. Ophthalmol Sci. 2022;3(1):100241.
3) Uchitomi D, et al:Disproportion of lamellar capillary non-perfusion in proliferative diabetic retinopathy on optical coherence tomography angiography. Br J Ophthalmol. 2020;104(6):857-62.
4) Kawai K, et al:Image evaluation of artificial intelligence-supported optical coherence tomography angiography imaging using OCT-A1 device in diabetic retinopathy. Retina. 2021;41(8):1730-8.

4 異常所見の見方
❷ 網膜新生血管

秋山由貴

秋山由貴

Key points >>>

- OCTAではFAのような蛍光漏出の検出は不可能であるが，むしろ蛍光漏出がないために網膜新生血管が鮮明に描出され，詳細な形態評価が可能である。
- 網膜新生血管は硝子体皮質を足場として伸展するため，評価する層の設定は硝子体側を含むよう留意が必要である。特に，後部硝子体剥離が未完成の場合は，網膜新生血管が生じるリスクに注意を要する。

┤ 網膜新生血管を評価する重要性 ├

糖尿病網膜症や網膜静脈閉塞症などの網膜循環障害において，後部硝子体剥離が未完成な部位の網膜や視神経乳頭に新生血管を生じることがある。網膜新生血管を生じることにより，硝子体出血や網膜前出血，牽引性網膜剥離などの合併症による視機能障害や，血管新生緑内障に発展する例もあり，治療介入を検討する必要性がある。

1 網膜新生血管の評価におけるOCTAの有用性

糖尿病網膜症や網膜静脈閉塞症などの症例で，網膜無灌流領域や網膜新生血管の評価を要する際，FAは重要な検査である。しかし，アレルギーなどの副作用の懸念やマンパワーを必要とする問題があり，そのようなときに副作用の心配がなく，簡便で繰り返し検査できるOCTAは有用である。

FAでは網膜新生血管からの色素漏出を観察するため，その存在が明らかであり，活動性の評価も容易である。これに対して，OCTAでは網膜新生血管の形態からある程度活動性の評価ができると報告されている[1]。また，OCTAや眼底写真で経時的な形態変化を観察することで治療効果判定や経過観察が可能である（図1，2）。

2 OCTAによる網膜新生血管評価時の注意点

OCTAの特徴のひとつとして，任意の層ごとに血管評価が可能なことが挙げられるが，

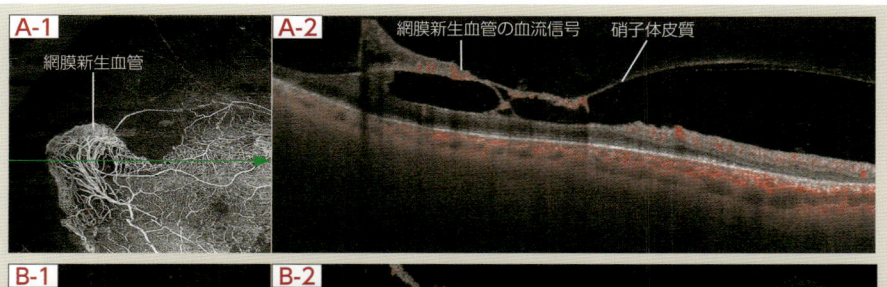

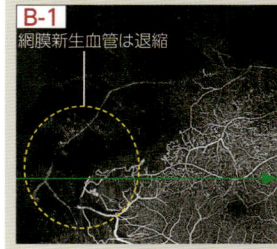

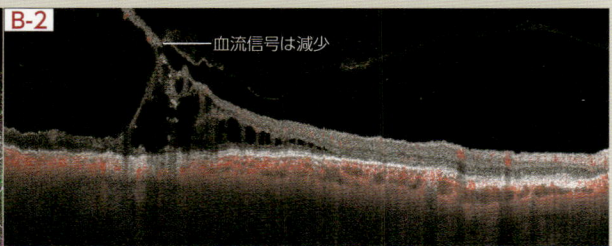

図1　網膜静脈分枝閉塞症に伴う網膜新生血管のOCTA所見

A：初診時
　　A-1：*en-face*画像では網膜新生血管（硝子体腔〜網膜表層）が明瞭に描出されている
　　A-2：Bスキャンで硝子体皮質へ伸びる網膜新生血管の血流信号を認める
B：網膜光凝固術施行後
　　B-1：*en-face*画像
　　B-2：Bスキャン
牽引は残存しているが，網膜新生血管は退縮している

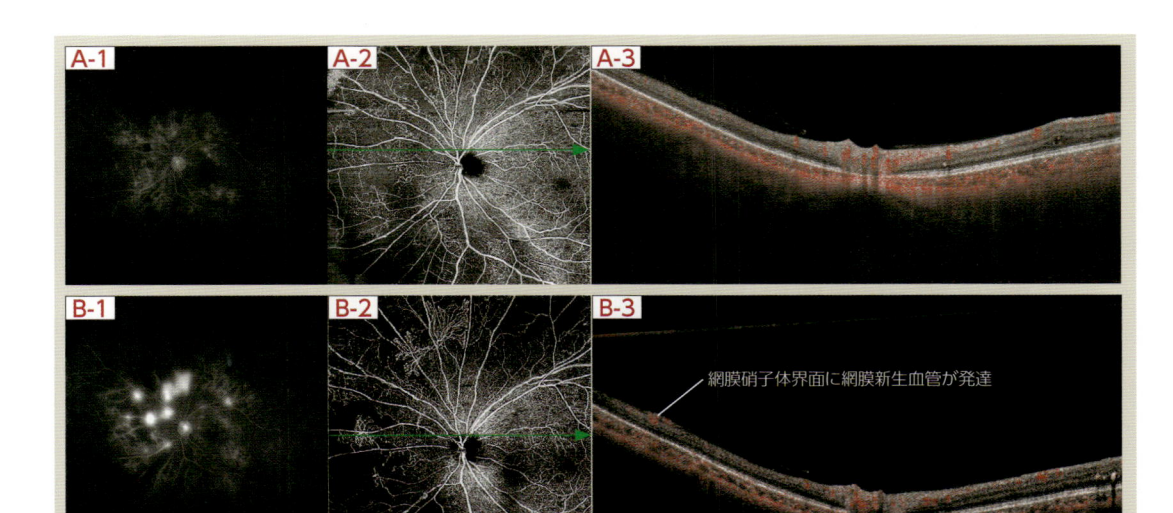

図2　糖尿病網膜症の1年半の経過

A：重症非増殖糖尿病網膜症
　　A-1：FA
　　A-2：*en-face* OCTA（硝子体腔〜網膜表層）
　　A-3：Bスキャン
B：**A**の1年半後に網膜新生血管の発達を認め，増殖糖尿病網膜症に進行
　　B-1：FA
　　B-2：*en-face* OCTA（硝子体腔〜網膜表層）
　　B-3：Bスキャン

網膜新生血管評価時の注意点がある。

　1つ目は，セグメンテーションの大きなずれがないか，Bスキャンも合わせて確認することである。網膜の牽引，網膜浮腫や網膜下液などが生じている場合にセグメンテーションエラーが起こりやすく，自動セグメンテーションでは網膜新生血管が正しく描出されないことがある。

　2つ目は，網膜新生血管は網膜内の血管から生じて内境界膜を突き破り硝子体皮質へ伸展するため，評価する層には硝子体側を含むよう留意することである。ときどき，視神経乳頭において側副血行路と視神経乳頭新生血管の鑑別に頭を悩ませる場合があるが，Bスキャンで血流信号を後部硝子体皮質上に認める場合は後者である（図3）。

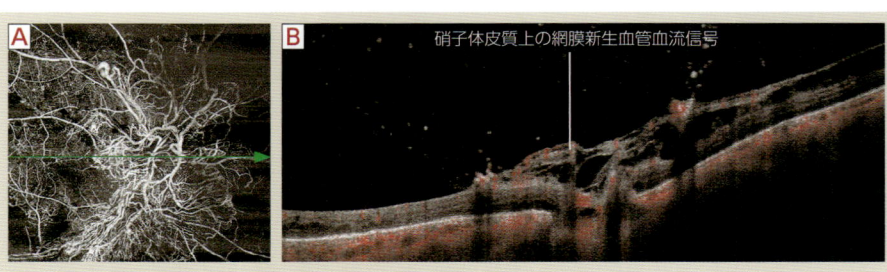

図3　増殖糖尿病網膜症の視神経乳頭・網膜新生血管のOCTA所見
A：*en-face* OCTA（硝子体腔〜網膜表層）
B：視神経乳頭部のBスキャン

　初期のOCTAは最大3〜6mm四方と画角が狭く，広い範囲で生じうる網膜新生血管の評価には使いづらい一面があった。近年，撮像範囲の広角化が進んでおり，画質とトレードオフにはなるものの，広角撮像またはパノラマ撮像が可能な機種のほうが網膜新生血管の検出には有用であると言える（図4）。

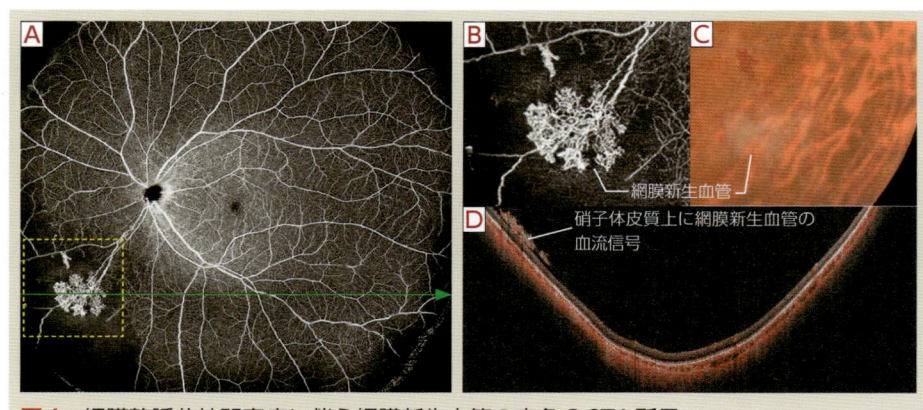

図4　網膜静脈分枝閉塞症に伴う網膜新生血管の広角OCTA所見
A：23×20mmの画角
B：Aの黄破線部の拡大像
C：Bの同部位カラー眼底写真
D：網膜新生血管部位のBスキャン

■ 文献

1) Ishibazawa A, et al:Characteristics of Retinal Neovascularization in Proliferative Diabetic Retinopathy Imaged by Optical Coherence Tomography Angiography. Invest Ophthalmol Vis Sci. 2016;57(14):6247-55.

4 異常所見の見方
❸ 黄斑部新生血管

畑 匡侑

Key points >>>

- OCTAはFA/IAと異なり，蛍光色素の漏出や組織染の影響を受けないため，MNVの検出に有用である。また非侵襲的で繰り返し施行可能なため，フォローアップにも有用である。
- OCTAの層別評価とBスキャンを組み合わせることで，MNVとRPEの位置関係や，MNVが脈絡膜血管由来，網膜血管由来のどちらであるかの判断を行う。
- ただし，OCTAによるMNVの検出感度は100％ではない。MNVが疑われるもののOCTAで判断できない場合は，FA/IAを施行する。

┤ **OCTA Bスキャン画像の重要性** ├

　OCTAの画像レポートは層別画像 (*en-face*画像) がデフォルトであるが，Bスキャン画像を見直すことで得られる情報も多い。たとえば，OCT画像で網膜下高輝度物質 (subretinal hyperreflective material；SHRM) を見た場合は，OCTAのBスキャン画像を用いることで，黄斑部新生血管 (macular neovascularization；MNV) 成分があるか (type 2 MNV)，フィブリンのみであるかを判断できる。また，OCTA層別画像で網膜血管の映り込みがみられる症例では，OCTAのBスキャン画像で網膜血管からのプロジェクションアーチファクトでないかどうかを確認することが重要である。

1 黄斑部新生血管 (MNV) を伴う疾患

　加齢黄斑変性 (age-related macular degeneration；AMD) やパキコロイド関連疾患，高度近視にみられることが多いが，網膜色素線条 (angioid streaks；AS)，外傷，点状脈絡膜内層症 (punctate inner choroidopathy；PIC) などでもMNVを伴うことがある。MNVには，脈絡膜血管由来と網膜血管由来があり，脈絡膜血管由来では網膜色素上皮 (retinal pigment epithelium；RPE) 下にとどまるtype 1 MNVと，RPEを越えて網膜下に達するtype 2 MNVにわけられる。網膜血管由来はtype 3 MNVに分類され，AMDのサブタイプのひとつである網膜内血管腫状増殖 (retinal angiomatous proliferation；RAP) でみられる。

2 MNVにおけるFA/IAとOCTAの長所・短所

　MNVの検出は，FA/IAがゴールドスタンダードでありOCTが補助診断であったが，FA/IAでは蛍光漏出や組織染などによりMNVの有無の判断が難しい症例も存在する。そのような症例では，OCTAの併用は有用である。また，OCTAは非侵襲的なため，FA/IAに比べて検査閾値が低く，繰り返し検査を行うことも可能である。たとえば，滲出性変化を伴わないMNV（quiescent MNV）であっても，OCTAで経時的に評価すると，新生血管が成長しサイズが大きくなっていることもある。一方，蛍光漏出がないため，FA/IAに比べると活動性評価という点で劣る。

3 type 1 MNV（図1, 2）

　Type 1 MNVでは，IA早期にみられる網目状の新生血管がOCTA層別画像でも脈絡膜毛細血管レベルに認められる（図1）。AMDのサブタイプのひとつであるポリープ状脈絡膜血管症（polypoidal choroidal vasculopathy；PCV）では，IAでtype 1 MNVにポリープ状

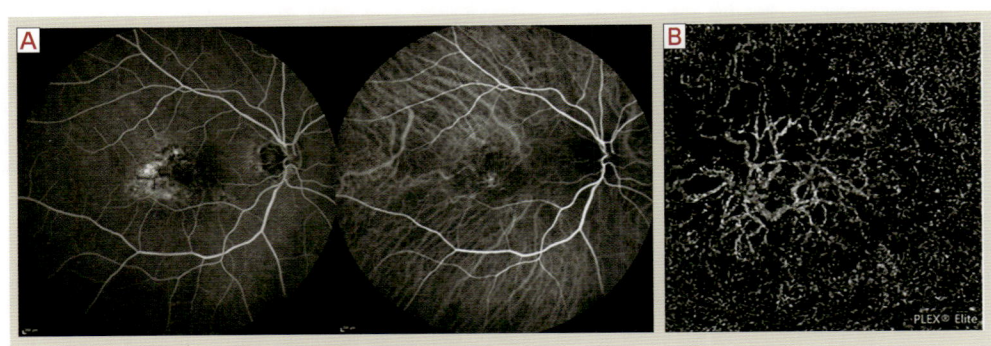

図1　80歳，女性，滲出型AMD（type 1 MNV）
A：FA（左）で軽度の蛍光漏出を認め（occult MNV），IA（右）で網目状血管構造を認める
B：OCTAの網膜外層/脈絡膜毛細血管レベルでMNV血管構造が明瞭に描出されている

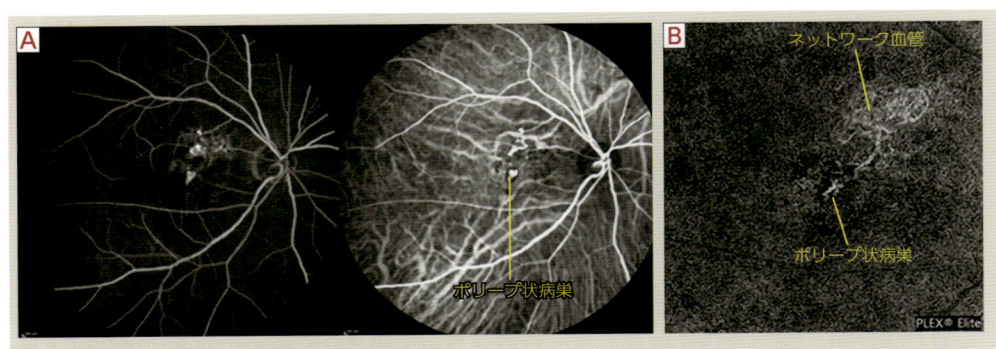

図2　75歳，男性，滲出型AMD（PCV）
A：FA（左）で蛍光漏出を認め（occult MNV），IA（右）でポリープ状病巣を認める
B：OCTAでポリープ状病巣を認める。ネットワーク血管とつながっている

病巣を認めるのが特徴である。OCTAでもポリープ状病巣を確認できることがあるが，100%ではない（図2）。

4 type 2 MNV

　Type 2 MNVでは，網目状の新生血管をOCTAの網膜外層・脈絡膜毛細血管レベルに認め，type 1 MNVに比べOCTAによる検出力は高い（図3）。特に，FAでclassic typeとなる後期の著しい蛍光色素の漏出や，フィブリンによる蛍光組織染・色素漏出が強い場合，OCTAはMNVの有無の評価に有用である。特に網膜下病変を認める場合には，OCTAのBスキャンで血流シグナル（＝type 2 MNV成分）の有無を判定することで，治療反応性が予測可能となる。

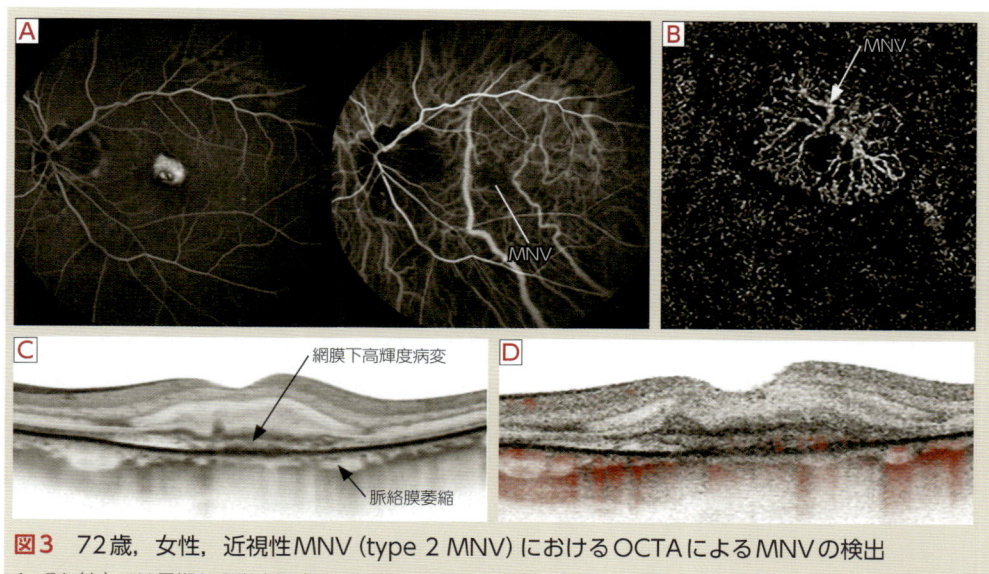

図3　72歳，女性，近視性MNV（type 2 MNV）におけるOCTAによるMNVの検出
A：FA（左）では早期から蛍光漏出を，IA（右）ではMNVを認める
B：OCTAの網膜外層レベルでMNVの血管構造を認める
C：OCTで漿液性網膜剥離，網膜下高輝度病変を認める。また，高度近視による脈絡膜萎縮を認める
D：OCTAのBスキャンで，網膜高輝度病変内に血流シグナルを認める

5 type 3 MNV

　Type 3 MNVは，IAでは"hot spot"と呼ばれる過蛍光所見としてとらえられ，網膜血管と吻合形成を認める場合が多い。新生血管が垂直に伸びることが多く，囊胞様黄斑浮腫（cystoid macular edema；CME）も多いため，OCTAではセグメンテーションエラーが生じやすいが，OCTA層別画像の網膜外層レベルに異常血管構造を認め，feederである網膜血管との連続性を見ることがある（図4）。また，RAP初期では，網膜表層・網膜深層レベルでの異常血管構造を認めることもある。

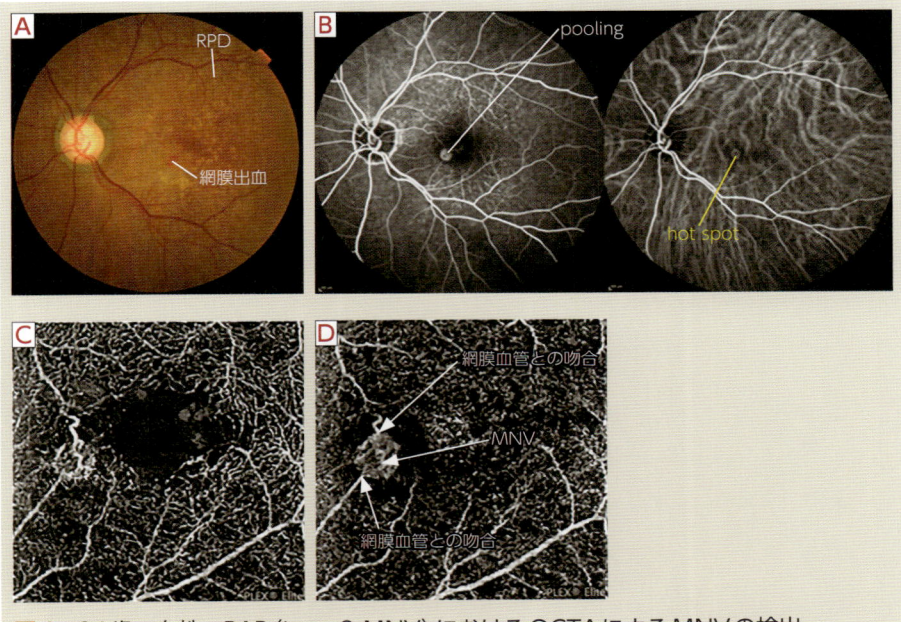

図4 84歳，女性，RAP（type 3 MNV）におけるOCTAによるMNVの検出

A：黄斑部に網膜出血や多数のsoft drusen, subretinal drusenoid deposit（reticular pseu-
dodrusen）を認める

B：FA（左）では早期から蛍光漏出とpooling所見を，IA（右）ではhot spotを認め，網膜動静脈と
吻合したMNVを認める

C，D：OCTAの網膜深層レベル（**C**），網膜外層レベル（**D**）で異常血管構造とMNVの血管構造を認
め，feederである網膜血管との連続性が確認できる

■ 参考文献

▶ Kawashima Y, et al：Association of Vascular Versus Avascular Subretinal Hyperreflective Material With Aflibercept Response in Age-related Macular Degeneration. Am J Ophthalmol. 2017；181：61-70.

▶ Carnevali A, et al：Optical Coherence Tomography Angiography：A Useful Tool for Diagnosis of Treatment-Naïve Quiescent Choroidal Neovascularization. Am J Ophthalmol. 2016；169：189-98.

▶ Miyata M, et al：Detection of Myopic Choroidal Neovascularization Using Optical Coherence Tomography Angiography. Am J Ophthalmol. 2016；165：108-14.

▶ Miere A, et al：Optical coherence tomography angiography in early type 3 neovascularization. Retina. 2015；35（11）：2236-41.

3章 ● OCT・OCTAの診療への活用

1 前眼部疾患

上田奈央子

Key points >>>

- 前眼部OCTは，角膜形状を角膜前面，後面，前後面にわけて解析することができ，初期の円錐角膜の診断に有用である。
- トレンド解析を用いて，円錐角膜の進行を判定できる。
- 角膜厚の解析では，菲薄化または肥厚している部分の局在や程度をカラーマップ表示でき，左右眼の比較や経時的変化をとらえることができる。

1 円錐角膜

病態

円錐角膜は，その多くが思春期〜青年期に発症し，進行性に角膜の菲薄化と突出をきたす原因不明の疾患である。中年期以降は進行が緩徐になり，やがて停止する症例が多いが，30歳以降でも進行する症例があることが報告されている。通常，両眼性にみられるが，重症度に左右差がみられることはしばしばある。軽度の場合は自覚症状がないことも多いが，進行してくると近視と乱視のため視力が低下し，さらに進行すると眼鏡では矯正が困難となる。眼鏡での視力矯正が困難な場合，治療の第一選択はハードコンタクトレンズの使用であるが，ハードコンタクトレンズでも矯正できない重症例では角膜移植が適応となる。また，進行がみられる症例に対しては，さらなる進行を抑制するための治療として角膜クロスリンキングがある（保険適用外）。

初期の円錐角膜や不正乱視は，細隙灯顕微鏡検査では診断が困難である。黄斑や視神経に異常がなく，原因不明の視力障害として紹介されてくる症例の中に，角膜形状異常が隠れていることがある。乱視が強く，最小角膜厚が正常より薄く，最も薄い部分が角膜中央ではなく下方に位置している場合などは円錐角膜を疑う。

前眼部OCTを用いた解析

図1に，同一症例の左右眼の角膜形状解析結果（**図1A**，**B**）とEctasia Screening解析結果（**図1C**，**D**）を示す。左眼（**図1B**，**D**）は円錐角膜眼であり，右眼（**図1A**，**C**）は初期の円

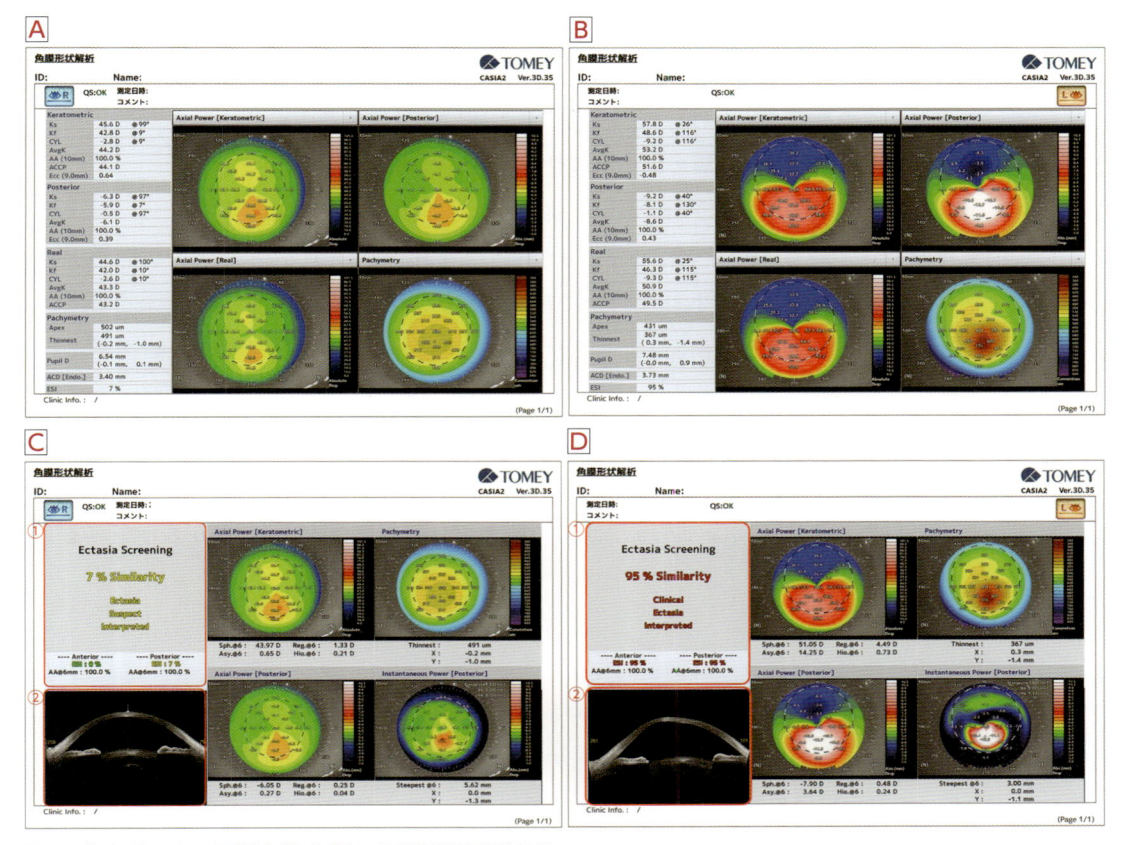

図1　左右差のある円錐角膜症例の角膜形状解析結果
A：右眼の角膜形状解析結果
　　乱視度数 (Real, CYL) は−2.6D, 最小角膜厚 (Thinnest) は491 μm, ESI (Ectasia Screening Index) は7％
B：左眼の角膜形状解析結果
　　乱視度数は−9.3D, 最小角膜厚は367 μm, ESIは95％
C：右眼のEctasia Screening 解析結果
　　①ESIは7％ (Anterior と Posterior の解析はそれぞれ0％, 7％) であり, 円錐角膜を疑うパターンである
　　②角膜厚が最も薄い部分の2D画像
D：左眼のEctasia Screening 解析結果
　　①ESIは95％で, 円錐角膜と解釈されるパターンである
　　②2D画像では角膜が一部菲薄化して突出している

　錐角膜が疑われ, 左右差がみられる症例である。

▶角膜形状解析 (図1A, B)

　円錐角膜でみられる角膜の前方への突出は角膜前面だけでなく後面でもみられ, 角膜前面よりも先に角膜後面の形状変化が生じるとされている。CASIA2 (トーメーコーポレーション) はKeratometric (角膜前面), Posterior (角膜後面), Real (角膜前後面) にわけた角膜形状解析が可能であり, 初期の円錐角膜の診断に有用である。

　左眼の角膜形状解析結果 (図1B) を見ると, Realで−9.3Dと強い乱視を認め, Axial Powerの各種カラーマップにおいて角膜中央より下方の部分の屈折力が強いことがわかる。Pachymetry (角膜厚) の解析結果を見ると, Thinnest (最小角膜厚) は367 μmと菲薄化が

みられ，カラーマップでは角膜中心よりやや下方に最も薄い部分がある。一方，右眼（**図1A**）はRealで乱視は−2.6Dであり，左眼よりも乱視は軽度であるが，最小角膜厚は491μmで正常眼よりはやや菲薄化がみられ，角膜が最も薄い部分は角膜中央ではなく，やや下方に位置しており，初期の円錐角膜である可能性が示唆される。

▶Ectasia Screening（**図1C，D**）

円錐角膜やペルーシド角膜変性などのectasia（角膜拡張症）パターンを示す症例の検出に有用なアプリケーションであり，診断に有用である。角膜前面と後面それぞれのEctasia Screening Index（ESI）と，前面と後面のデータを使用した総合的なスクリーニング結果が表示される。0〜4％（ectasiaを疑うパターンがない）は緑色，5〜29％（ectasia疑いのパターンがある）は黄色，30％以上（ある程度ectasiaと思われるパターンがある）は赤色で表示される。本症例では，右眼は7％で黄色（**図1C①**），左眼は95％で赤色（**図1D①**）の表示となっている。各解析結果表示画像の左下には，角膜が最も薄い部分の2D画像が表示される（**図1C②，1D②**）。

▶トレンド解析（**図2**）

各種角膜形状パラメーターの経時的変化を数値，マップ，グラフで表示でき，進行の判定に有用である。前述の通り，角膜クロスリンキングは進行性の円錐角膜に対する外科的治療のひとつであり，治療適応の決定には進行の判定が重要である。

図2に，円錐角膜眼の最小角膜厚と最大屈折力のトレンド解析結果を示す。この症例では，4年11カ月間で最小角膜厚は減少しておらず，菲薄化の進行はみられていない。また，最大屈折力は同期間で3.25Dの増加（0.28D／年）がみられているが，円錐角膜の進行の判断基準（**表1①**）は満たしていない。

表1 円錐角膜の進行の判断基準

直近2年以内に下記①〜④のうち1つ以上を満たす場合を円錐角膜の進行と定義する
①角膜の最大屈折力が1.0D以上増加
②自覚屈折検査での乱視度数が1.0D以上増加
③自覚屈折検査での等価球面度数が1.0D以上増加
④ハードコンタクトレンズのベースカーブが0.1mm以上減少

2 角膜浮腫（**図3**）

水疱性角膜症や角膜実質炎では角膜実質浮腫が生じるが，細隙顕微鏡検査では浮腫の増悪や改善などを客観的に評価するのは難しい。CASIA2の角膜厚マップを用いれば，角膜浮腫の局在や程度，経時的変化を客観的に評価することも可能である（保険適用外）。

図3は，実質型角膜ヘルペス症例（右眼）の角膜厚カラーマップ所見を経時的に並べたものである。発症時（**図3A**），Apex（頂点）部分の角膜厚は1,001μmと肥厚しており，カラーマップでは中央やや上方から鼻側にかけて肥厚の程度が強いことがわかる。治療開始8日後（**図3B**）には全体的に角膜厚は減少してきているが，最も肥厚の強かった中央やや上方から鼻側にか

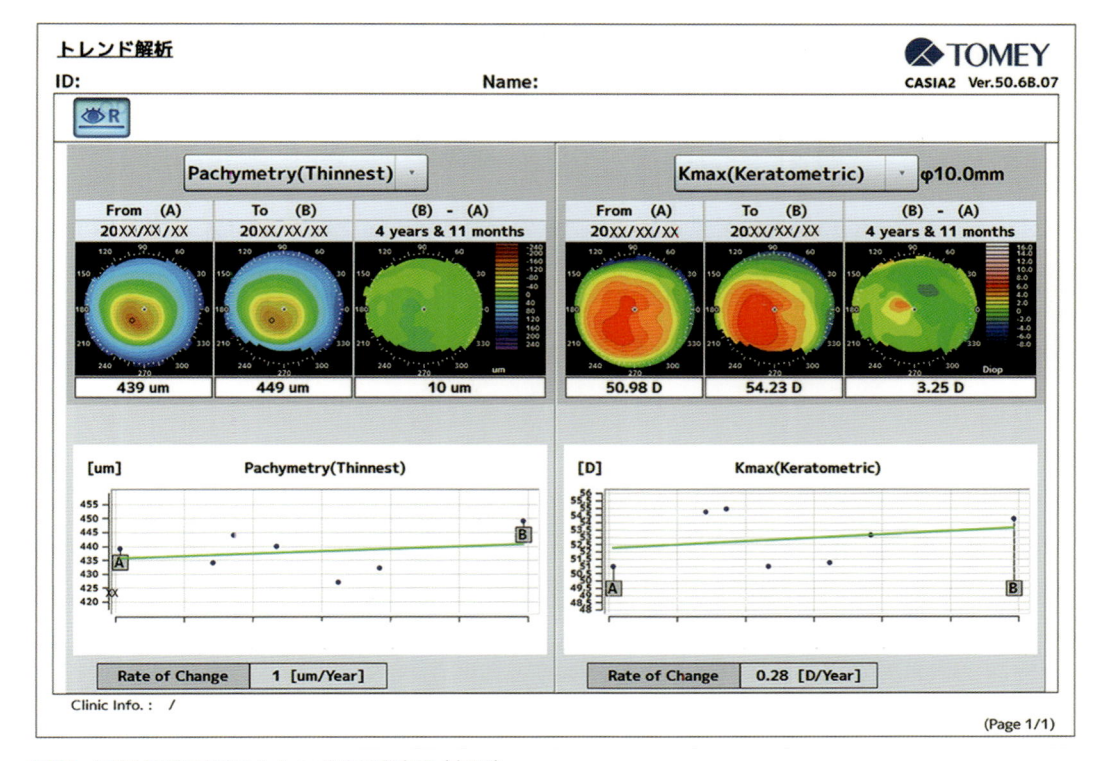

図2　円錐角膜症例のトレンド解析結果（右眼）

左にPachymetry (Thinnest)，右にKmax (Keratometric) のトレンド解析結果が，カラーマップ，数値，グラフで表示されている。本症例では，4年11カ月の経過で最小角膜厚の減少はみられていない。Kmaxは計測期間中に3.25D増加しており，近似直線では年間0.28D増加しているが，円錐角膜の進行の定義（2年間で1.0D以上の増加）には当てはまらない

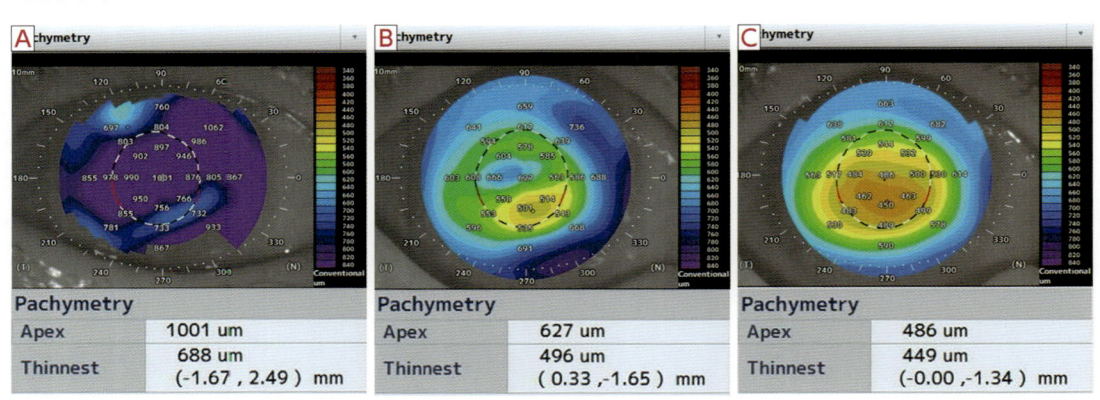

図3　実質型角膜ヘルペス症例（右眼）における角膜厚カラーマップの経時変化

A：発症時。著明な実質浮腫を認め，角膜全体が肥厚している。頂点部分の角膜厚は1,001μm

B：治療開始8日後。全体的に角膜厚が減少し，実質浮腫が改善していることがわかる。中央やや上方と鼻側に比較的まだ厚い部分が残っており，角膜厚に不均等がみられる

C：治療開始1.5カ月後。全体の角膜厚は減少し，不均等もほぼ消失している

けての領域は比較的まだ厚く，厚みに不均等がみられる。治療開始1.5カ月後（**図3C**）には頂点部分の角膜厚は486μmにまで減少し，厚みの不均等もほぼ消失している。

　感染性角膜炎の診断においても，前眼部OCTが有用である場合がある（保険適用外）。角膜浸潤や角膜浮腫により前房内の透見が不良な場合でも，前房内cellや，前房蓄膿の有無を判断できる。特に，角膜内皮面に円盤状に付着する"endothelial plaque"と呼ばれる所見は糸状菌による真菌性角膜炎に特有の所見であり，角膜の透見性が不良でも前眼部OCTで検出可能である。

2 緑内障

須田謙史

> **Key points** >>>
> - OCTによる緑内障の評価方法として，cpRNFLやGCCなどがある。
> - 緑内障に伴う網膜神経線維の菲薄化は，黄斑部の垂直Bスキャンでも検出できる。
> - 閉塞隅角症に対しては，前眼部OCTを用いて前房深度やITCの評価が可能である。

1 病態

　緑内障は，眼圧依存的に視神経が障害される疾患である。眼圧上昇の機序によって原発性と続発性に分類され，原発性に関しては隅角の状態により，さらに開放隅角と閉塞隅角に分類される。

　視神経障害に伴う形態的変化は，網膜神経節細胞層（ganglion cell layer；GCL）およびその軸索である網膜神経線維層（retinal nerve fiber layer；RNFL）が限局して菲薄化する形で検出される。病変主座が篩状板にあるという特性上，その障害パターンは網膜神経線維の走行に沿うこと，また初期の症例では上下に非対称的に神経線維が障害されることが特徴であり（図1），他の視神経症との鑑別の際に参考になる。

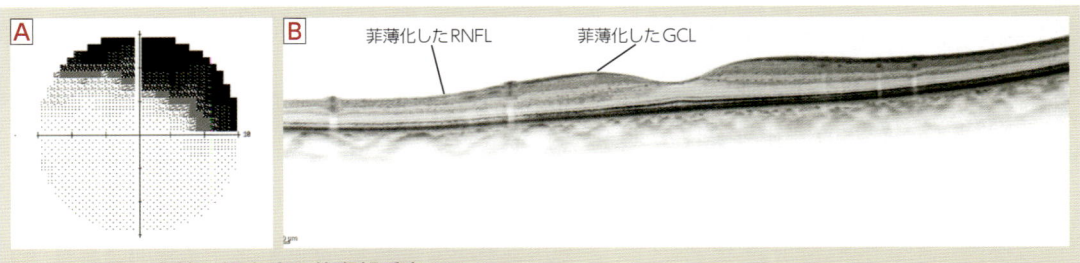

図1　68歳，女性，緑内障の黄斑部垂直Bスキャン
A：中心10°の視野検査で上方に視野欠損を認める
B：下方の黄斑部が上方と比較してRNFLが菲薄化している。GCL厚も上下非対称性が観察される

2 乳頭周囲網膜神経線維層（cpRNFL）

　タイムドメインOCTが登場して以来，緑内障に由来する網膜神経線維の障害を評価する

ためのモダリティとして，乳頭周囲網膜神経線維層（circumpapillary retinal nerve fiber layer；cpRNFL）はゴールドスタンダードと言ってよい（図2）。後述する網膜神経節細胞複合体（ganglion cell complex；GCC）などの黄斑部網膜内層厚の測定と比べると，①視神経乳頭に向かって投射するすべての網膜神経線維を評価の対象とできること，②1枚のBスキャンで測定するためにセグメンテーションエラーや網膜前膜，網膜分離症の影響を加味した上で評価可能であること，③末期症例であってもBスキャンを経時的に比較することで微細な進行を検出しうること，などが利点として挙げられる。

一方で，その定性評価は正常眼データベースをもとに行うことになるが，normal variation が大きいために偽陰性が生じうること，また神経線維層欠損（nerve fiber layer defect；NFLD）の有無は後述のGCCと比較すると直感的にはとらえにくく，解釈に習熟を要する点が欠点である。

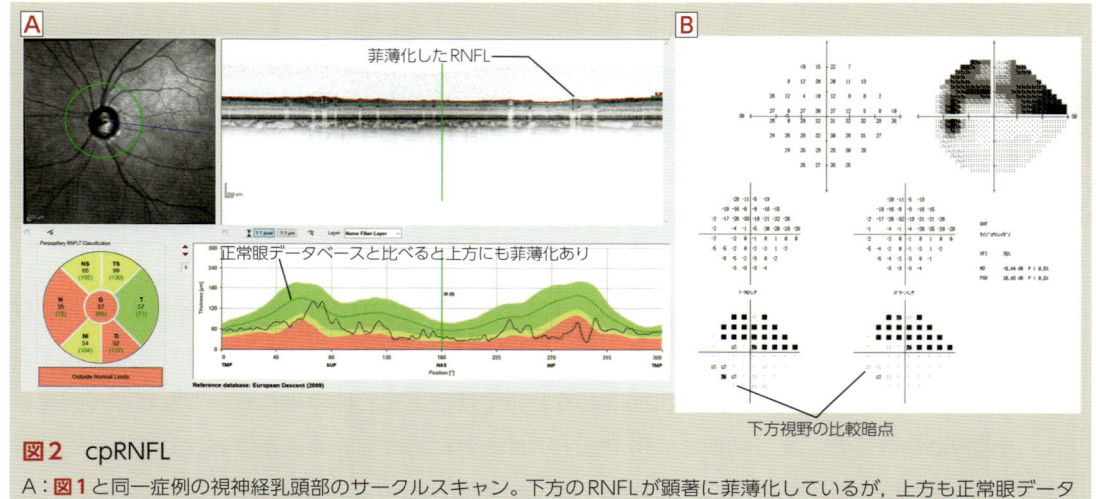

図2　cpRNFL
A：図1と同一症例の視神経乳頭部のサークルスキャン。下方のRNFLが顕著に菲薄化しているが，上方も正常眼データベースと比較すると菲薄化している
B：中心24°の静的視野検査にて上方に顕著な視野欠損，および盲点の下方にも比較暗点を認めている

3　網膜神経節細胞複合体（GCC）

黄斑部の網膜内層（RNFLおよびGCL）厚を評価する目的で，黄斑部のラスタスキャンを撮像する。機種によってはGCLのみを抽出可能だが，セグメンテーションの精度の観点から内網状層（inner plexiform layer；IPL）までを含めて測定されることが多い。

当科では，主にニデック社のRS-3000を用いてGCC厚で黄斑部の神経線維障害を評価している。特に緑内障性視野欠損のひとつである鼻側階段（nasal step）に対応する所見である temporal raphe sign は，緑内障に特徴的な変化と言える（図3）。黄斑部のNFLDもとらえやすいことから，初期〜中期の緑内障症例では無類の有用性を発揮するが，あくまで黄斑部の評価に限定されるため周辺部の評価ができないこと，また末期症例ではびまん性の菲薄化

しか検出できないため視神経症の鑑別にも進行評価にも役に立たないことから，常に万能なモダリティであるわけではないことには注意が必要である。

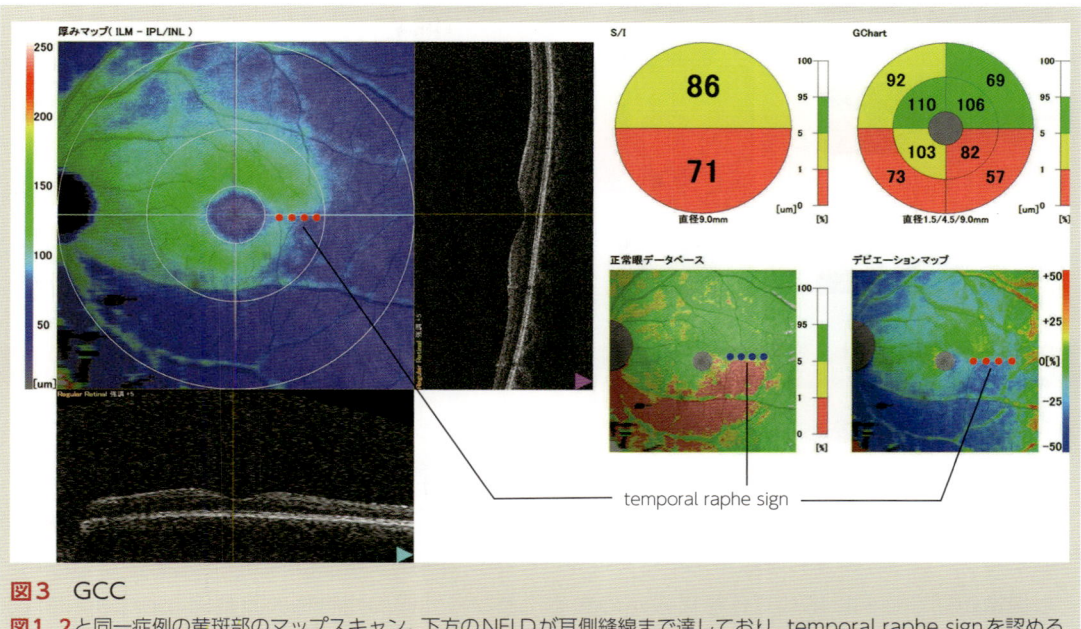

図3　GCC
図1，2と同一症例の黄斑部のマップスキャン。下方のNFLDが耳側縫線まで達しており，temporal raphe signを認める

4　隅角

閉塞隅角の有無を評価する目的で，前眼部OCTを用いて隅角を評価している。当科では，CASIA2（トーメーコーポレーション）を用いて前房深度や虹彩線維柱帯接触（iridotrabecular contact；ITC）の評価を行っている（**図4**）。特にSTAR360°というアプリケーションを用いた評価では，全周のITCの範囲が自動測定されるが，あくまで虹彩と線維柱帯の接着を評価しているだけであり，器質的な周辺虹彩前癒着（peripheral anterior synechia；PAS）の評価には隅角鏡を用いた圧迫隅角検査が必須であることに留意する必要がある。

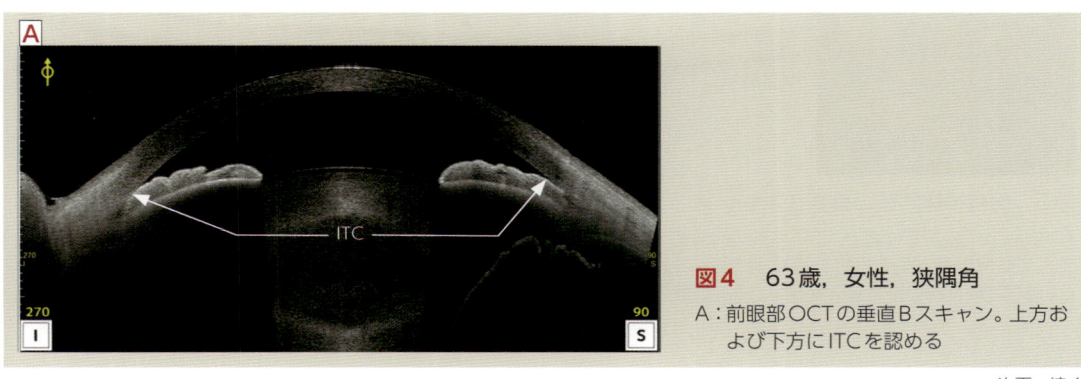

図4　63歳，女性，狭隅角
A：前眼部OCTの垂直Bスキャン。上方および下方にITCを認める

▼次頁へ続く

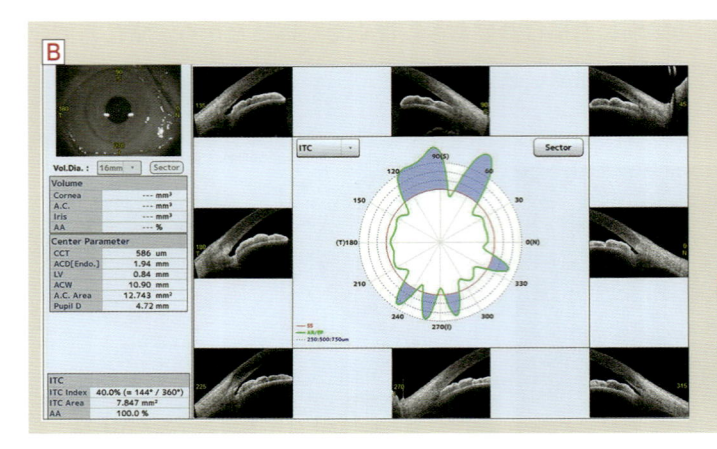

図4　63歳，女性，狭隅角

（前頁より続き）

B：STAR360°による全周のITC評価。上下方向にITCを認めており，前房深度も2mmを下回っている

▶ Advanced points

　末期緑内障や強度近視症例では，cpRNFLやGCCでは満足な形態的変化を把握しにくいことが多い。当科では，視神経乳頭から約1乳頭径耳側の垂直Bスキャン撮像を追加することにしている（図5）。このスキャンでは黄斑部に向かう乳頭黄斑線維を1枚のBスキャンで把握可能であり，さらに撮像範囲が限定されていることからcpRNFLよりも高解像度であること，また撮像範囲を症例に応じて任意に設定できることから乳頭周囲脈絡網膜萎縮（peripapillary atrophy；PPA）が大きい症例でも評価可能であることが利点である。

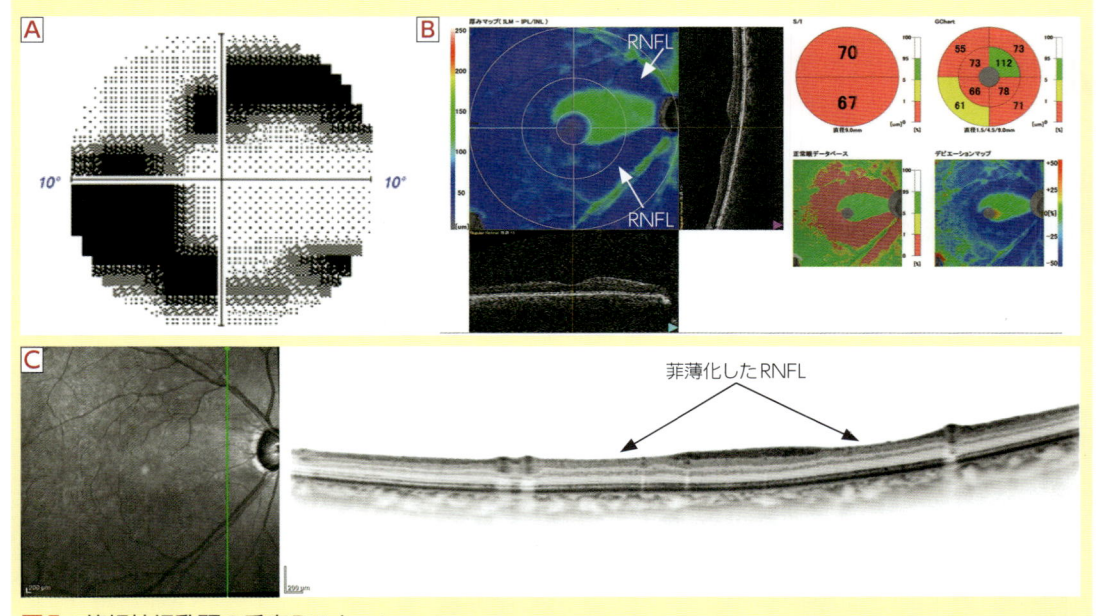

図5　傍視神経乳頭の垂直Bスキャン

A：中心10°の視野検査で，上下に神経線維の走行に沿った視野欠損を認める
B：GCC解析で，視野欠損に一致した部位にNFLDを認める（矢印）
C：傍視神経乳頭の垂直Bスキャンでも，視野欠損に一致した部位の乳頭黄斑線維に菲薄化を認める

3 網膜硝子体界面病変
（後部硝子体剝離，黄斑円孔，硝子体黄斑牽引症候群）

宮田　学

Key points >>>

- OCTでPVDの有無が確認できる。
- 黄斑円孔と硝子体の関係性からstage 1～4にわけられる。
- 硝子体黄斑牽引症候群は，術前にどこからアプローチするのがよいか見きわめておく。

1　後部硝子体剝離（PVD）

　後部硝子体剝離（posterior vitreous detachment；PVD）とは，加齢に伴い硝子体が液化変性により縮小し（図1），前方の硝子体基底部で（外科的にも剝離できないほど）強固に接着しているために，後方で後部硝子体皮質が網膜から剝離して，硝子体が前方移動する現象を言う。後方では，網膜との接着が強い部位は順番に，視神経乳頭，中心窩，黄斑である。生理的PVDの過程としては，まず黄斑周辺部から中心窩に向かってPVDが生じ（perimacular PVD），中心窩のみに接着が残る状態となり（perifoveal PVD），続いて中心窩のPVDが生じる（foveal PVD）。そして最後に視神経乳頭部でPVDが生じてPVDが完成する（complete PVD）（図2）。

　通常，"PVD"と言うとcomplete PVDを指し，検眼鏡では乳頭周囲のグリア組織が硝子体皮質ごと持ち上げられるために，輪状の混濁が認められる（Weiss ring）。しかし，Weiss ringが不明なこともあり，OCT画像で確認するとわかりやすい。後部硝子体皮質は比較的

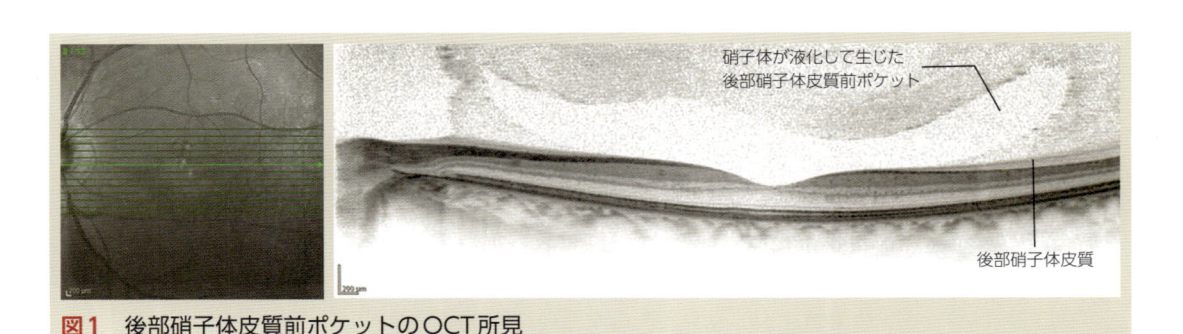

図1　後部硝子体皮質前ポケットのOCT所見

硝子体が液化して生じた後部硝子体皮質前ポケット

後部硝子体皮質

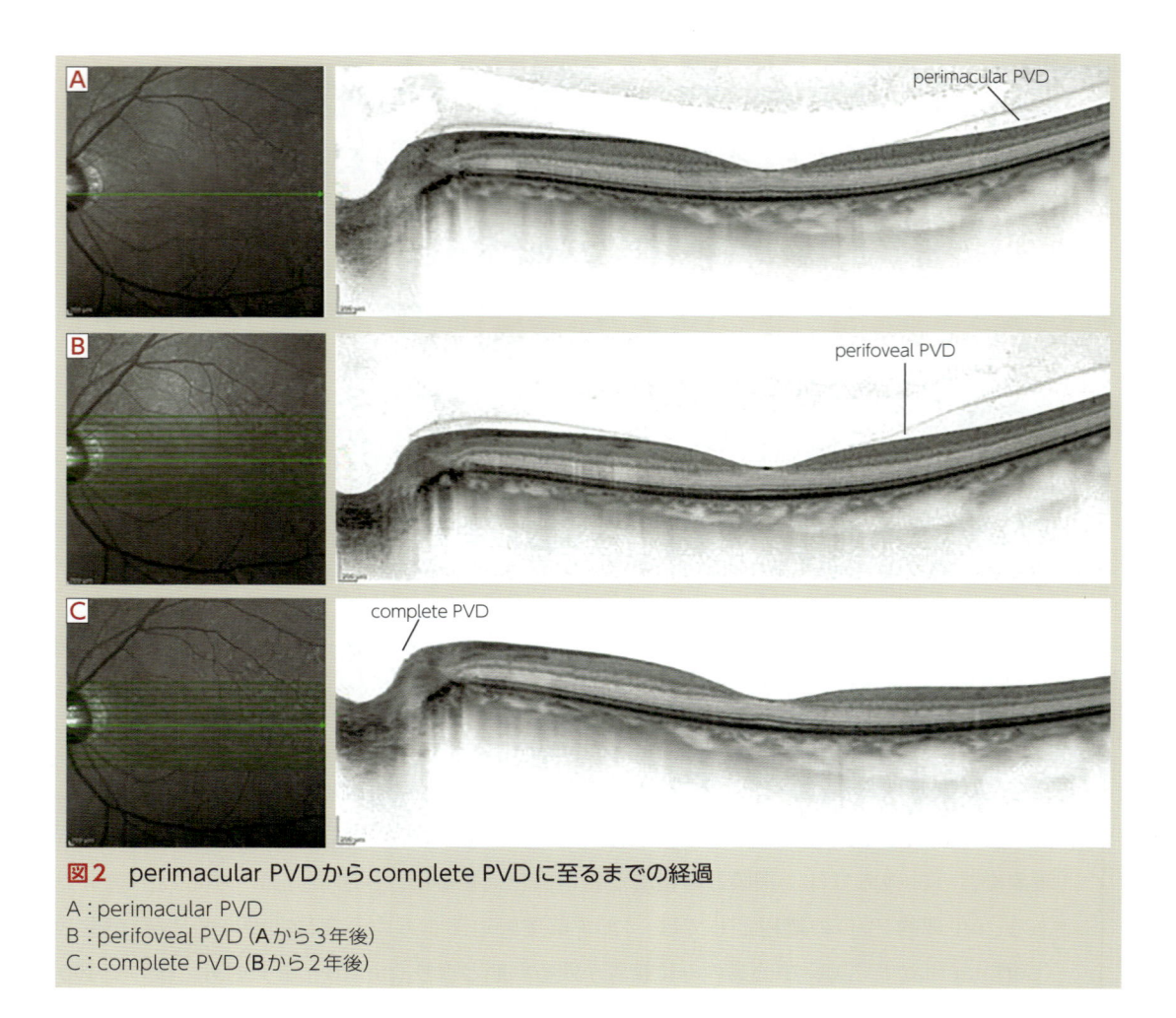

図2　perimacular PVDからcomplete PVDに至るまでの経過
A：perimacular PVD
B：perifoveal PVD（Aから3年後）
C：complete PVD（Bから2年後）

　高輝度であるため，perimacular PVDやperifoveal PVDのように網膜と後部硝子体皮質のラインが見えればすぐにわかるが，硝子体と網膜が密着しているとわかりにくいこともある。また，complete PVDで硝子体が網膜から遠く離れている場合も，OCTの画角に入らず，わかりづらいこともある。このような場合，swept source-OCT（SS-OCT）の硝子体強調モードで撮影したり，広角でOCT画像を撮影したりするとわかりやすい（**図3**）。

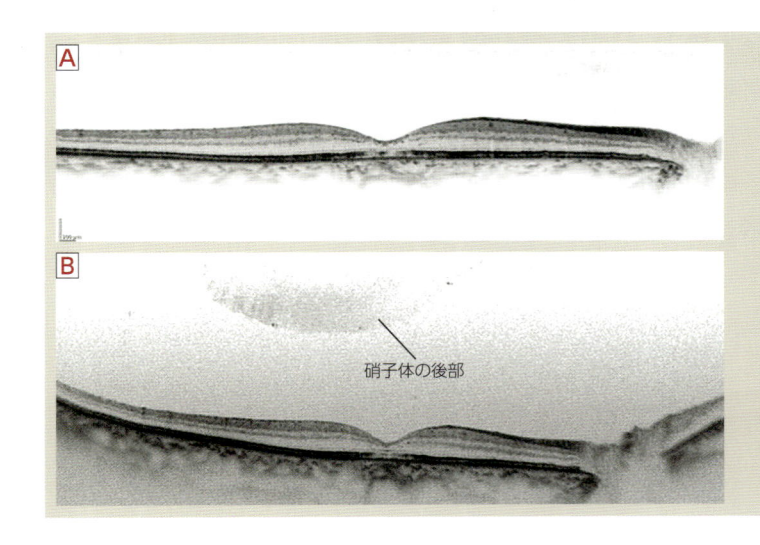

図3　通常画角（30°≒9mm）の OCT画像（A）とやや広範囲（12mm）のSS-OCT硝子体強調画像（B）

硝子体の後部

2　特発性黄斑円孔

　生理的PVDの発生過程で，perifoveal PVDにより中心窩に前方への牽引力が生じる。これにより中心窩に円孔が生じたものが特発性黄斑円孔（idiopathic macular hole）である。これは，網膜と硝子体の接着が強いことが一因であるとされている。Gassによる検眼鏡に基づいた分類ではstage 1～4とされており[1]，OCT画像の観察により補完された。stage 1は中心窩に変形（中心窩嚢胞様腔や中心窩剝離等）はあるものの全層円孔となっていない段階（図4），stage 2は全層円孔となっているが，後部硝子体皮質が円孔弁に付着している段階（図5），stage 3は円孔弁が網膜から切離され，後部硝子体皮質に接着して蓋となった段

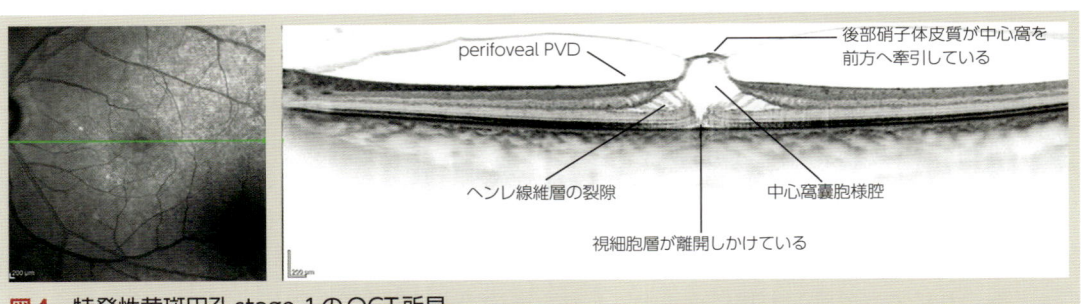

perifoveal PVD

後部硝子体皮質が中心窩を前方へ牽引している

ヘンレ線維層の裂隙

中心窩嚢胞様腔

視細胞層が離開しかけている

図4　特発性黄斑円孔stage 1のOCT所見

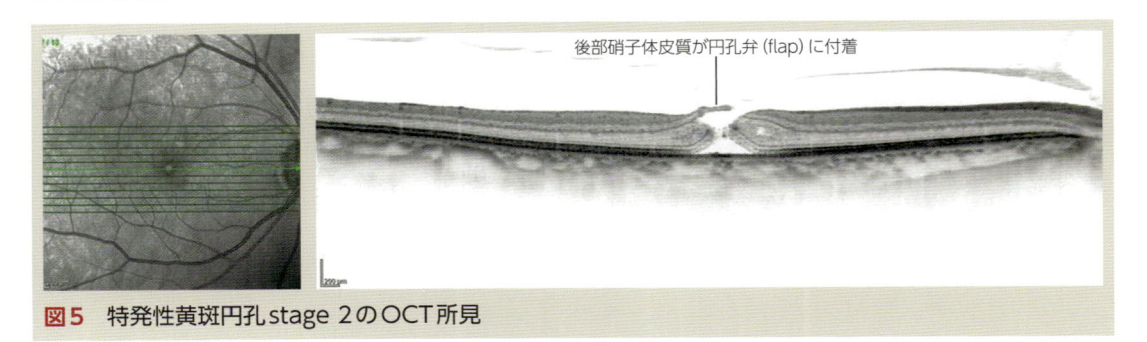

後部硝子体皮質が円孔弁（flap）に付着

図5　特発性黄斑円孔stage 2のOCT所見

階（図6），stage 4はcomplete PVDが生じた段階である（図7）。OCTで簡単に分類できる。

さらに，手術による円孔閉鎖率は円孔の大きさ（aperture size）が大きいと低くなるとされている[2]。以前は400μmが巨大円孔の基準であったが，最近の研究では650μmを基準とするべきとの報告もある（400〜649μm：94%，650μm〜：76%）[3]。OCTでaperture sizeを測定することは，内境界膜翻転術を施行するべきかなど，術式選択の参考になると考えられる。

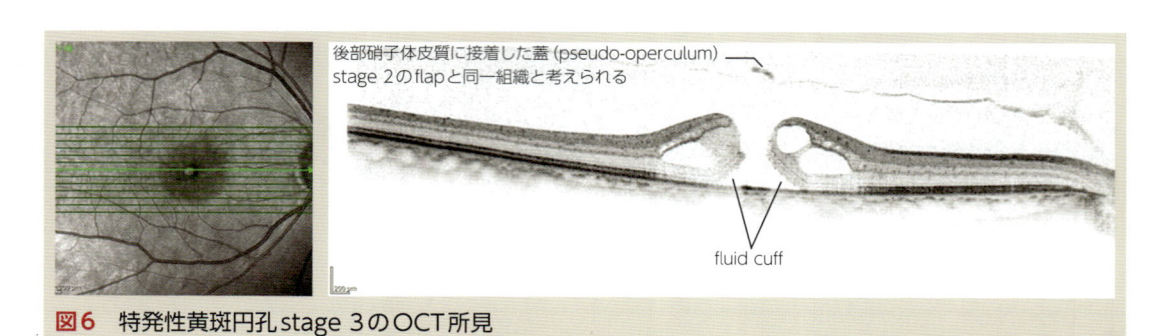

図6 特発性黄斑円孔stage 3のOCT所見
図5と同一症例。1カ月後にstage 2から3へ進展した

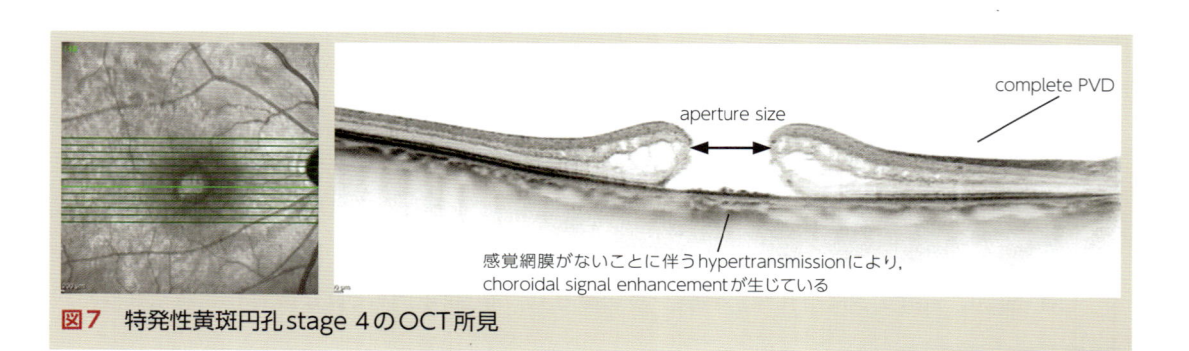

図7 特発性黄斑円孔stage 4のOCT所見

3 硝子体黄斑牽引症候群

硝子体黄斑牽引症候群（vitreomacular traction syndrome）は，後部硝子体皮質と中心窩が異常に接着しており，その周囲にPVDが生じることで中心窩に遠心性前方牽引がかかることによってテント状に持ち上げられたものである（図8）。PVDが生じて自然軽快する場合もあるが，黄斑円孔につながる場合もあるため，注意が必要である。また網膜と後部硝子体皮質の接着が強いために，硝子体手術時にPVDを作成しづらいことも多い。後部硝子体皮質と網膜の距離が長いのはどこか，術前に調べておくのも参考になる。視神経乳頭部で作成しづらい場合，大抵黄斑の耳側でその距離が長いため，PVD作成が容易な場合が多い。

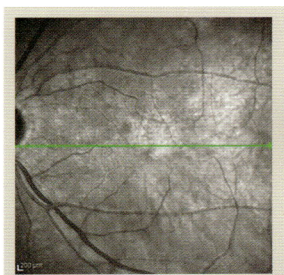

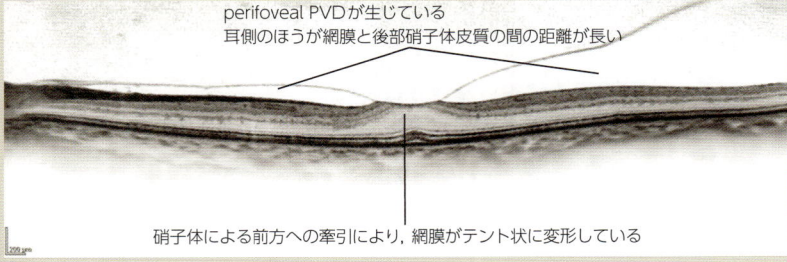

perifoveal PVDが生じている
耳側のほうが網膜と後部硝子体皮質の間の距離が長い

硝子体による前方への牽引により，網膜がテント状に変形している

図8 硝子体黄斑牽引症候群のOCT所見

▶ Advanced points

　術中には，1箇所でよいので，術部硝子体皮質と網膜の間に灌流液が入れば，容易にPVD
が作成できるようになる。

■ 文献

1) Gass JD:Idiopathic senile macular hole. Its early stages and pathogenesis. Arch Ophthalmol. 1988;106(5):629-39.
2) Duker JS, et al:The International Vitreomacular Traction Study Group classification of vitreomacular adhesion, traction, and macular hole. Ophthalmology. 2013;120(12):2611-9.
3) Ch'ng SW, et al:The Manchester Large Macular Hole Study:Is it Time to Reclassify Large Macular Holes? Am J Ophthalmol. 2018;195:36-42.

4 黄斑上膜

石原健司

Key points >>>

- ERMは，網膜上の高反射な肥厚した膜として描出される。
- ERMの収縮により，網膜皺襞の形成と網膜肥厚をきたす。
- ERMによる網膜の形態変化として，黄斑偽円孔，分層黄斑円孔，ERM foveoschisis がある。

1 病態

　黄斑上膜 (epiretinal membrane；ERM) は，原因となる疾患がない「特発性」と，網膜裂孔，網膜剥離，ぶどう膜炎などに伴って生じる「続発性」に分類される。約30%が続発性とされる。

　特発性ERMでは，後部硝子体剥離が生じた後に網膜表面に残存した硝子体皮質を足場として細胞遊走が起こり，コラーゲンなどの細胞外マトリックスが産生され，膜が形成されると考えられている。

2 病期分類

　図1に示すように4つのStageにわけられる。

3 OCT所見

特発性黄斑上膜 (特発性ERM) (図2)

　ERMは，膜状の高反射として描出される。ERMの収縮により，網膜皺襞形成と網膜肥厚を認める。また，外層にも牽引が伝わり，ellipsoid zone (EZ) の持ち上がりや微小中心窩剥離が生じることもある (**図2B**)。術後はERMがなくなり，網膜皺襞は改善する (**図2C**)。

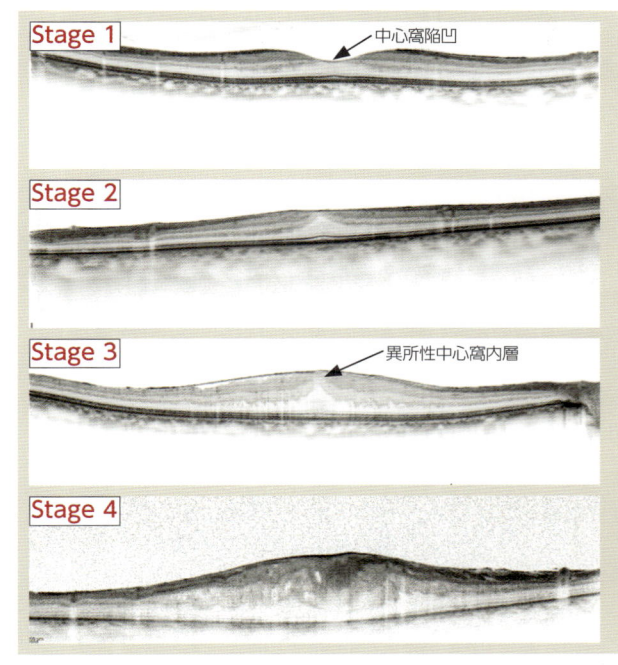

図1 ERMの病期分類
Stage 1：中心窩陥凹が保たれているもの
Stage 2：中心窩陥凹が消失したもの
Stage 3：異所性中心窩内層が存在するが，網膜の層構造は保たれているもの
Stage 4：異所性中心窩内層が存在し，網膜の層構造が破綻したもの

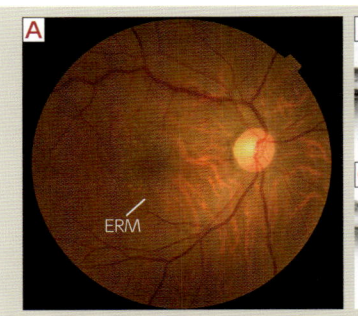
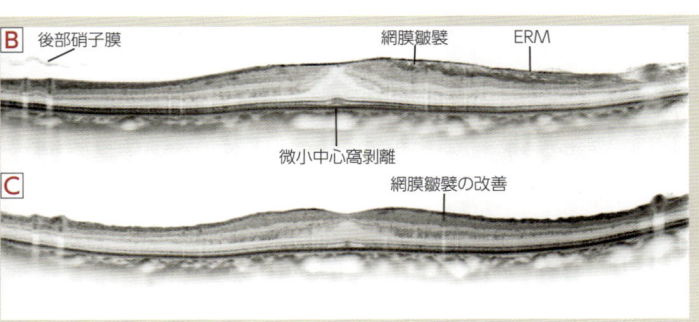

図2 特発性ERM
A：眼底には軽度の白色病変を認める
B：術前OCTでは，ERMは高反射な膜として描出される。ERMによる網膜皺襞を認める
C：術後OCTではERMが除去され，網膜皺襞が改善している

黄斑偽円孔（図3）

　細隙灯顕微鏡検査では一見，黄斑円孔のように見えるが，実際にはERMによる網膜の形態変化で円孔は生じていない。中心窩部位のみ硝子体皮質が残らなかったためにERMが中心窩部位を除いて生じると考えられ，そのため中心窩の肥厚を伴わず円孔のような境界線を認める。

分層黄斑円孔（図4）

　ヘンレ線維層に裂隙が生じて，ω型の中心窩形態を呈する。網膜上増殖（epiretinal proliferation；EP）を認める。時に全層黄斑円孔に進展する。

ERM foveoschisis（図5）

　ERMの収縮や牽引により，外網状層（outer plexiform layer；OPL）や外顆粒層（outer nuclear layer；ONL）の網膜分離が生じる。

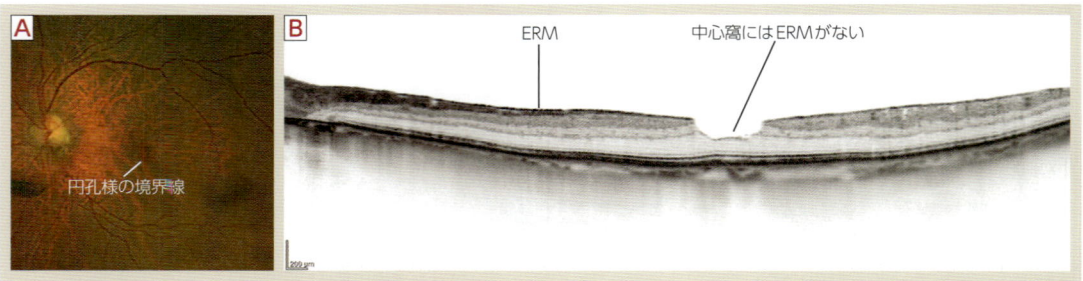

図3　黄斑偽円孔

A：眼底には一見，黄斑円孔を疑わせる円状の境界線を認める
B：OCTではERMの高反射を認めるが，中心窩付近にはERMがなく中心窩外層は保たれており，全層黄斑円孔でないことが確認できる

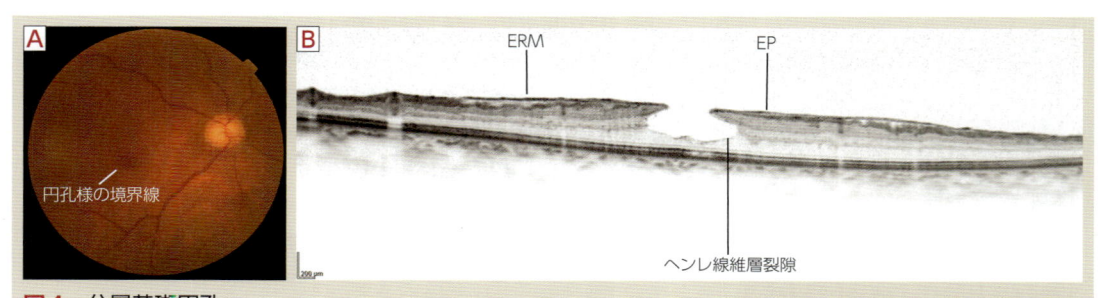

図4　分層黄斑円孔

A：眼底には円状の境界線を認める
B：OCTでは，高反射なERMとは別に，中心窩付近の網膜表面に中程度な反射のEPを認める。ヘンレ線維層に裂隙を認める

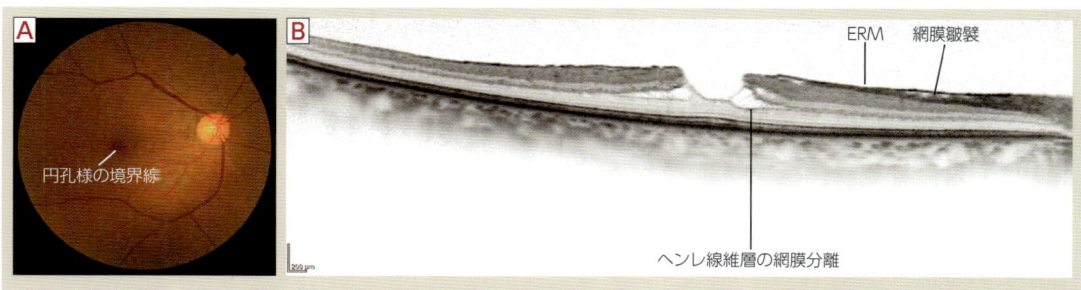

図5　ERM foveoschisis

A：眼底には黄斑円孔のような円状の赤色病変を認める
B：OCTではERMと網膜皺襞を認め，OPLやONLに網膜分離所見を認める

▶ Advanced points（図6）

　ERM手術時の内境界膜剥離後に起こりうる，網膜表面の弓状の紋理を "dissociated optic nerve fiber layer（DONFL）" と呼ぶ。OCT画像では，神経線維層のまだらな菲薄化を認める。

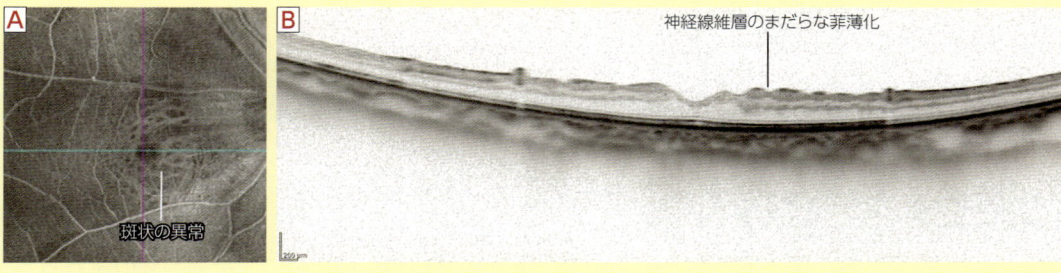

図6　DONFL

A：*en-face* OCTで，斑状の構造異常を認める
B：OCTでは，神経線維層のまだらな菲薄化を認める

5 網膜剥離

池田華子

Key points >>>

- 裂孔原性網膜剥離（RRD）では，外網状層や内顆粒層に囊胞様腔や視細胞層の波打ち所見がみられることが多い。
- 黄斑円孔網膜剥離では，中心窩付近を狙って撮像することで黄斑円孔の描出が可能になることが多い。
- RRDの術後中心窩剥離が残存する例がある。

1 病態

　裂孔原性網膜剥離（rhegmatogenous retinal detachment；RRD）は，中高年者では後部硝子体剥離に伴う弁状裂孔や格子状変性縁の裂孔形成により急速に進行する症例が多く，若年者では萎縮円孔を原因として緩慢に進む症例が多い。

　黄斑円孔形成時の硝子体牽引が強い場合，あるいは黄斑円孔が形成された強度近視など網膜と網膜色素上皮（retinal pigment epithelium；RPE）の接着が弱い場合などに，黄斑円孔網膜剥離に進展することがある。

2 裂孔原性網膜剥離（RRD）

　胞状網膜剥離では，OCTの撮影フレームに網膜が収まりきらず，十分な観察ができないことがある。また，硝子体出血を伴った例や硝子体混濁が強い例でも鮮明な画像が得られないことがある。しかし，中心窩を狙って撮影すれば有用な情報が得られることが多い。

　剥離した網膜では，外網状層のヘンレ線維層や内顆粒層に囊胞様腔がみられる。また，視細胞層（外顆粒層，視細胞内節・外節）の強い波打ち所見もRRDに特徴的にみられる（**図1**，**2**）。硝子体腔内の微塵が描出されることもある。

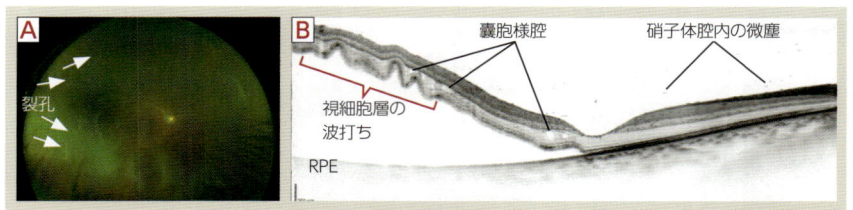

図1　中心窩直前まで進展している網膜剥離

A：60歳代，男性，矯正視力1.5。耳側〜上耳側に生じた多発裂孔による網膜剥離

B：OCTでは，中心窩直前まで網膜剥離が進展していることが確認できる。外網状層ヘンレ線維層に囊胞様腔と波打つ網膜外層（外顆粒層と視細胞内節・外節）を認める。硝子体腔内に微塵を認める

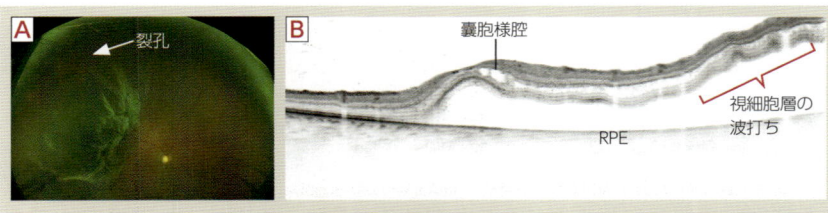

図2　中心窩を越えて進展している網膜剥離

A：60歳代，女性，矯正視力0.09。耳上側の弁状裂孔による胞状網膜剥離

B：OCTでは，中心窩を越えて網膜剥離が進展していることが確認できる。外網状層ヘンレ線維層に囊胞様腔と，視細胞層の波打ちを認める

3　黄斑円孔網膜剥離

　検眼鏡的には黄斑円孔の検出が難しい，強度近視など網脈絡膜萎縮の強い症例であっても，OCTで中心窩付近をスキャンすることで，黄斑円孔を検出できることがある（**図3**，**4**）。

　また，網膜剥離の有無や範囲が検眼鏡的に明らかではない症例であっても，OCTでは明瞭に描出することが可能である。

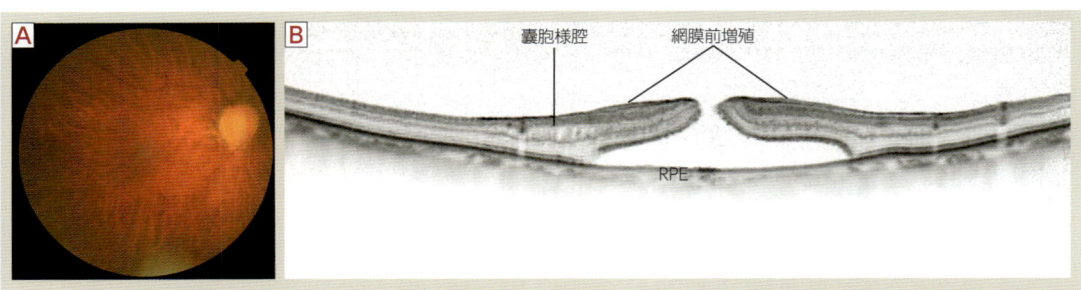

図3　黄斑円孔網膜剥離①

A：70歳代，男性，矯正視力0.07，眼軸長26.6mm。白内障もあり，眼底写真上，黄斑円孔や網膜剥離は明瞭ではない

B：OCTでは黄斑円孔（stage 4）および周囲に網膜剥離を認める。高輝度に網膜前増殖が描出されている。内顆粒層に囊胞様腔形成を認める

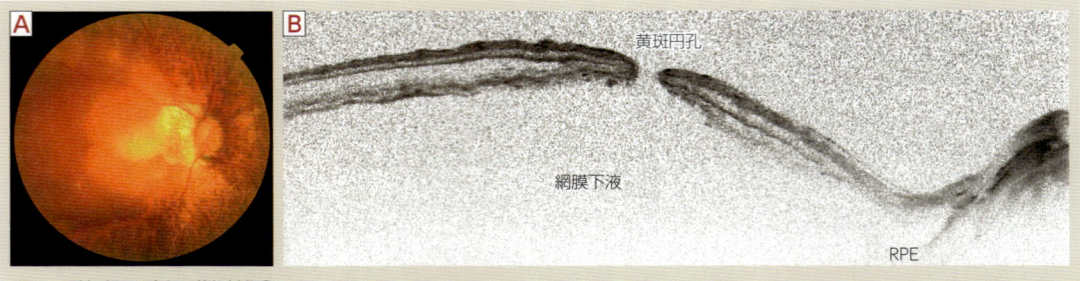

図4　黄斑円孔網膜剥離②

A：70歳代，女性，矯正視力0.06，眼軸長30mmの強度近視眼に生じた後極部中心の網膜剥離
B：中心窩付近を狙ってOCTを撮像すると，黄斑円孔を認める

4 裂孔原性網膜剥離（RRD）に対する硝子体手術後

　網膜剥離が中心窩に及んでいた症例では，術後検眼鏡的に網膜が復位しても，OCTで観察すると中心窩剥離の残存が認められることがある（**図5**）。術後徐々に消退するが，完全に消失するまでに6〜12カ月かかることもある。網膜復位後，エリプソイドゾーン（ellipsoid zone；EZ）は1〜数カ月で徐々に復元してくる（**図6**）。不可逆な異常が残る症例では，術後視力が不良である。

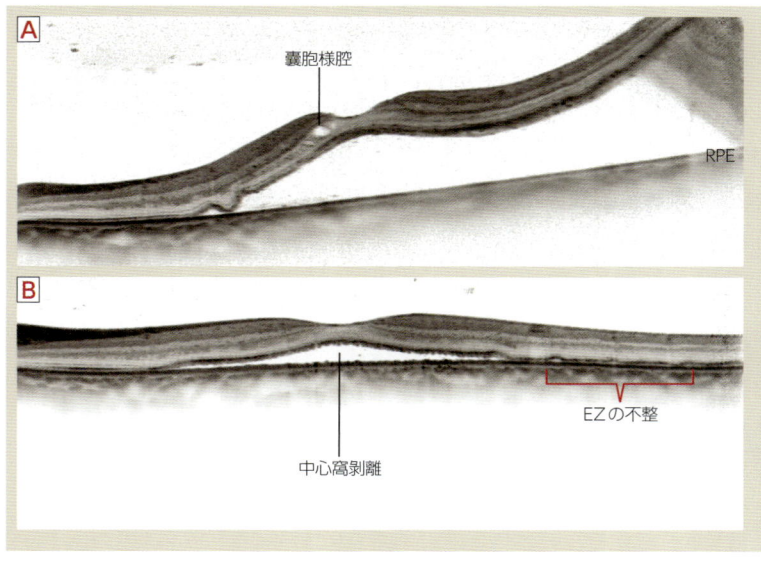

図5　術後における中心窩剥離の残存

A：60歳代，女性，矯正視力0.09。耳下側の多発裂孔による胞状網膜剥離のOCT。中心窩を越えて網膜剥離が進展している。外網状層ヘンレ線維層に囊胞様腔を認める

B：硝子体術後2カ月。中心窩剥離の残存とEZの不整を認める。矯正視力0.5

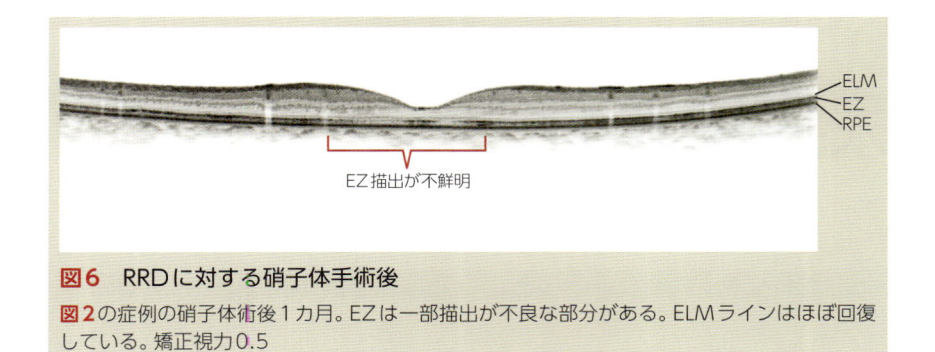

ELM
EZ
RPE

EZ描出が不鮮明

図6　RRDに対する硝子体手術後

図2の症例の硝子体術後1カ月。EZは一部描出が不良な部分がある。ELMラインはほぼ回復している。矯正視力0.5

▶ Advanced points

　術前の中心窩所見から，術後視機能不良例を推測することが可能である。中心窩で外境界膜（external limiting membrane；ELM）ラインおよびEZ（内節外節）が途絶している症例（**図7**），中心窩外顆粒層の菲薄化症例（**図8**）では，術後視力の回復が不良であることが多い。

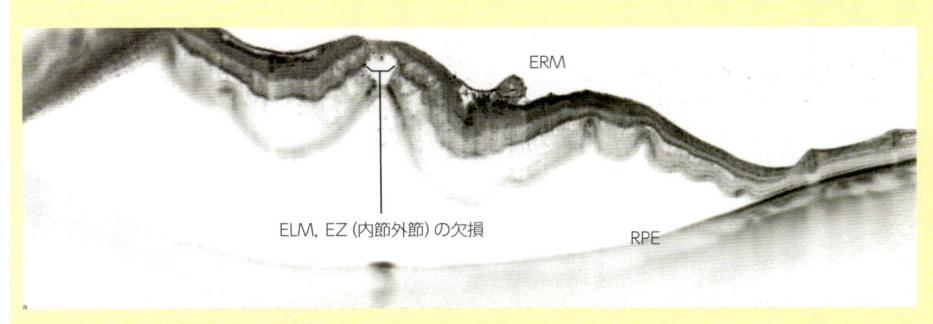

ERM

ELM, EZ（内節外節）の欠損

RPE

図7　中心窩内節外節欠損例

中心窩部分のELM, EZ（内節外節）が欠損している
ERM：epiretinal membrane

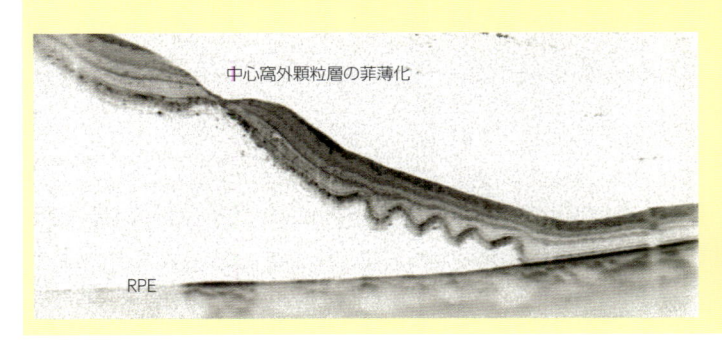

中心窩外顆粒層の菲薄化

RPE

図8　中心窩外顆粒層菲薄化例

中心窩部分の外顆粒層が菲薄化している

6 糖尿病網膜症

村上智昭

Key points >>>

- 糖尿病黄斑浮腫 (DME) の診療では，OCTを用いて中心窩を含むDMEと中心窩を含まないDMEを診断し，治療方針を決定する。
- OCT断層像では，嚢胞様黄斑浮腫，漿液性網膜剥離，視細胞障害やhyperreflective fociなど，多くの所見が見出される。
- OCTAを用いて，糖尿病網膜症 (DR) における網膜血管や新生血管の3次元的な形態変化を評価できる。

1 病態

　糖尿病網膜症 (diabetic retinopathy；DR) は，糖尿病に伴う網膜細小血管障害のひとつである。非増殖糖尿病網膜症 (nonproliferative diabetic retinopathy；NPDR) では，毛細血管瘤 (capillary microaneurysm)，数珠状静脈拡張 (venous beading)，網膜内細小血管異常 (intraretinal microvascular abnormalities；IRMA) などの血管の形態的変化を生じる。また，血管透過性亢進による網膜出血，硬性白斑に加えて網膜浮腫が起こるが，特に，黄斑部で起こると糖尿病黄斑浮腫 (diabetic macular edema；DME) を発症し，視力が低下する。

　血流障害が進行すると臨床的には無灌流領域 (nonperfusion area) となるが，黄斑部に生じると糖尿病黄斑虚血 (diabetic macular ischemia；DMI) となり，視力低下を起こす。虚血に陥った網膜ではVEGF (vascular endothelial growth factor) の発現が亢進し，網膜新生血管や乳頭新生血管を生じ，増殖糖尿病網膜症 (proliferative diabetic retinopathy；PDR) となる。硝子体出血や牽引性網膜剥離を合併すると，失明に至る。

2 非増殖糖尿病網膜症 (NPDR) の所見

　DRの最初期病変である毛細血管瘤は，OCTでは類円形もしくは円形の病変として描出されることが多く，高反射の壁状構造を伴うこともある。OCTAでは毛細血管瘤の内腔

が描出されるが，組織学で報告されているような多様な形態を呈しており（**図1**），紡錘状（fusiform），囊状（saccular）などがある。

数珠状静脈拡張やIRMAなどの国際重症度分類の基準となる血管病変も，OCTAで評価することができる（**図2**）。特に，IRMAと新生血管の判別が重要であるが，OCTAではそれぞれ網膜内，網膜前の病変として描出され，正確に判断できる。

無灌流領域の評価は従来，FAがゴールドスタンダードであったが，背景蛍光が強い症例では読影が難しい。OCTAではバックグラウンドが低いため，無灌流領域の評価に優れている（**図2**）。しかし，固視不良の症例では良好な画像取得ができないことが問題である。近年，DMIの重要性が叫ばれており，いくつかの定量的解析方法が提案されている（**図3**）。

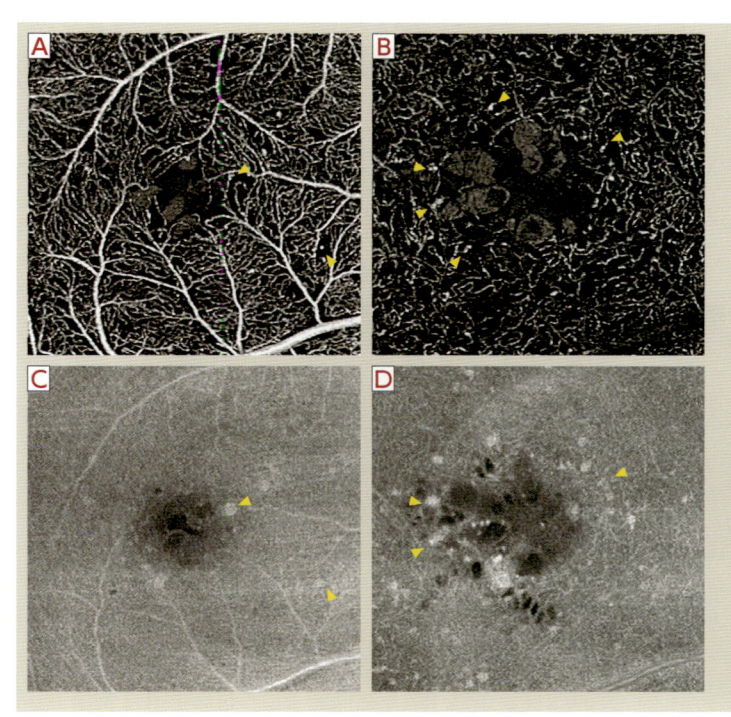

図1　毛細血管瘤のOCT（A）所見

A：3×3mmのOCTA浅層
B：3×3mmのOCTA深層
C：**A**と同部位のOCT
D：**B**と同部位のOCT
OCTでは円形もしくは類円形の高反射病変として描出されるが，OCTAではその形態は多様である（黄矢頭）

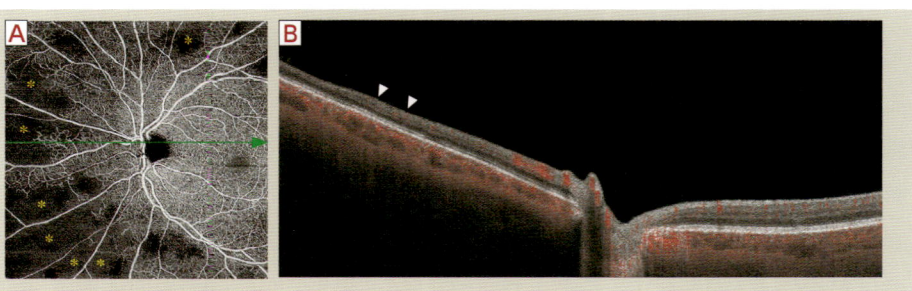

図2　IRMAのOCTA所見

A：12×12mmの*en-face*画像では，無灌流領域（＊）に接する拡張した異常血管が明瞭に描出される
B：断層像では網膜内にflow signalがみられ（白矢頭），新生血管ではなくIRMAであることがわかる

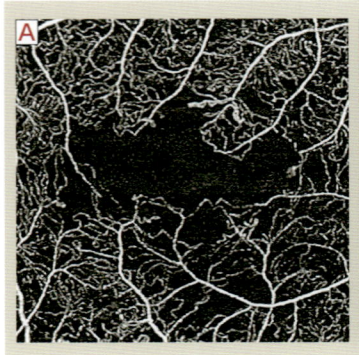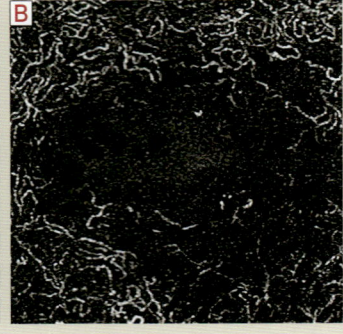

図3　DMI症例の中心3×3mm
のOCTA所見

A：浅層
B：深層
中心窩無血管域（FAZ）が耳側，鼻側方
向に拡大し，parafoveaにも局所的な
無灌流領域が形成されている

3　増殖糖尿病網膜症（PDR）のOCT（A）所見

　網膜新生血管は，網膜血管から発生し，後部硝子体膜に沿って伸展していく（**図4**）。後部硝子体剝離が起こっている場合はわかりやすいが，そうでない場合は，網膜上に密着しているため，OCTAを使ってIRMAと判別することが重要である。また，乳頭新生血管も同様に描出可能である。OCTAは3次元的な形態評価に優れているが，感度はFAには及ばない。

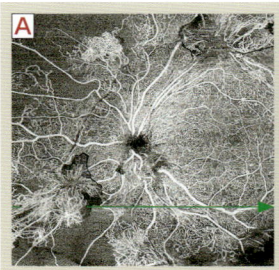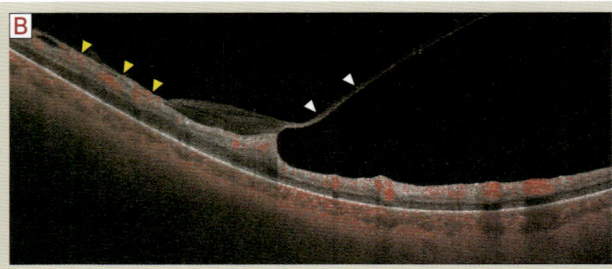

図4　網膜新生血管のOCTA所見

A：*en-face*画像では，epicenterから花火のように広がる網膜新生血管を多数認める
B：断層像では，鼻側に網膜上に肥厚した後部硝子体膜があり，点状のflow signalを伴っている
　　（黄矢頭）。耳側では後部硝子体膜が網膜から外れ，その中に新生血管を認める（白矢頭）

　硝子体出血に際しては，重篤な場合はOCTの撮像は不可能だが，長波長の光源を用いるswept source（SS）-OCT（A）では，軽度の出血越しに網膜の状態を把握することができる場合もある。黄斑部病変の状態は治療適応の決定に影響するため，DMEと網膜硝子体界面病変の有無を確認しておきたい。

　牽引性網膜剝離では，長波長の観察光を用いるOCTでは線維血管膜だけではなく，その下にある網膜と，それらの位置関係も描出できる。OCTでの観察により，牽引による網膜分離症を合併するケースが存在することもわかっている（**図5**）。OCTAを用いれば新生血管やepicenterの状態も把握できるため，手術のプランニングに有用である。

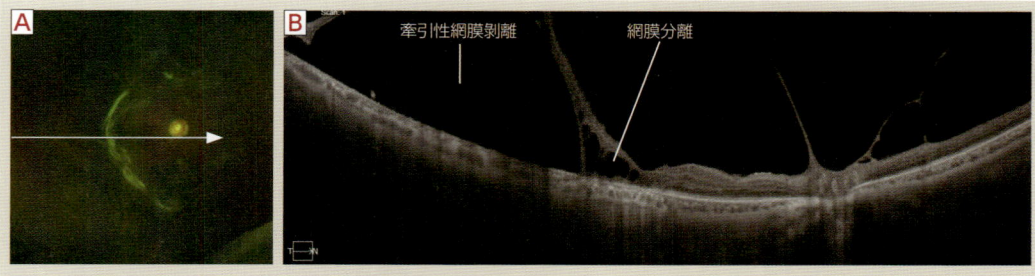

図5 線維血管膜による牽引性網膜剝離
A：眼底写真では，黄斑部耳側に線維血管膜があり，牽引性網膜剝離が生じている
B：SS-OCT断層像では，牽引性網膜剝離の傍に網膜分離症が合併していた

4 糖尿病黄斑浮腫（DME）の病態把握

　黄斑部の血管透過性亢進を特徴とするDMEの所見として，網膜出血，硬性白斑，網膜浮腫がある。「糖尿病網膜症診療ガイドライン」では，視力をおびやかすDMEを「中心窩を含むDME」と「中心窩を含まないDME」にわけて治療方針を決定することが推奨されている（**図6**）。つまり，OCTで自動計測した中心1mmの平均網膜厚で診断する中心窩を含む糖尿病網膜浮腫の診断は非常に重要である。定量的な診断であることは大きなメリットであるが，撮像機種や性別により基準値が異なることに注意が必要である。

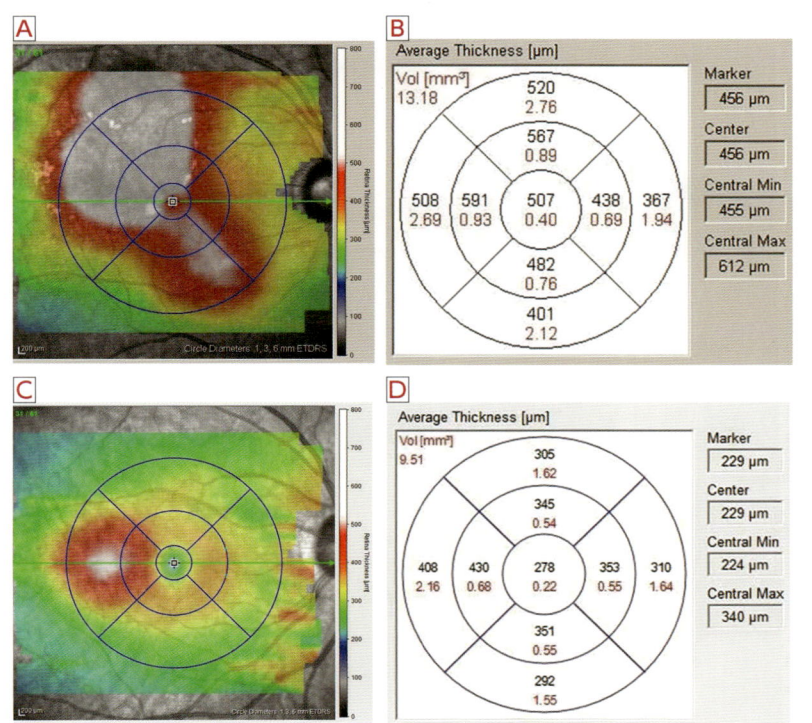

図6 中心窩を含むDMEと中心窩を含まないDME

A, B：中心窩を含むDME
C, D：中心窩を含まないDME
視力をおびやかすDMEは「中心窩を含むもの」と「中心窩を含まないもの」にわけて治療方針を決定する。中心網膜厚が基準値（Spectralisでは男性320μm，女性305μm）以上である場合に，中心窩を含むDMEと診断する

OCTを用いた定性的な評価も重要である。網膜肥厚には，嚢胞様黄斑浮腫（cystoid macular edema）と漿液性網膜剥離（serous retinal detachment）などの多様な形態が存在することが知られており，病態の複雑さを示唆している（図7）。網膜内層の境界が不鮮明となるdisorganization of the retinal inner layers（DRIL）は，視力障害との関連が強く，近年のDMEへの第一選択である抗VEGF療法後の予後不良因子でもある。

また，網膜外層，つまり視細胞の障害は，視細胞エリプソイドゾーンや外境界膜の断裂や消失として評価するが，視力低下との関連が強い（図8）。抗VEGF療法後には，視細胞障害が修復することもある。

▶ Advanced points

OCTAの臨床導入により，血管と神経の形態的変化を対応させながら評価することが可能となり，neurovascular unitとしての評価の重要性が注目されている。

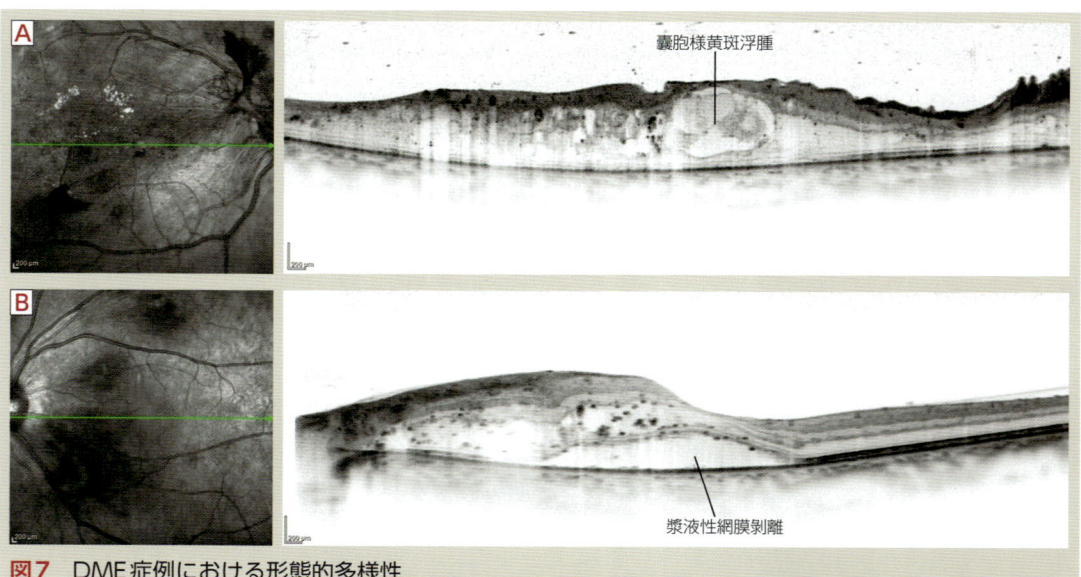

囊胞様黄斑浮腫

漿液性網膜剥離

図7 DME症例における形態的多様性
A：中心窩に囊胞様黄斑浮腫を認める
B：黄斑下に漿液性網膜剥離が生じている

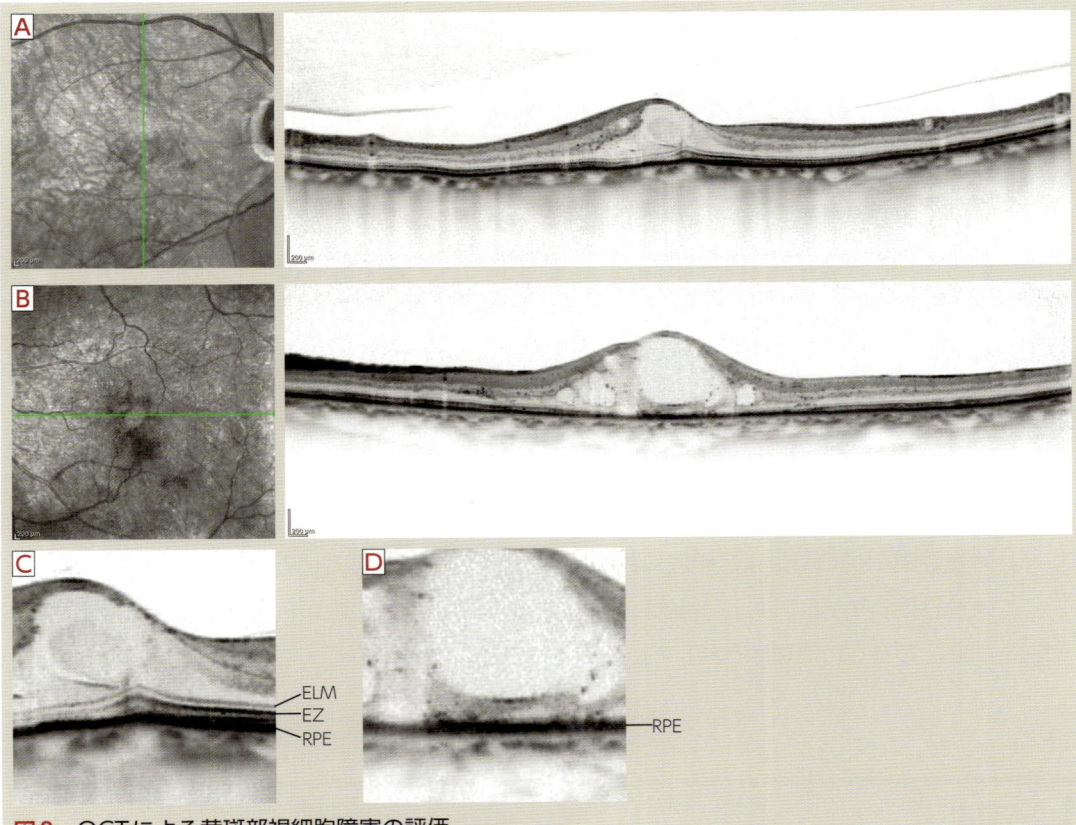

図8 OCTによる黄斑部視細胞障害の評価

A，B：中心窩を通るOCT断層像

C，D：A，Bの拡大像

A，Cの症例では，視細胞の指標である外境界膜（ELM）と視細胞エリプソイドゾーン（EZ）が網膜色素上皮（RPE）上に認められる。B，Dの症例の黄斑部では，ELMとEZはほぼ消失し，視細胞障害は重篤である

7 網膜動脈閉塞症

辻川明孝

Key points >>>

- 急性期網膜中心動脈閉塞症（急性期CRAO）では，網膜内層が広範に高輝度に描出され，網膜外層は低輝度に描出される。一方，内層のない中心窩は周囲に比べて高輝度に描出される。
- 慢性期CRAOでは，広範囲にわたって網膜内層が消失している。
- 急性期PAMMでは，局所的に閉塞した網膜内層，特に内顆粒層が高輝度に描出される。閉塞した領域は多発していることも多い。

1 病態

神経網膜は網膜中心動脈，脈絡膜血管から栄養を得ている。網膜中心動脈の分枝は，眼内では網膜最内層を走行し，網膜内層に3～4層の毛細血管網を形成し（**図1**），酸素・栄養を供

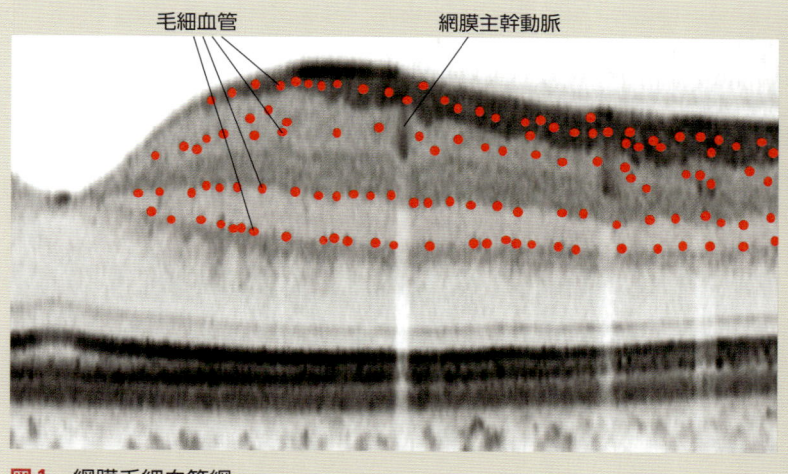

毛細血管　　　　　網膜主幹動脈

神経線維層（第1層）
神経節細胞層（第2層）
内顆粒層上縁（第3層）
内顆粒層下縁（第4層）

図1　網膜毛細血管網
網膜中心動脈から分枝した網膜主幹動脈は，眼内では網膜内層を走行し，網膜内層に4層の毛細血管網を形成している。1層目は神経線維層，2層目は神経節細胞層，3層目は内顆粒層上縁，4層目は内顆粒層下縁に存在している

給している。網膜外層には毛細血管は存在せず，脈絡膜毛細血管板から栄養・酸素の供給を受けている。神経網膜は虚血に非常に弱く，90分程度の虚血で不可逆的な障害が起きる。

網膜動脈閉塞症は網膜中心動脈閉塞症（central retinal artery occlusion；CRAO）と，その分枝の閉塞である網膜動脈分枝閉塞症（branch retinal artery occlusion；BRAO）にわけることができる。

2　急性期CRAO

急性期CRAOでは，眼底に認められるcherry red spot（**図2A**）が特徴的である。網膜中心動脈からの血流が途絶えることにより，虚血に陥った網膜内層は白濁する。内層の存在しない中心窩は健常な状態を保つため，周囲に比べて相対的に赤く見える。しかし，CRAOに伴うcherry red spotの形成には半日～1日程度を要するため，発症後間もないCRAOではcherry red spotは目立たない。

急性期CRAOの診断にはOCTが最も感度が高く，cherry red spotが眼底に確認できないような急性期でも診断に非常に有用である。OCTでは，中心窩を含めて網膜外層には変化がなく，網膜内層全体が高輝度になる。白濁している網膜内層によってブロックされるため，網膜外層は低輝度に描出される（**図2B**）。しかし，内層のない中心窩はブロックされないため，周囲に比べて高輝度に描出される。また強度近視眼は，豹紋状眼底のためcherry red spotはわかりにくいことが多い（**図3**）。

一方，急性期BRAOでは，閉塞領域のみにCRAOと同様の所見がみられる。

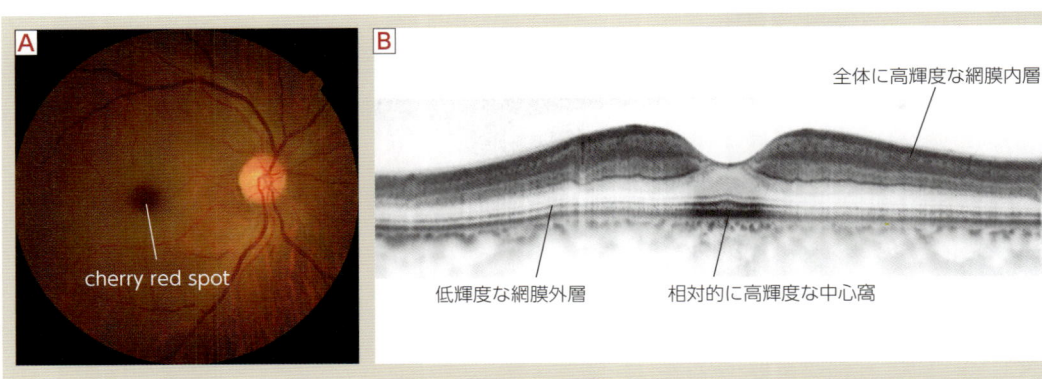

図2　急性期CRAO
A：眼底にはcherry red spotを認める
B：OCTでは，虚血に陥って白濁した網膜内層全体が高輝度になっている。白濁している網膜内層によってブロックされるため，網膜外層が低輝度に描出されている。中心窩はブロックされないため，周囲に比べて高輝度に描出されている

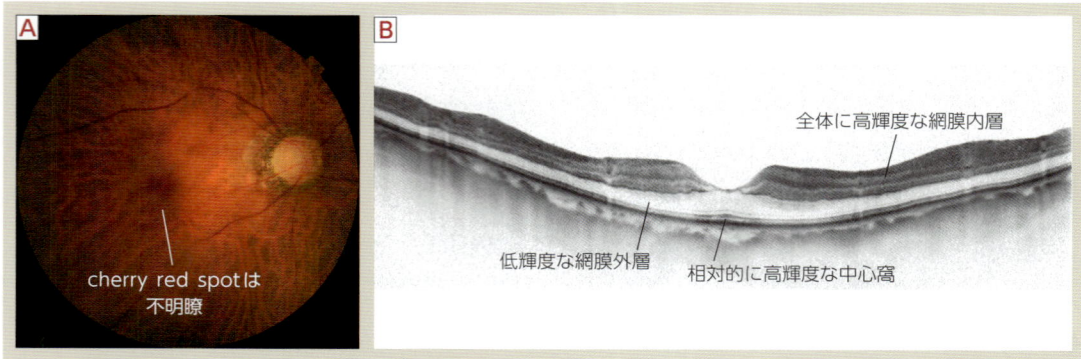

図3 強度近視眼に発症した急性期CRAO
A：眼底のcherry red spotは不明瞭である
B：OCTでは，虚血に陥って白濁した網膜内層全体が高輝度になっている。網膜外層は低輝度であるが，中心窩は周囲に比べて高輝度に描出されている

3 慢性期CRAO

　発症から1カ月以上経過すると，虚血によって障害された網膜内層の細胞は死滅し，眼底には視神経萎縮のみが認められるようになる（**図4A**）。この時期の診断にもOCTが有用である。OCTでは，広範囲にわたって網膜内層が消失しているのが特徴である。緑内障では神経線維層，神経節細胞層が消失するが，慢性期CRAOでは内層全体が菲薄化している（**図4B**）。

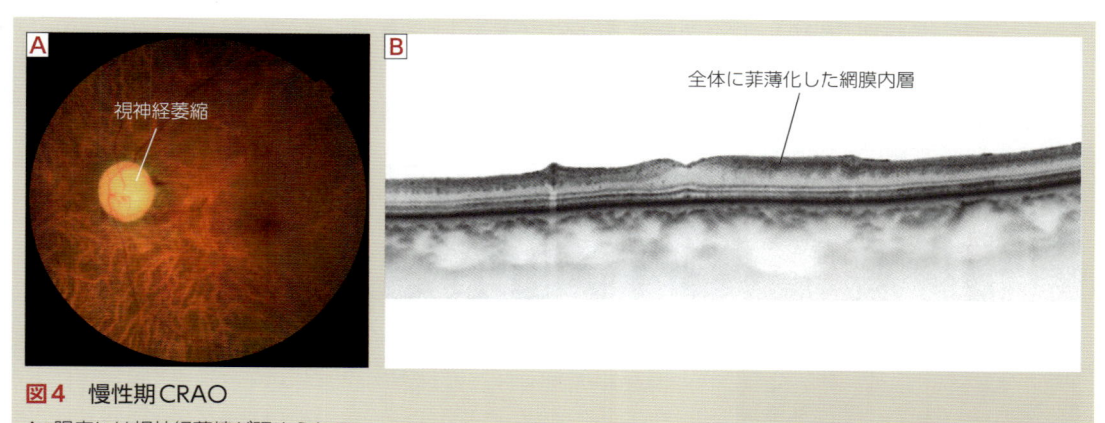

図4 慢性期CRAO
A：眼底には視神経萎縮が認められる
B：OCTでは広範囲にわたって網膜内層が消失している

4 paracentral acute middle maculopathy (PAMM)

　網膜主幹動脈は網膜最内層を走行し，網膜内層に3～4層の毛細血管網を形成している（図1）。黄斑部の毛細血管網のみ，特に深層の毛細血管網が局所的に循環障害に陥った状態がparacentral acute middle maculopathy (PAMM) である。急性期には眼底に局所的な網膜の白濁がみられることもあるが，深層毛細血管網のみが閉塞した場合には明瞭ではないこともある。

　診断にはOCTが非常に有用である。急性期には局所的に閉塞した領域の網膜内層，特に内顆粒層が高輝度に描出されるのが特徴である（図5）。局所的に閉塞した領域は不連続に多発していることも多い。OCTAでは循環障害を受けた領域の毛細血管網が描出されなくなる。

　慢性期になると障害された領域の細胞は死滅し，眼底の異常は確認できなくなる。OCTでは局所的な網膜内層側で内顆粒層の萎縮が著明になる。

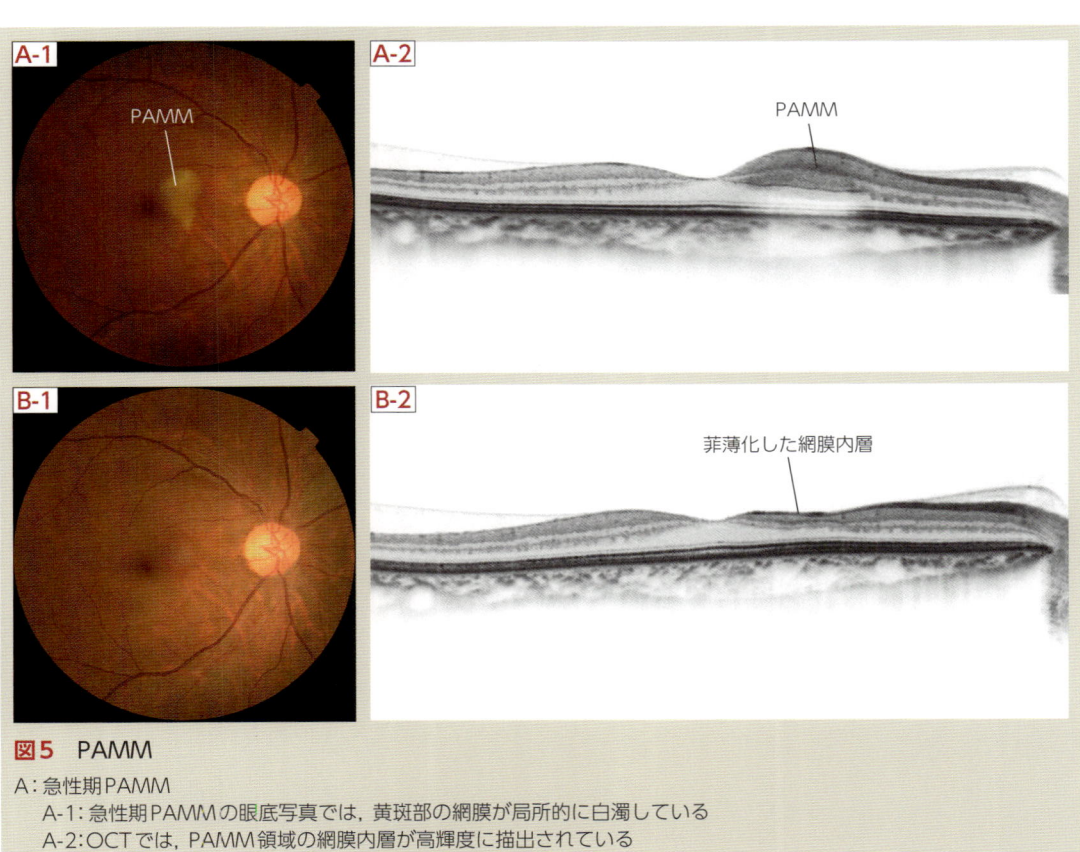

図5　PAMM
A：急性期PAMM
　A-1：急性期PAMMの眼底写真では，黄斑部の網膜が局所的に白濁している
　A-2：OCTでは，PAMM領域の網膜内層が高輝度に描出されている
B：慢性期PAMM
　B-1：慢性期の眼底写真では，網膜の白濁は消失している
　B-2：OCTでは，PAMM領域の網膜内層は菲薄化している

　OCTのBスキャン画像では，網膜主幹動静脈は1列に並ぶ4つの高輝度点として描出される。最内側・最外側の高輝度点は血管壁に由来し，中間の2つの高輝度点は血流に由来している。中間の2つの高輝度点が明瞭に確認できれば，血管内には生理的な血流があると判断でき，確認できない場合には，血流がないか，非常に遅いと判断できる。CRAOにおいて，再灌流の有無を判断するのに有用である。

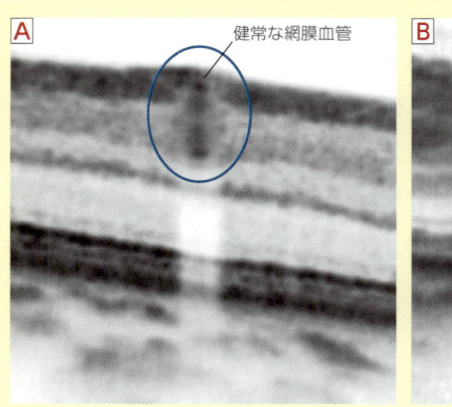
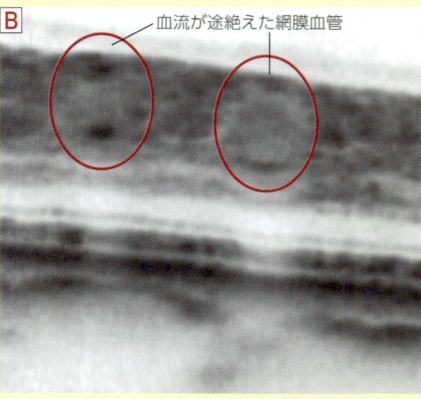

図6　網膜血管断面のOCT所見
A：正常な血流がある網膜主幹動静脈（青丸）は1列に並ぶ4つの高輝度点として描出される。
　　最内側・最外側の高輝度点は血管壁に由来し，中間の2つの高輝度点は血流に由来している
B：血流が途絶えた網膜血管（赤丸）では，中間の2つの高輝度点が確認できない

8 網膜静脈閉塞症

村岡勇貴

Key points >>>

- 急性期の浮腫は，黄斑部に広く及んでいることが多い。
- 時間が経過すると，黄斑浮腫は中心窩に限局してくる。
- 視力予後の評価や浮腫治療の際には，中心窩の視細胞層の所見が参考になる。
- 浮腫吸収時のOCTA所見は，浮腫の予後予測に有用である。

▶ Advanced points

　急性期の浮腫 (囊胞様腔) は網膜のあらゆる層に形成されるが，出血は中心窩では網膜外層～網膜下に分布しやすい。出血と浮腫の分布が組織内で異なる理由として，外境界膜 (ELM) のバリア機能 (水分子は通過させるが赤血球はトラップする) の関与が推測されている。

1 病態

　網膜静脈閉塞症 (retinal vein occlusion；RVO) の有病率は40歳以上の1～2%と高く，しばしば遭遇する疾患である。責任静脈の閉塞部位により，central retinal vein occlusion (CRVO) と branch retinal vein occlusion (BRVO) に大別される。

　RVOの多くは動脈硬化と関連し，加齢に伴いその頻度は増加するが，CRVOの一部には若年発症があり，視神経乳頭血管炎や膠原病など炎症性病態の関与が推測されている。

　視機能は多くの場合，黄斑部所見で決まる。しかし，網膜無灌流領域が広範な例では，硝子体出血 (BRVO，CRVO) や血管新生緑内障 (CRVO) により視機能が大幅に低下することがある。

2 急性期の黄斑浮腫 (図1)

　黄斑浮腫は，網膜内の嚢胞様腔と網膜の膨化からなる。嚢胞様腔は，中心窩の比較的大きなものと，中心窩外の内顆粒層・外網状層に存在する比較的小さなものが特徴的である。中心窩の大きな嚢胞様腔はミュラー細胞の隔壁を伴っていることが多い。急性期の浮腫は抗VEGF治療で奏効することが多い。

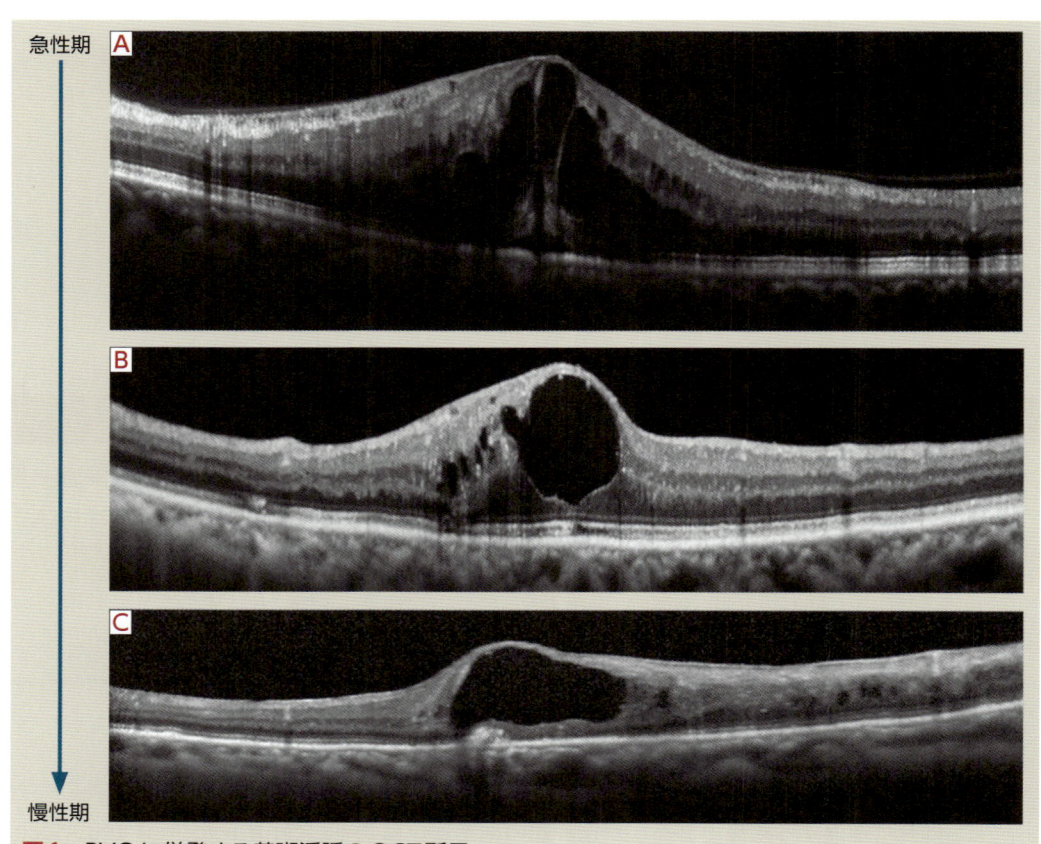

図1　RVOに併発する黄斑浮腫のOCT所見
急性期のRVOに伴う嚢胞様腔は網膜のあらゆる層に形成されるが，中心窩下の大きな嚢胞様腔と中心窩外の内顆粒層・外網状層の比較的小さな嚢胞様腔が特徴的である (**A**)。経時的に浮腫の範囲は縮小し，中心窩に限局する (**B**, **C**)。隔壁がなくなり，OCT断面上，横長の楕円となった嚢胞様腔 (cystoid macular degeneration) では，視細胞層のラインも消失し，視力も低下する (**C**)

3 慢性期の黄斑浮腫 (図2)

　慢性期 (数カ月～年余の単位) になると，浮腫の範囲は減少して中心窩に限局するようになる。嚢胞様腔の隔壁が減少してくると，OCT断面上，横長の楕円形になっていく。慢性期の浮腫は，抗VEGF治療を含め様々な治療に抵抗性で遷延することが多い。

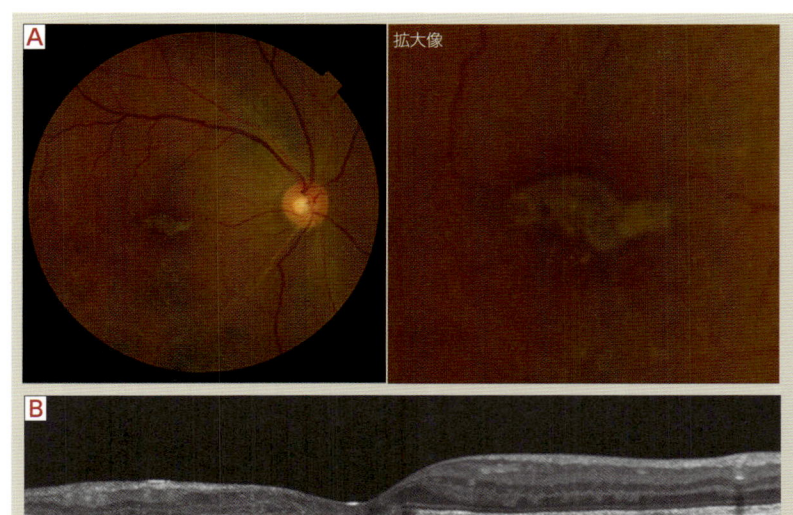

図2 慢性期BRVOで認められる中心窩の変性様所見

A：眼底写真
B：OCT
検眼上は，黄白色〜灰色を呈した網膜外層の変性様所見を呈する（**A**）。この領域をOCTで観察するとELMやEZ bandラインが消失しており（**B**両矢印），視力は0.2にとどまる

4 嚢胞様腔の出血，網膜下出血（図3）

　嚢胞様腔の出血は，中心窩においてしばしばニボーを伴って認められる。OCT画像上，高反射像として認められる。

　網膜下出血は，検眼上，中心窩の暗赤色病変として認められることが多く，OCT画像では網膜下腔に中輝度反射を呈する。網膜下腔に充満しているものから，出血が少量のものは網膜下腔でニボーを形成することもある。RVOに伴う網膜下出血は，黄斑浮腫に対して抗VEGF治療を行っていると1〜2カ月で吸収されることが多い。しかしながら，何らかの理由で遷延する場合には，網膜深層から色素上皮レベルの萎縮様変化をきたし，視力予後を不良にする。

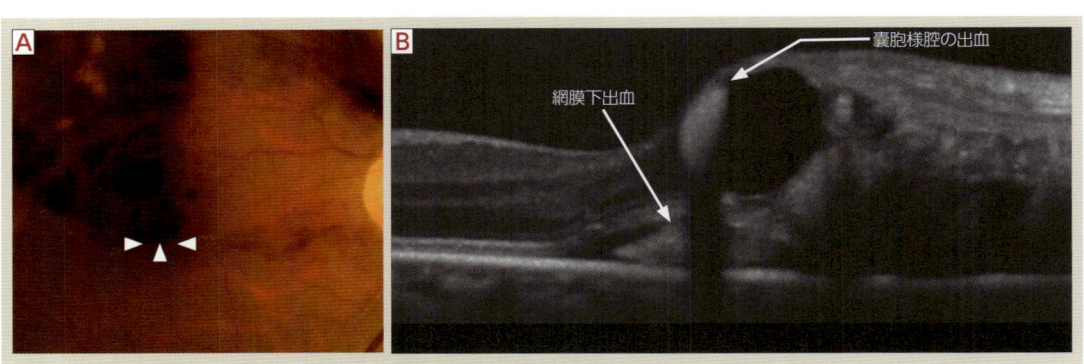

図3 急性期BRVOに認められる中心窩嚢胞様腔の出血と網膜下出血
A：眼底写真（矢頭：中心窩の網膜下出血）
B：OCT

5 　黄斑浮腫治療におけるOCTAの活用

　黄斑浮腫は視力低下の要因となる。しかしながら，特に急性期のものでは抗VEGF治療ができるようになり制御しやすくなってきている。しかし，抗VEGF治療は根治療法ではなく，しばしば再発して複数回の注射治療が必要である。

　RVOの診療において，OCTAは網膜無灌流領域の評価に有用であるが，浮腫の再発予測にも有用である。OCTAは，FAに比べて高解像度で，また蛍光漏出の影響を受けないため，網膜血管病変の詳細な評価が可能である。

　筆者らは，初回の抗VEGF治療後（浮腫が吸収されている際）に黄斑部のOCTA画像を撮影している（図4）。傍中心窩に拡張した毛細血管を認める場合には，その2～3カ月後に浮腫が再発することが多い（図4B）。OCTA画像上の拡張した毛細血管像は，網膜静脈のうっ滞の影響を示唆するものと考えられる。

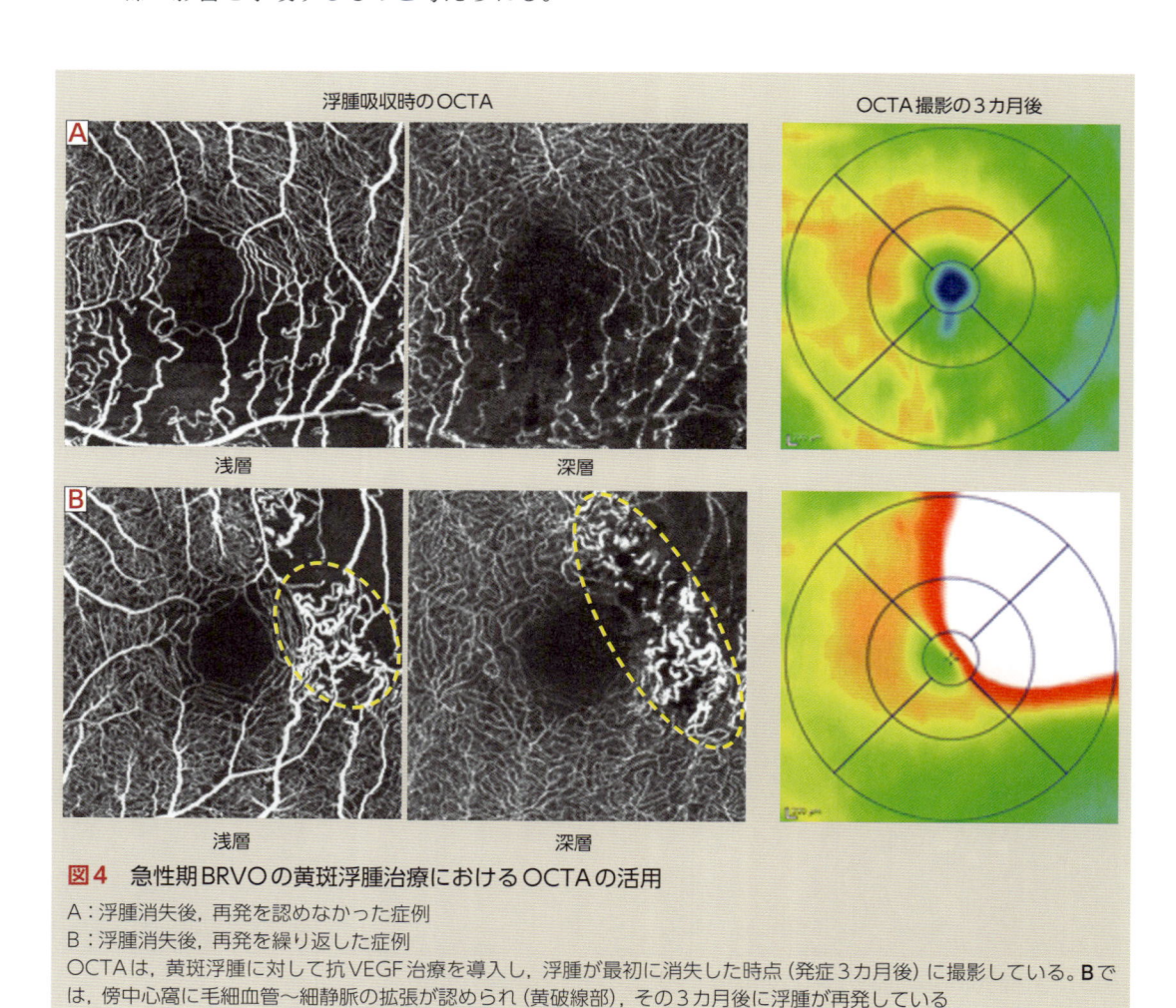

図4　急性期BRVOの黄斑浮腫治療におけるOCTAの活用

A：浮腫消失後，再発を認めなかった症例
B：浮腫消失後，再発を繰り返した症例
OCTAは，黄斑浮腫に対して抗VEGF治療を導入し，浮腫が最初に消失した時点（発症3カ月後）に撮影している。Bでは，傍中心窩に毛細血管～細静脈の拡張が認められ（黄破線部），その3カ月後に浮腫が再発している

9 網膜細動脈瘤

五十嵐沙織

Key points >>>

- 破裂時に様々な層に出血が広がるのが特徴的であり，診断や出血部位の把握にOCTが有用である。
- 黄斑下出血の有無が予後に影響するため，OCTでも明らかでない場合は早期の治療介入を検討すべきである。
- 滲出性変化が黄斑部に及ぶ場合は治療適応となる。

1 病態

　網膜細動脈瘤（retinal arterial macroaneurysm；RAM）は，網膜中心動脈から第3分枝以内の網膜動脈に生じる後天的な血管瘤である。女性，高齢者，高血圧，脂質異常症などがリスクファクターに挙がり，動脈硬化が病態に影響していると考えられている。紡錘状または囊状の形状を示し，約90％が片眼性とされる。RAMのみであれば通常自覚はないが，出血性変化や滲出性変化が黄斑に及べば視力低下をきたす。症例により多彩な眼底所見を示す疾患であり，鑑別すべき疾患は多岐にわたる。

2 出血性変化

　RAMの破裂時は，硝子体出血，網膜前出血，内境界膜（internal limiting membrane；ILM）下出血，網膜内出血，網膜下出血など，網膜の各層に出血が広がるのが特徴的である（**図1**）。眼底所見からも出血の局在は予想できるが，特にOCTは活用されたい。出血が多量に存在する場合は，ブロックで後方の描出ができず低反射を示し，網膜やRAMが描出されないこともある。RAMはILMから神経節細胞層に位置し，壁は高反射，内腔は低反射を示す円形の病変として確認できる。

　多量の網膜下出血を認める場合は，ポリープ状脈絡膜血管症（polypoidal choroidal vasculopathy；PCV）が鑑別に挙がり，PCVに特徴的な網膜色素上皮剝離やdouble layer signの有無が重要である。黄斑下出血は視力予後に大きな影響を及ぼすため，出血多量でそ

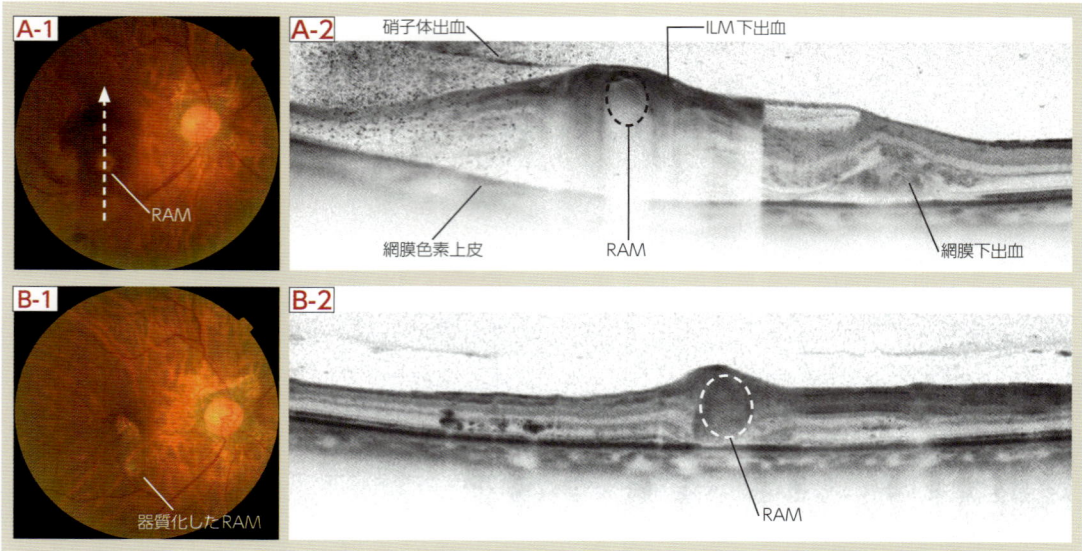

図1　RAM破裂

A：RAM破裂時
　A-1：眼底写真では黄白色のRAMを認め，周囲に出血が広がっている。RAM上方はニボーを伴い，ILM下出血と考えられる
　A-2：OCTでは，様々な層に出血を認める。ブロックでRAM後方は不明瞭だが，網膜下出血が疑われ，網膜色素上皮の不整はない
B：RAM破裂から2年後
　B-1：眼底写真では，器質化した白色のRAMを認める。黄斑部は萎縮している
　B-2：OCTでは，破裂時より明瞭にRAMが描出されている

の存在が不明瞭な場合は，早期に硝子体手術などの積極的な治療を行うことが望ましい。

3　滲出性変化

　滲出性変化としては，黄斑浮腫，硬性白斑，漿液性網膜剥離が代表的である。特に黄斑浮腫は網膜外層を含むのが特徴的であり，RAMがアーケード血管にあっても中心窩に漿液性網膜剥離を生じさせることがある。黄斑に滲出性変化が及ぶ場合は動脈瘤へのレーザー光凝固が選択肢となる。また，近年は抗VEGF薬によってRAMの閉鎖や滲出性変化の改善が得られることが報告されている。

▶ Advanced points

　RAMと動脈の3次元的な位置関係（RAMが責任動脈より前方，後方いずれに存在するか）で分類すると，動脈より後方に破裂したRAMでは網膜外層障害が大きくなる結果，視力予後が悪くなる可能性が報告されている（図2）[1]。

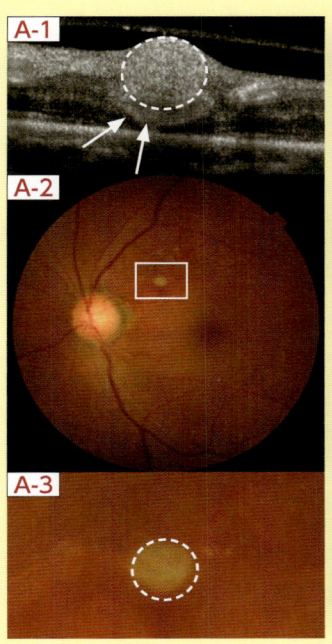
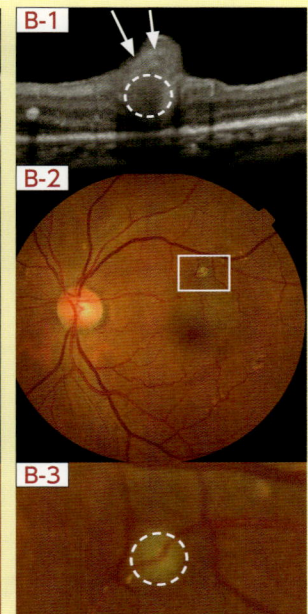

図2　責任動脈との位置関係による分類

A：動脈より前方に破裂したと考えられる症例。動脈（矢印）が器質化したRAM（破線丸印）より深層にあるため，走行を確認できない
A-1：OCT
A-2：眼底写真
A-3：**A-2**（囲み部分）の拡大像

B：動脈より後方に破裂したと考えられる症例。器質化したRAM（破線丸印）の表層に動脈（矢印）の走行を確認できる
B-1：OCT
B-2：眼底写真
B-3：**B-2**（囲み部分）の拡大像
（文献1より改変引用）

■ 文献

1)　Sakaguchi S, et al：Three-dimensional locations of ruptured retinal arterial macroaneurysms and their associations with the visual prognosis. Sci Rep. 2022；12(1)：503.

■ 参考文献

▶　Robertson DM：Macroaneurysms of the retinal arteries. Trans Am Acad Ophthalmol Otolaryngol. 1973；77(1)：OP55-67.

▶　Rabb MF, et al：Retinal arterial macroaneurysms. Surv Ophthalmol. 1988；33(2)：73-96.

▶　Goldenberg D, et al：Heidelberg spectral-domain optical coherence tomographic findings in retinal artery macroaneurysm. Retina. 2012；32(5)：990-5.

▶　Tsujikawa A, et al：Retinal structural changes associated with retinal arterial macroaneurysm examined with optical coherence tomography. Retina. 2009；29(6)：782-92.

10 病的近視

三宅正裕

Key points >>>

- 病的近視は強度近視とは異なる。
- 黄斑から視神経まで幅広く障害されるため，トータルで評価を行っていく必要がある。

1 定義と病態

かつて，「病的近視」は「強度近視」と似たような意味で使用されていたが，現在は，この両者は明確に区別されている。強度近視は単に近視の程度が強い状態を指しており，等価球面度数－6D未満，もしくは眼軸長26mm以上を指すことが一般的である。これに対して，病的近視は，屈折度数や眼軸長は問わず，①META-PM分類（後述）におけるカテゴリー2（びまん性脈絡膜萎縮）以上の萎縮性変化，もしくは，②後部ぶどう腫を有する状態を指す。実際には病的近視は強度近視に合併していることが多いが，強度近視ではない病的近視も存在する。

病的近視の病態として最も重要なのが，後部ぶどう腫の存在である。後部ぶどう腫によって眼球の各所に無理な力が加わることで様々な合併症が引き起こされ，様々な視機能障害に至る。

2 後部ぶどう腫

後部ぶどう腫（posterior staphyloma）は，病的近視における眼球後極部の一部が異常に突出した状態を指す。これは眼球の形状異常であり，視機能に重大な影響を及ぼす。2014年にSpaideによって「周囲の眼球壁よりも小さな曲率半径を有する眼球壁の突出」と定義されたように，後部ぶどう腫の内外で曲率半径が変化することが重要である。

後部ぶどう腫は1977年にCurtinによって10のタイプに類型化されたが，2014年にOhno-Matsuiらによって簡略化され，より臨床的に使いやすい分類として提案された。この分類では，ぶどう腫縁の位置と形状に基づいて，wide-macular type，narrow-macular type，peripapillary type，nasal type，inferior type，othersの6パターン（**図1**）[1]にわ

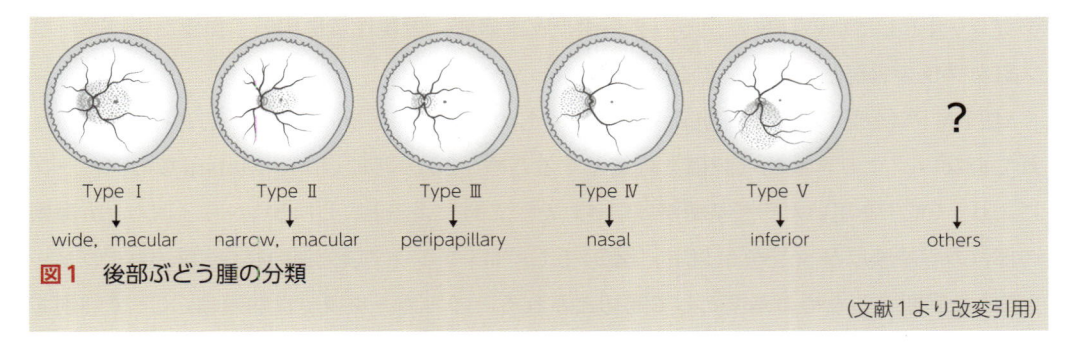

図1 後部ぶどう腫の分類

Type I → wide, macular
Type II → narrow, macular
Type III → peripapillary
Type IV → nasal
Type V → inferior
? → others

（文献1より改変引用）

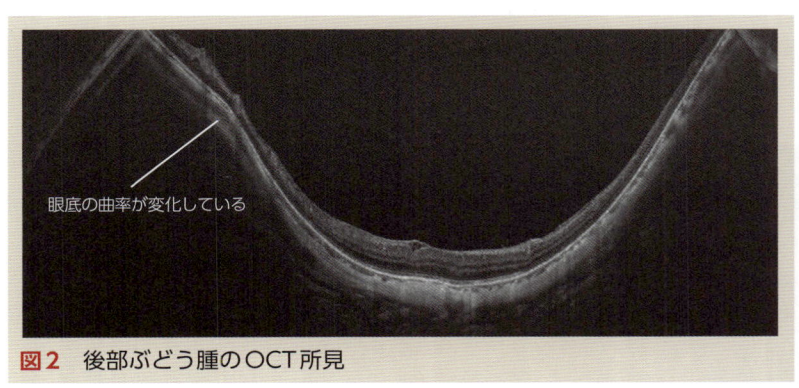

眼底の曲率が変化している

図2 後部ぶどう腫のOCT所見

けられる。

　明らかな後部ぶどう腫は細隙灯顕微鏡や広角眼底画像等でも診断がつくが，程度の軽い後部ぶどう腫を診断するためにはOCTが必須で，診断のゴールドスタンダードは，OCTにおいて眼底の曲率が変化するポイントを確認することである。後部ぶどう腫の辺縁は，一般的に撮影される9mm程度のスライスには含まれていないことも多く，確実に診断するためには広角OCTを用いる必要がある点にも注意が必要である（図2）。

　後部ぶどう腫があるのみであれば視機能障害は起こさないが，後部ぶどう腫が存在することで，後述するような様々な合併症のリスクが跳ね上がり，それらの合併症によって視機能障害につながる。

3　近視性黄斑症

　近視性黄斑症（myopic maculopathy）は，強度近視に伴う黄斑部の病変を指し，黄斑部の構造的な変化や脈絡膜の異常により視力に重大な影響を及ぼす。2015年に，Ohno-Matsuiを筆頭とする国際研究グループより，「META-PM分類」と呼ばれる近視性黄斑症の国際分類が提唱され，現在主に使用されている。この分類では，特に所見を認めないものをカテゴリー0，紋理眼底を認めるものをカテゴリー1，びまん性萎縮病変を認めるものをカテゴリー2，限局性網脈絡膜萎縮病変を認めるものをカテゴリー3，黄斑萎縮を認めるものをカ

テゴリー4としている。また，ラッカークラック病変，近視性黄斑部新生血管およびフックス斑をプラス病変として付記する決まりとなっている。

　META-PM分類の定義は眼底所見に基づくものであり，もとの分類にOCT所見は考慮されていない。より客観的な評価を可能とするため，2019年にOhno-Matsuiらのグループにより，OCTを用いた診断基準が提唱された。これによると，「中心窩から3,000μm鼻側の部位の脈絡膜厚が56.5μm以下」（図3）もしくは「ブルッフ膜欠損の存在」が，カテゴリー2以上を診断するための基準として適切とされる。ラッカークラック病変はOCTで判別することは難しく，診断には蛍光眼底造影が有用である。近視性黄斑新生血管のOCT所見については次項で説明する。

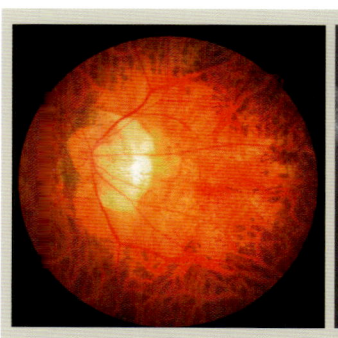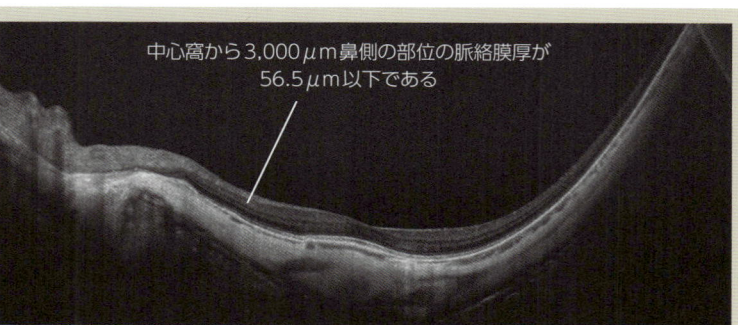

中心窩から3,000μm鼻側の部位の脈絡膜厚が
56.5μm以下である

図3　近視性黄斑症（びまん性萎縮例）
76歳，女性，眼軸長29.48mm

4　近視性黄斑部新生血管（mMNV）

　かつては「近視性脈絡膜新生血管」と呼ばれていたが，2020年頃から加齢黄斑変性における脈絡膜新生血管が「黄斑部新生血管（macular neovascularization；MNV）」と表現されるようになったことに伴って，近視性脈絡膜新生血管も「近視性黄斑部新生血管（myopic MNV；mMNV）」と表現されるようになった。mMNVは病的近視眼，すなわちカテゴリー2以上の近視性黄斑症もしくは後部ぶどう腫を有する眼に生じるMNVと定義される。

　強度近視患者が急激な視力低下，中心暗点，歪視を訴えた場合にmMNVの発症を疑う。検眼鏡所見は重要であるが，近視性変化が強い場合など，わかりづらい場合もある。このため，自覚症状を訴える場合は，検眼鏡的にMNVが同定できなくてもOCTで評価することが望ましい。典型的には，MNVが網膜色素上皮を越えて網膜下に進展するtype 2 MNVの所見を呈する。活動期にはMNV周囲の網膜下出血，網膜下液，囊胞様黄斑浮腫，フィブリン析出などの滲出性変化を伴うが，それらの滲出性変化は強くない場合も多い（図4A）。治療によってMNVが沈静化すると，MNVは網膜色素上皮によって囲い込まれ，OCT画像ではMNVが高反射のラインで縁取られるようになる（図4B）。再燃すると，そのラインがま

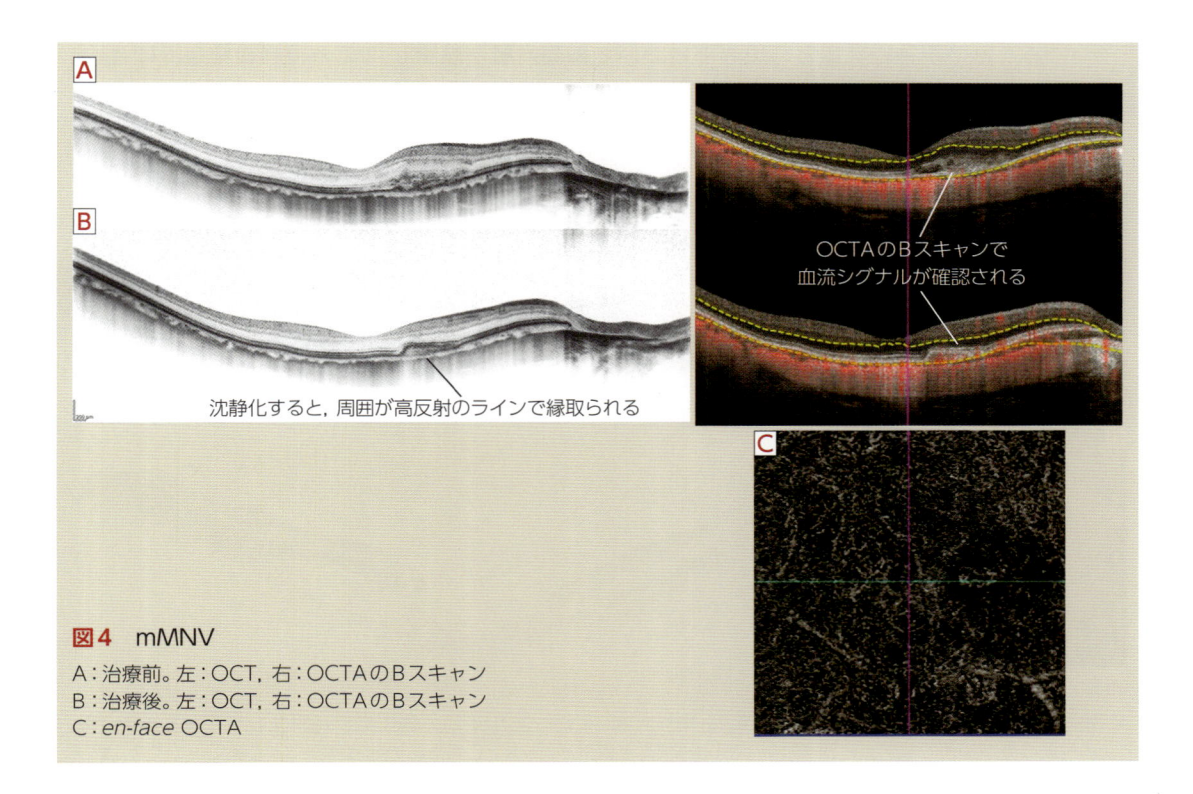

図4 mMNV
A：治療前。左：OCT，右：OCTAのBスキャン
B：治療後。左：OCT，右：OCTAのBスキャン
C：*en-face* OCTA

（図中）OCTAのBスキャンで血流シグナルが確認される

（図中）沈静化すると，周囲が高反射のラインで縁取られる

た不明瞭化するが，この変化は強くない場合も多いため，沈静化している時期のOCT画像との比較が重要である。

OCTAは，mMNVの存在を確認する上で非常に有用である。典型的には*en-face*画像にてmMNVの血管ネットワークが描出される（**図4C**）。小さなmMNVでは*en-face*画像での評価が難しい場合もあるため，このようなときはmMNVが疑われる部位のBスキャン画像を確認し，同部位に血流シグナルがあるかどうかを評価する（**図4B**）。シグナルが認められればMNVと診断可能である。一方で，OCTAは活動性の評価には向かないため，OCTで再発しているかどうかが判断できないときは，OCTAではなく蛍光眼底造影検査を行う。

5 近視性視神経症（MON）

近視性視神経症（myopic optic neuropathy；MON）は，強度近視に伴う視神経の異常であり，視野欠損や視力低下の主な原因のひとつである。これは，主には眼球・視神経の形状異常による視神経への機械的な負荷によって引き起こされる。

特に視神経にダメージを生じやすいのは，乳頭耳側に強いリッジがある症例である（**図5A**）。このような症例においては，物理的な網膜圧迫あるいは伸展により網膜内層障害が生じる。また，intrachoroidal cavitation（ICC）や視神経ピットがある場合，それらが進行

することで視神経乳頭との境界部において網膜内層が離断し，その神経線維走行に合致した，緑内障様の視野欠損が生じる（図5B）。

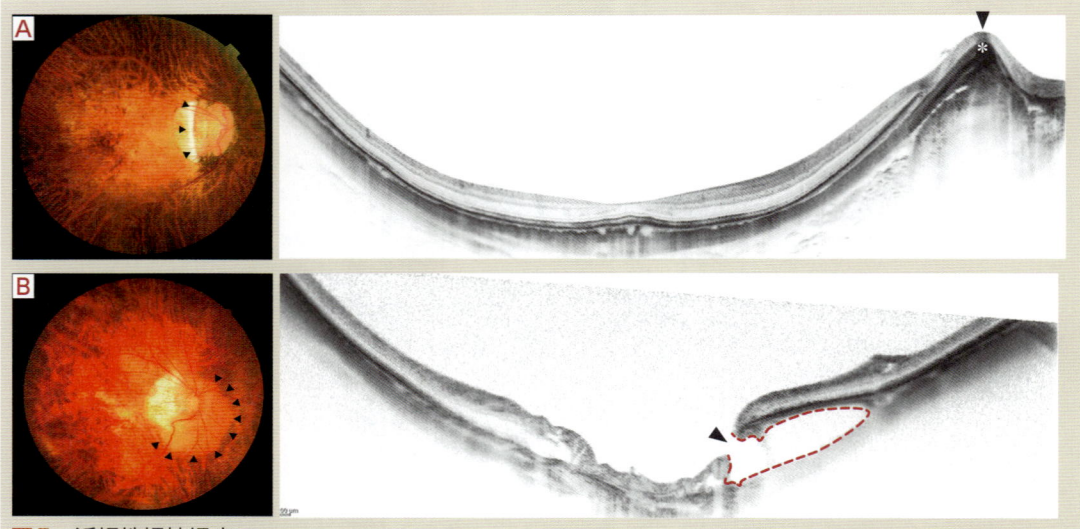

図5　近視性視神経症
A：視神経乳頭にリッジ（左図矢頭）のある症例。網膜内層が高度に屈曲（右図矢頭および＊部）するため，機械的負荷により網膜等が物理的なダメージ（網膜内層の断裂等）を受ける。また，これらの機械的負荷による脆弱性のため，眼圧による障害が出やすい可能性がある
B：ICC（左図矢頭）がみられる症例。OCTでは，脈絡膜の洞様構造として観察される。ICCと視神経乳頭との境界領域に沿って網膜内層の欠損（右図矢頭および破線部）がみられ，同部位の視野は欠損している

6　近視性牽引性黄斑症（MTM）

近視性牽引性黄斑症（myopic traction maculopathy；MTM）は，強度近視眼において，眼球の前後径が伸長することによって黄斑部に機械的な牽引が加わることで生じる網膜障害の総称である。具体的には，網膜肥厚を伴う黄斑上膜，硝子体黄斑牽引症候群，分層黄斑円孔，網膜分離症，網膜剥離〔中心窩剥離を伴う網膜分離症（図6A），黄斑円孔網膜剥離（図6B）〕を指す。

7　dome-shaped macula（DSM）

Dome-shaped macula（DSM）は，後部ぶどう腫の内側に形成されるドーム状の隆起で，隆起部位では強膜が周囲に比べて厚いことが知られている。ドーム状隆起の両側外側の網膜色素上皮（RPE）を結ぶ線上から計測して高さ $50\,\mu\mathrm{m}$ 以上のRPE，脈絡膜，強膜の膨らみがあることをもって定義することが広く受け入れられている（図7）。その原因については明らかになっていないが，近年の偏光感受型OCT（PS-OCT）を用いた研究では，DSMでは強膜内層のコラーゲン線維のみが黄斑部に凝集して肥厚し，強膜外層の線維は逆に圧排され菲

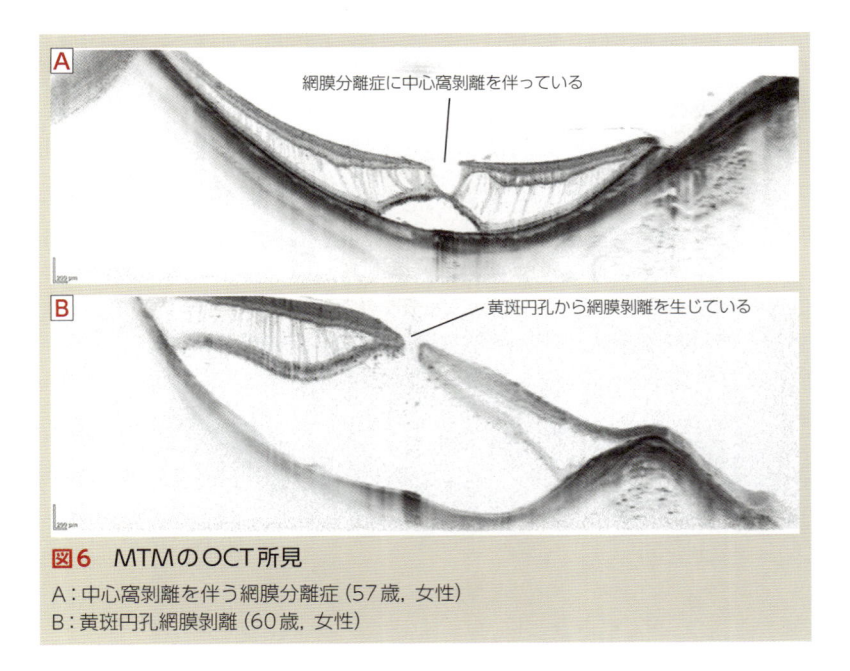

図6　MTMのOCT所見

A：中心窩剥離を伴う網膜分離症（57歳，女性）
B：黄斑円孔網膜剥離（60歳，女性）

（図6A内）網膜分離症に中心窩剥離を伴っている
（図6B内）黄斑円孔から網膜剥離を生じている

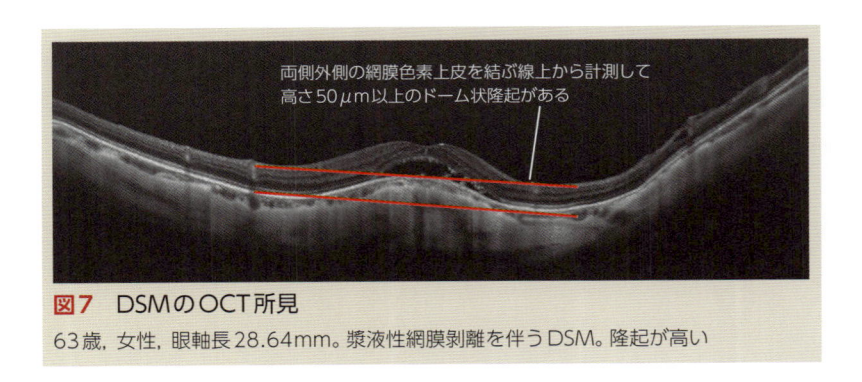

図7　DSMのOCT所見

63歳，女性，眼軸長28.64mm。漿液性網膜剥離を伴うDSM。隆起が高い

（図7内）両側外側の網膜色素上皮を結ぶ線上から計測して高さ50μm以上のドーム状隆起がある

薄化していることが報告されている。

下方後部ぶどう腫・dome-shaped macula（DSM）に伴う漿液性網膜剝離

　下方後部ぶどう腫やDSMに伴って，黄斑部に漿液性網膜剝離が生じることが知られている。OCT画像（**図8**）は中心性漿液性脈絡網膜症に類似し，時に黄斑新生血管様の網膜色素上皮隆起を伴うため，鑑別のために眼底造影検査等を要する。下方後部ぶどう腫やDSMに伴う漿液性網膜剝離に対しては，いまだ有効な治療法が確立されていない。

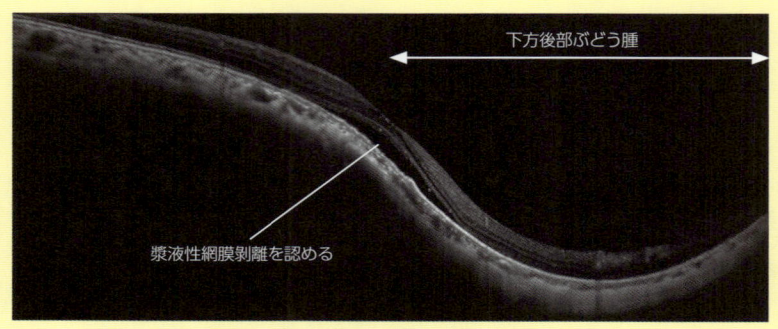

図8　下方後部ぶどう腫に伴う漿液性網膜剝離のOCT所見

■ 文献

1)　Ohno-Matsui K, et al：IMI Pathologic Myopia. Invest Ophthalmol Vis Sci. 2021；62(5)：5.

11 パキコロイド関連疾患

山城健児

Key points >>>

- ■「パキコロイド」という言葉は，脈絡膜が厚いことを指す用語として登場した。
- ■脈絡膜の厚さだけではパキコロイド疾患の診断はできない。
- ■OCTでは，脈絡膜ハーラー層の拡張した血管（pachyvessel），脈絡膜血管の上下非対称性や吻合を参考にして，パキコロイドであるかどうかを判断する。

1 パキコロイドという概念の登場

　以前から使用されていたtime domain-OCT（TD-OCT）やspectral domain-OCT（SD-OCT）による通常撮影では，脈絡膜の構造は鮮明には描出できなかったため，黄斑疾患と脈絡膜構造の関係は解明できなかった。しかし，2009年頃から活用されるようになったSD-OCTを用いた特殊な撮影方法であるenhanced depth imaging（EDI）や，2015年頃から使用できるようになったswept source-OCT（SS-OCT）では，脈絡膜構造が観察できるため，徐々に黄斑疾患における脈絡膜の変化が解明されてきた。

　2009年には中心性漿液性脈絡網膜症（central serous chorioretinopathy；CSC）の脈絡膜が厚いことが明らかとなり，その後，滲出型加齢黄斑変性でも脈絡膜が厚い疾患群と薄い疾患群があることが注目されるようになった。2012年には滲出型加齢黄斑変性と診断されている症例の中に，CSCに黄斑部新生血管（macular neovascularization；MNV）が生じたものと考えられる症例が混在しており，そのような症例の脈絡膜が厚いことが明らかとなった。さらに2013年には脈絡膜が厚い状態を指す言葉として「pachychoroid（パキコロイド）」という用語が登場した。

　パキコロイドを背景にして発症するパキコロイド疾患としては，CSCだけではなく，漿液性網膜剝離がまだ生じていない不全型のCSCと考えられるパキコロイド色素上皮症（pachychoroid pigment epitheliopathy；PPE），CSCやPPEにMNVが生じたパキコロイド新生血管症（pachychoroid neovasculopathy；PNV）がある。

2 パキコロイドの病態

　前述のように，「パキコロイド」という用語は，脈絡膜が厚い状態を示す言葉として登場した。しかし，その後の研究によって，脈絡膜が厚いことがパキコロイド疾患の病態に関わっているわけではなく，拡張した脈絡膜血管（pachyvessel）や脈絡膜血管の透過性亢進（choroidal vascular hyperpermeability；CVH），脈絡膜血管の吻合やうっ滞，脈絡膜血管分水嶺の偏位，強膜の肥厚等が発症に関わっているのではないかと考えられるようになってきており，これらの病態を総称して「パキコロイド」と呼ぶようにもなっている。

3 パキコロイドのOCT所見

　脈絡膜の厚さはEDI-OCTやSS-OCTで測定できる。しかし，脈絡膜厚は加齢や疾患の進行に伴って薄くなるため，パキコロイドの基準となる脈絡膜厚は定まっていない。脈絡膜の血管は網膜側から強膜側にかけて徐々に太くなっており，網膜側の細い脈絡膜血管の層を脈絡毛細血管板，強膜側の太い脈絡膜血管の層を「ハーラー層」，中間に存在する中程度の太さの脈絡膜血管の層を「サトラー層」と呼ぶ（図1）[1]。パキコロイドではハーラー層が厚くなり，脈絡膜毛細血管板とサトラー層が菲薄化している。

　ハーラー層の太くなっている脈絡膜血管を"pachyvessel"と呼ぶ。OCTのBスキャンでは，太いpachyvesselの断面が観察できる（図2）。しかし，pachyvesselと判断するための血管径が決まっているわけではない。ハーラー層の脈絡膜血管は静脈系に属すると考えられるため，"pachyvein"と呼ぶほうがより正確であるかもしれないが，現時点では"pachyvessel"という用語が定着している。

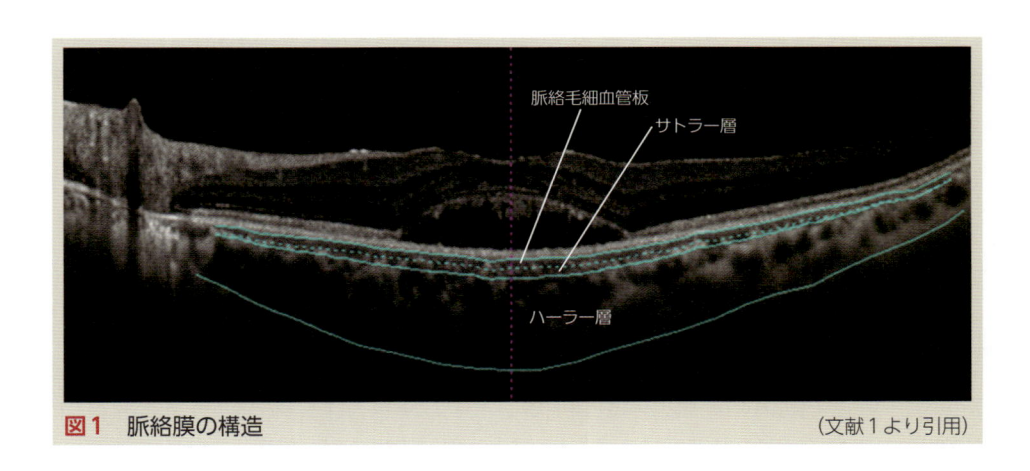

脈絡毛細血管板
サトラー層
ハーラー層

図1　脈絡膜の構造　　　　　　　　　　　　　　（文献1より引用）

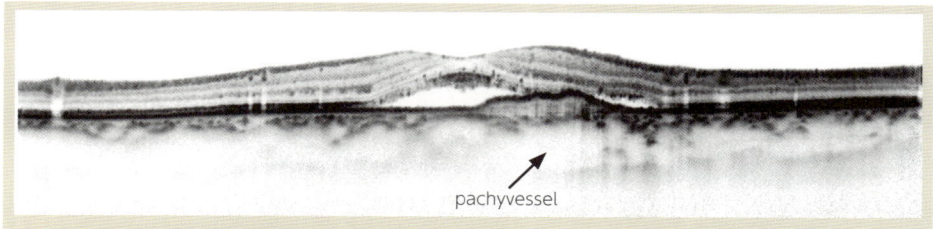

図2　pachyvesselの断面
OCTのBスキャンでは，太いpachyvesselの断面が観察できる

OCTのCスキャン（*en-face*画像）では，pachyvesselが渦静脈につながっていることが確認できる（**図3**）[2]。ハーラー層の血管走行を観察すると，パキコロイド疾患では上下非対称になっていることが多く，上下の血管が吻合している像や，分水嶺の偏位や不明瞭化が観察できることも多い。

前眼部OCTでは，強膜の肥厚が観察できる（**図4**）[3]。

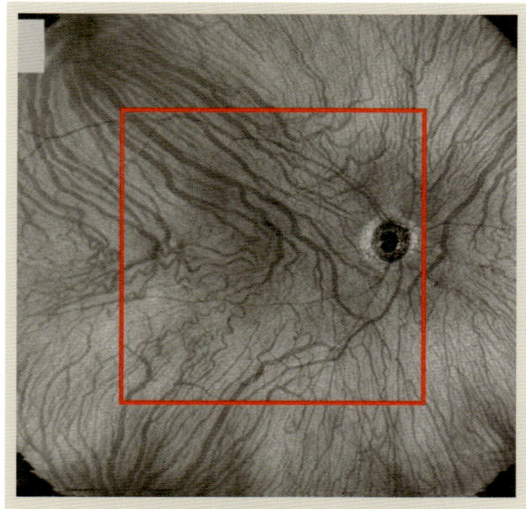

図3　pachyvesselの*en-face* OCT所見
pachyvesselが耳上側の渦静脈につながっていることが確認できる。赤枠内の血管走行は上下非対称になっており，上下の血管が吻合している　　（文献2より引用）

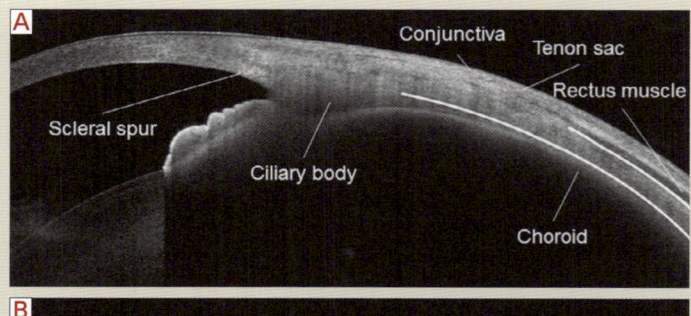

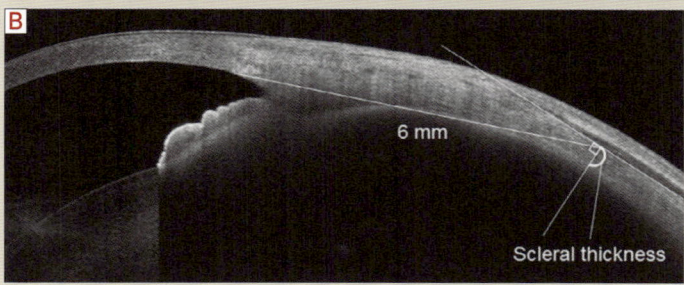

図4　パキコロイド疾患眼の前眼部OCT所見
A：強膜周囲の構造
B：強膜厚の測定方法
Scleral spur：強膜岬
Ciliary body：毛様体
Conjunctiva：結膜
Tenon sac：テノン囊
Rectus muscle：直筋
Choroid：脈絡膜
Scleral thickness：強膜厚

（文献3より引用）

パキコロイドの診断基準

　パキコロイドを客観的に診断できる基準は定まっていないが，以下の所見を主観的に判断して診断することが多く，下記４つの項目をすべて満たす場合にパキコロイドと診断する。

①眼底紋理が減弱している（眼底写真または眼底所見）

②軟性ドルーゼンが存在しない（眼底写真または眼底所見）

③pachyvesselが存在している（OCTおよびIA）

④脈絡膜血管透過性亢進（IA），MNVとは独立した網膜色素上皮の異常所見，またはCSCの既往を認める

4 OCTAの活用

　CSCにわずかでもMNVが生じた時点で，診断はCSCからPNVに変わることになるが，実際にはその鑑別は難しい。特に，わずかに網膜色素上皮層の隆起がみられる場合に，蛍光眼底造影検査やOCTでは，その隆起がMNVであるか否かが判別しにくい。そこでOCTAを活用すると，flow signalを確認できればMNVと判断してPNVと診断することができる。

■ 文献

1) Imanaga N, et al：Relationship Between Scleral Thickness and Choroidal Structure in Central Serous Chorioretinopathy. Invest Ophthalmol Vis Sci. 2023；64(1)：16.

2) Funatsu R, et al：Choroidal morphologic features in central serous chorioretinopathy using ultra-widefield optical coherence tomography. Graefes Arch Clin Exp Ophthalmol. 2023；261(4)：971-9.

3) Imanaga N, et al：Clinical Factors Related to Loculation of Fluid in Central Serous Chorioretinopathy. Am J Ophthalmol. 2022：235：197-203.

12 ドルーゼン，PED

高橋綾子

Key points >>>

- ドルーゼンは加齢性の沈着物であり，後期加齢黄斑変性（AMD）発症のリスクファクターである。
- Reticular pseudodrusenは，他のドルーゼンと異なり，RPE上の沈着物であり，後期AMDの発症リスクがより高いため，フォローに注意が必要である。
- Drusenoid PEDは，滲出型AMD，萎縮型AMDのいずれにも進行しうる。
- PEDはMNVを伴うかどうかで治療方針が異なるため，OCTAなどを有効活用して判断する。

1 ドルーゼン

　ドルーゼン（drusen）は眼底にみられる黄白色の小型隆起病巣であり，加齢性に形成される沈着物の総称である。網膜色素上皮（retinal pigment epithelium；RPE）異常とともに，加齢黄斑変性（age-related macular degeneration；AMD）のリスクファクターとされる。

　ドルーゼンは，大きさ，色調，数，分布など多様性に富んでおり，同一眼に複数の種類のドルーゼンが存在することもあり，時間経過とともに増加することが多い。ドルーゼンの状態でAMD発症ハイリスクであるかどうかの目途をつけ，患者への説明や定期検査の間隔を決めることが望ましい。

軟性ドルーゼン ―――――――

　ドルーゼンはその大きさにより，硬性ドルーゼン（hard drusen）（＜63μm）と軟性ドルーゼン（soft drusen）（≧63μm）に分類され，軟性ドルーゼンはAMD発症の危険因子である。軟性ドルーゼンは黄白色で境界がやや不明瞭であり，RPE下の沈着物である（図1）。

reticular pseudodrusen ―――――――

　Reticular pseudodrusen（"pseudodrusen"または"subretinal drusenoid deposit（SDD）"とも呼ばれる）は，通常の軟性ドルーゼンがRPE下にあるのとは異なり，RPEの上に存在

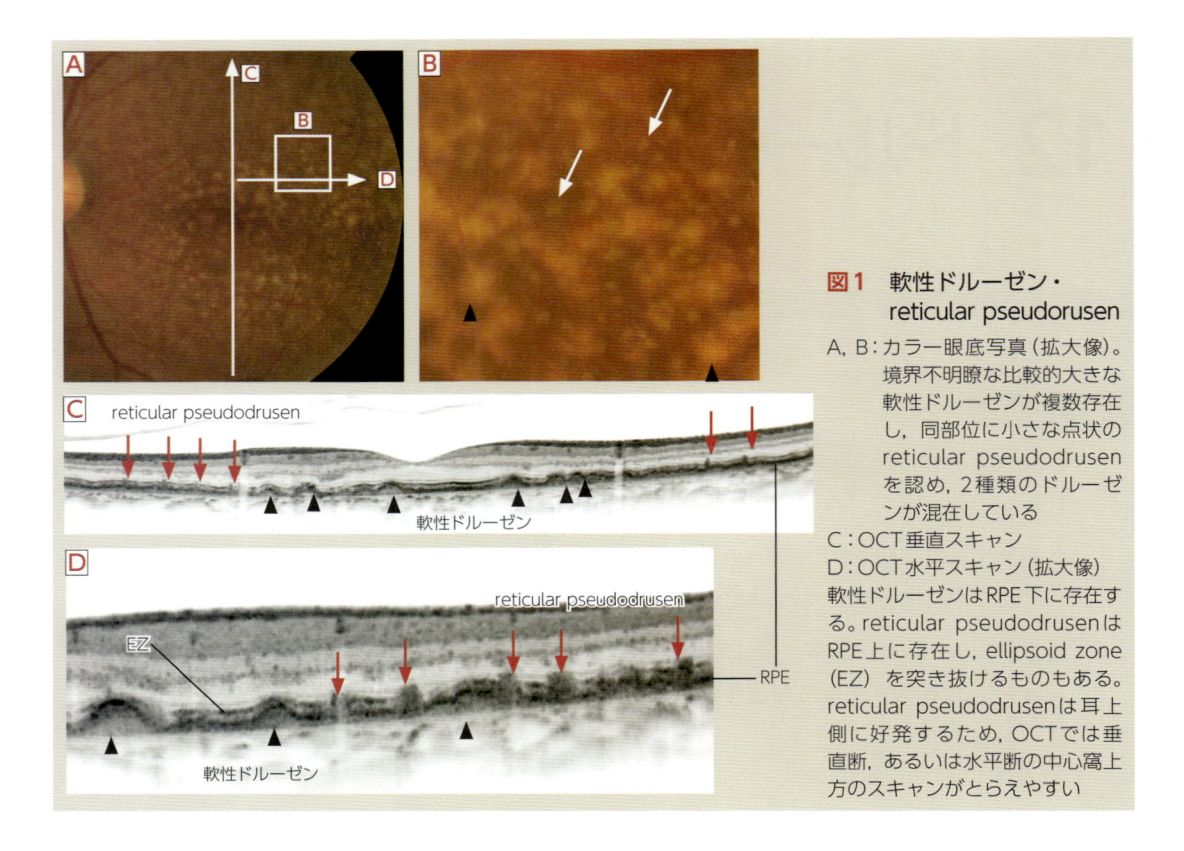

図1 軟性ドルーゼン・reticular pseudorusen

A, B：カラー眼底写真（拡大像）。境界不明瞭な比較的大きな軟性ドルーゼンが複数存在し，同部位に小さな点状のreticular pseudorusenを認め，2種類のドルーゼンが混在している

C：OCT垂直スキャン

D：OCT水平スキャン（拡大像）軟性ドルーゼンはRPE下に存在する。reticular pseudorusenはRPE上に存在し，ellipsoid zone（EZ）を突き抜けるものもある。reticular pseudorusenは耳上側に好発するため，OCTでは垂直断，あるいは水平断の中心窩上方のスキャンがとらえやすい

する。軟性ドルーゼンに比べて白っぽく，点状のdot typeと，網状のribbon typeがあり，黄斑部耳上側に好発する（**図1**）。大規模スタディで後期AMD発症率が軟性ドルーゼンに比べて2倍以上であることが報告され，pseudorusenを伴う症例は，AMDハイリスク症例として注意して経過観察する必要がある。

confluent drusen, drusenoid PED

　軟性ドルーゼンが集族したものを"confluent drusen"と呼び，さらに癒合したものを"drusenoid PED"（**図2**）（後述）と呼ぶ。pseudorusenを伴う症例と，伴わない症例があり，後者はさらにハイリスク症例として注意が必要である。経過中にPED内部に黄斑部新生血管（macular neovascularization；MNV）を続発し，滲出型AMDを発症するものと，PEDが虚脱して萎縮型AMDを発症するものがある。

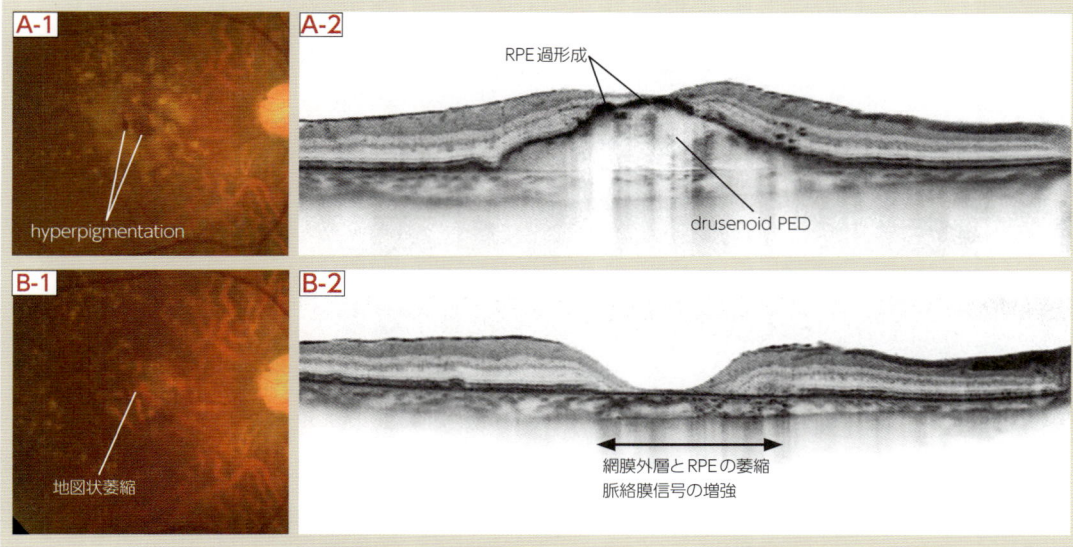

図2　drusenoid PEDの自然経過

A：drusenoid PED
　　A-1：カラー眼底写真では，黄斑部にドルーゼンが多数存在し，中心では癒合してdrusenoid PEDを形成している。中心窩およびその耳側に茶褐色のhyperpigmentationの所見を認める
　　A-2：drusenoid PEDはRPE下の沈着物である。OCTでは，hyperpigmentationはRPEの過形成として描出される。drusenoid PEDは大きいほど，内部反射が不均一となる
B：Aの症例の自然経過2年後
　　B-1：カラー眼底写真では，drusenoid PEDは退縮して地図状萎縮を認め，萎縮型AMDへ移行した。萎縮周囲のドルーゼンも自然消退している
　　B-2：OCTでは，網膜外層とRPEが萎縮し，その部位の脈絡膜信号が増強している

2 網膜色素上皮剥離 (PED)

　RPE下に病変が生じ，RPEがブルッフ膜（RPEと脈絡膜の間に存在する境界膜）から剥離した状態のことを指す。網膜色素上皮剥離（retinal pigment epithelial detachment；PED）は，黄斑浮腫や漿液性網膜剥離（serous retinal detachment；SRD）とは異なる所見であり，病的意義や治療方針も異なるため，PEDであるかどうかをOCTでしっかり見きわめる必要がある。OCTでまずRPEの高反射のラインを確認するのが基本であり，それより上か下かを確認する。PEDとSRDは一見類似して見えるが，PEDは貯留物がRPEの下であり，SRDはRPEの上，すなわち網膜下である（**図3**）。黄斑浮腫は網膜内層の浮腫性の変化であるため，所見の場所が異なる。

　PEDは内部構造により分類され，病的意義が異なる。漿液性PED（serous PED）は，中心性漿液性脈絡網膜症（central serous chorioretinopathy；CSC）やAMDに合併することが多く，それ自体には治療適応はないが，CSCで網膜下液（subretinal fluid；SRF）を伴い遷延する場合や，MNVを伴い滲出性変化を認める場合は治療の検討が必要となる。drusenoid PED（**図2**）は，前述のように多数のドルーゼンが融合し，PED内部をドルーゼン

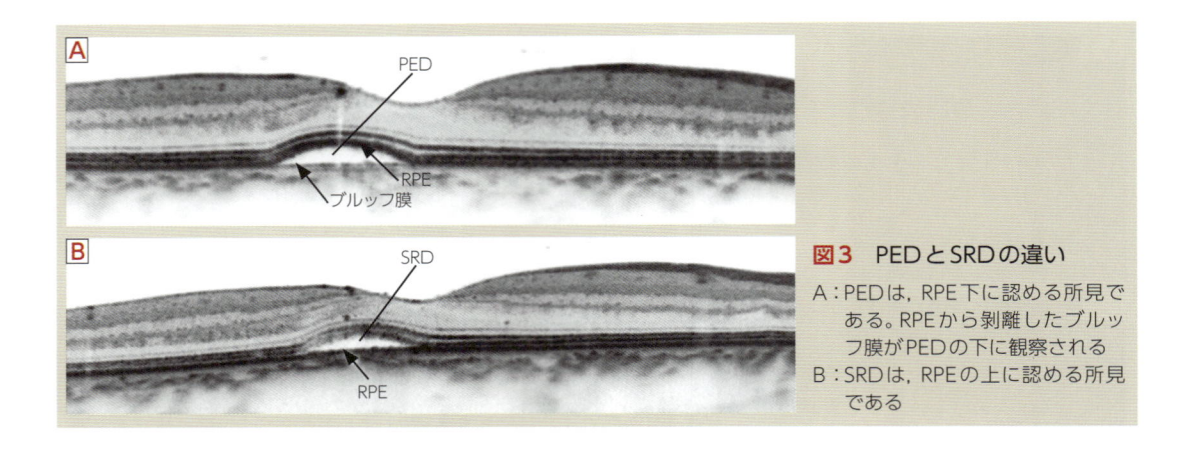

図3 PEDとSRDの違い

A：PEDは，RPE下に認める所見である。RPEから剥離したブルッフ膜がPEDの下に観察される

B：SRDは，RPEの上に認める所見である

物質が満たした場合のことを指す。MNVを伴わない場合は経過観察でよいが，AMD発症のハイリスク群であるため，注意深い経過観察が必要となる。出血性PED（hemorrhagic PED），線維血管性PED（fibrovasucular PED）はMNVがあることを示す所見であり，滲出型AMDにおける所見でもある。PEDの種類は，OCTにおける内部反射や，RPEが円滑か，notchがあるかなどで判定できることもあるが，OCTAを活用すれば，内部に新生血管の成分があるかどうかを判定することが可能である（**図4**）。

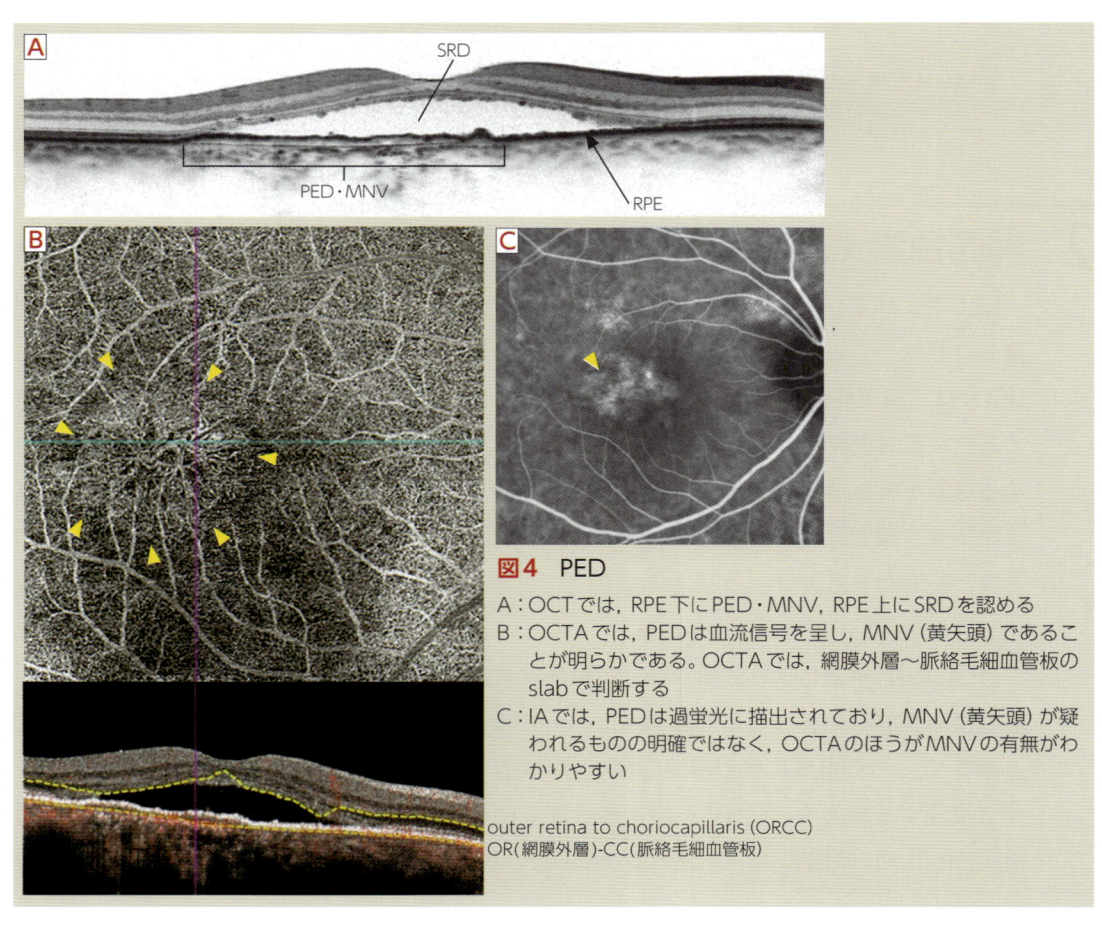

図4 PED

A：OCTでは，RPE下にPED・MNV，RPE上にSRDを認める

B：OCTAでは，PEDは血流信号を呈し，MNV（黄矢頭）であることが明らかである。OCTAでは，網膜外層～脈絡毛細血管板のslabで判断する

C：IAでは，PEDは過蛍光に描出されており，MNV（黄矢頭）が疑われるものの明確ではなく，OCTAのほうがMNVの有無がわかりやすい

outer retina to choriocapillaris (ORCC)
OR(網膜外層)-CC(脈絡毛細血管板)

▶ Advanced points

　OCTAはMNVの検出に有用であり，その有無で治療方針や予後も異なってくるため診療に有効活用される。しかし，RPE下病変や萎縮を認める症例では，OCTAのセグメンテーションエラーが生じやすいため留意が必要である。OCTAのセグメンテーションを行っているBスキャン画像も確認して判断する（**図5**）。

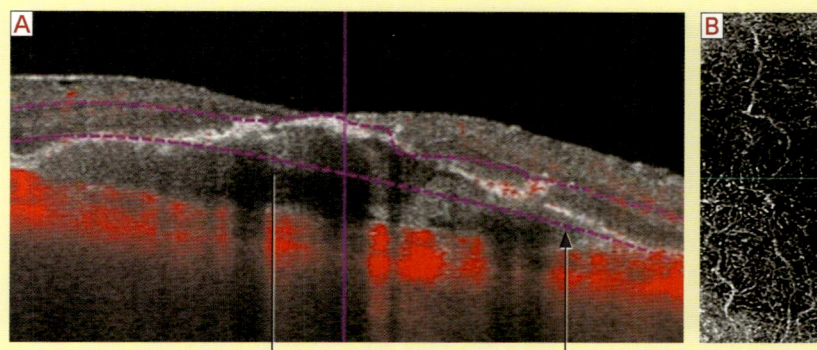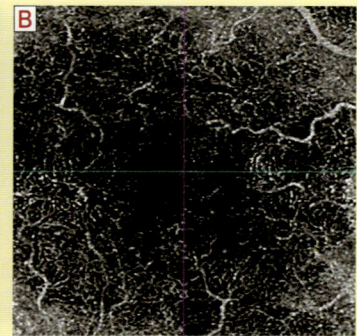

PED内部に血流信号（赤）は認めない　　セグメンテーションエラー（脈絡毛細血管板）

図5　drusenoid PEDのOCTA（**図2**と同症例）

A：Bスキャン
B：slab
OCTAでMNVの検出に用いられるのはORCCのslabである。自動セグメンテーションにて，**A**の上側の紫破線は外網状層に相当し，下側の紫破線は脈絡毛細血管板に相当する。drusenoid PEDではRPEが不整に隆起するため，セグメンテーションエラーが起きやすい。**A**では，脈絡毛細血管板のラインがdrusenoid PEDの真ん中を横切ってエラーを起こしていることが明らかであり，**B**でMNVの有無は判断できない。Bスキャン画像の確認も必要である

13 滲出型加齢黄斑変性

木戸　愛

Key points >>>

- 滲出型加齢黄斑変性の診断は種々の検査を用いて総合的に行うが，その中でもOCT 検査は特に重要である。サブタイプごとの特徴的なOCT所見を把握するようにする。
- ポリープ状脈絡膜血管症 (PCV) では，急峻なPEDの隆起 (RPE下のポリープ状病巣) と それに連続した異常血管網に注目する。網膜内血管腫状増殖 (RAP) では，網膜内の強 い滲出性変化とbump sign (RPEの断裂) を探す。
- 活動性を反映する所見は，SRF，IRF，SHRM，出血である。瘢痕病巣やCMDは活動 性を表す所見ではないため，積極的治療対象とはしない。

1 概説

　滲出型加齢黄斑変性は，黄斑部に新生血管 (macular neovascularization；MNV) が発生 し，滲出性変化を介して，不可逆的な視機能障害を引き起こす黄斑疾患である。人口の高齢 化等の原因から患者数が増加していることが知られており，その診断や治療法の開発が喫緊 の課題となっている。

2 黄斑部新生血管の分類

　滲出型加齢黄斑変性でみられる新生血管は，下記のtype 1 ～ 3の3つに分類される。

type 1 MNV

　脈絡膜で発生した新生血管が網膜色素上皮 (retinal pigment epithelium；RPE) を越えず にRPE下にとどまるものである (図1)。FAでは，典型的には "occult pattern" と呼ばれる 造影所見 (早期には蛍光漏出を認めないか，顆粒状の過蛍光斑，後期にかけても弱い蛍光漏 出) を示すことが多い。

　OCTでは，MNVは内部が不均一な中等度反射のRPEの不整な隆起としてとらえられ， RPEを越えていないため，RPEの連続性は保たれている。活動性のあるtype 1 MNVは瘢

液性網膜色素上皮剥離（serous retinal pigment epithelial detachment；serous PED）や，網膜下液（subretinal fluid；SRF），あるいは漿液性網膜剥離（serous retinal detachment；SRD）を伴っていることが多い（**図1B**）。Type 1 MNV からの出血は，網膜下出血（subretinal hemorrhage；SRH）（**図2A**），出血性網膜色素上皮剥離（hemorrhagic retinal pigment epithelial detachment；hemorrhagic PED）の様相を呈する（**図2B**）。MNV が RPE よりも下にとどまっているため，網膜内液（intra retinal fluid；IRF），あるいは嚢胞様黄斑浮腫（cystoid macular edema；CME）を観察することは多くなく，認める場合でも少量である。OCTA では，RPE 下に新生血管が描出される（**図1C**）。

type 2 MNV

　脈絡膜で発生した新生血管が RPE を突き破り，網膜内へ進展しているものである（**図3**）。典型的には，FA では "classic pattern" と呼ばれる造影所見（早期に明瞭な輪郭を持つ過蛍光，後期に旺盛な蛍光漏出）を示す。

　OCT では，IRF や網膜出血などの網膜内の滲出性変化を強く認める（**図3**）。病変部を細かいスライスで撮像すれば，RPE が断裂し，新生血管が網膜内に進展している所見が描写されることもある。

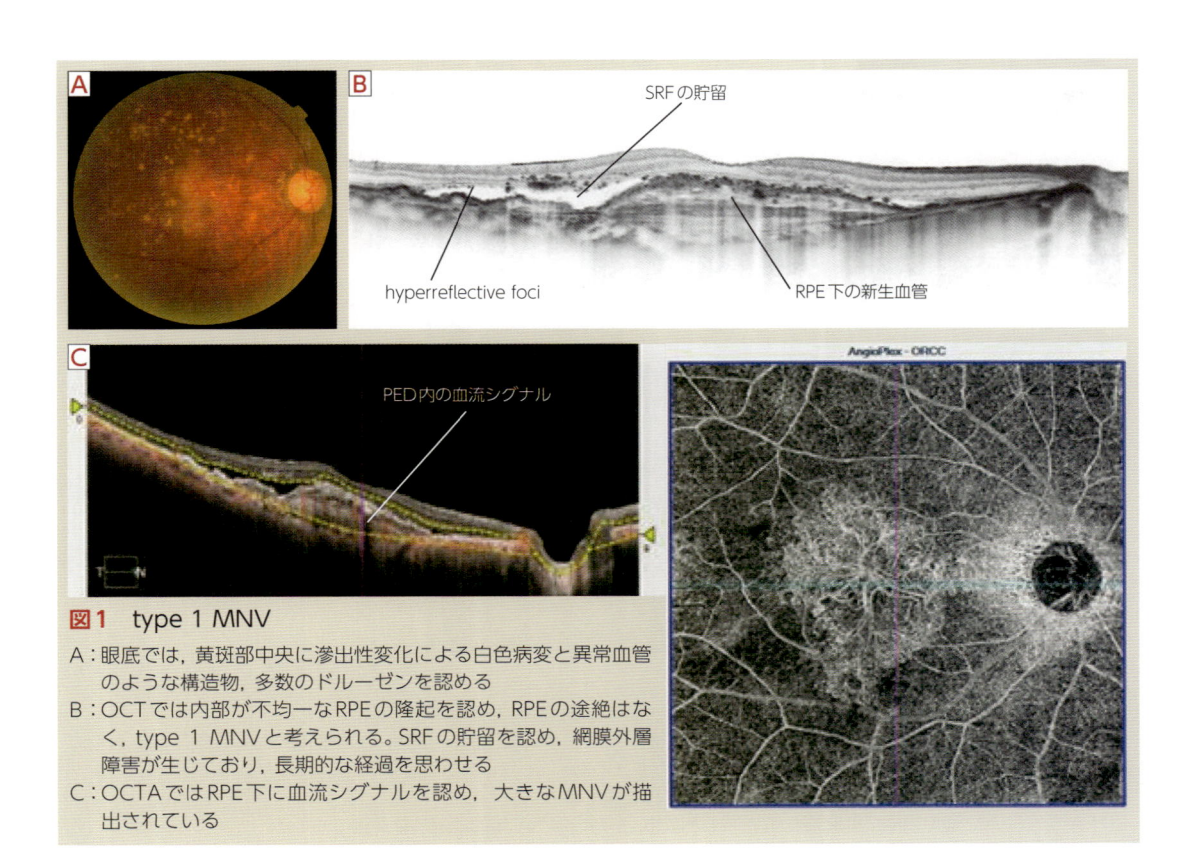

図1　type 1 MNV
A：眼底では，黄斑部中央に滲出性変化による白色病変と異常血管のような構造物，多数のドルーゼンを認める
B：OCT では内部が不均一な RPE の隆起を認め，RPE の途絶はなく，type 1 MNV と考えられる。SRF の貯留を認め，網膜外層障害が生じており，長期的な経過を思わせる
C：OCTA では RPE 下に血流シグナルを認め，大きな MNV が描出されている

図中ラベル：SRF の貯留／hyperreflective foci／RPE 下の新生血管／PED 内の血流シグナル／AngioPlex - OfCC

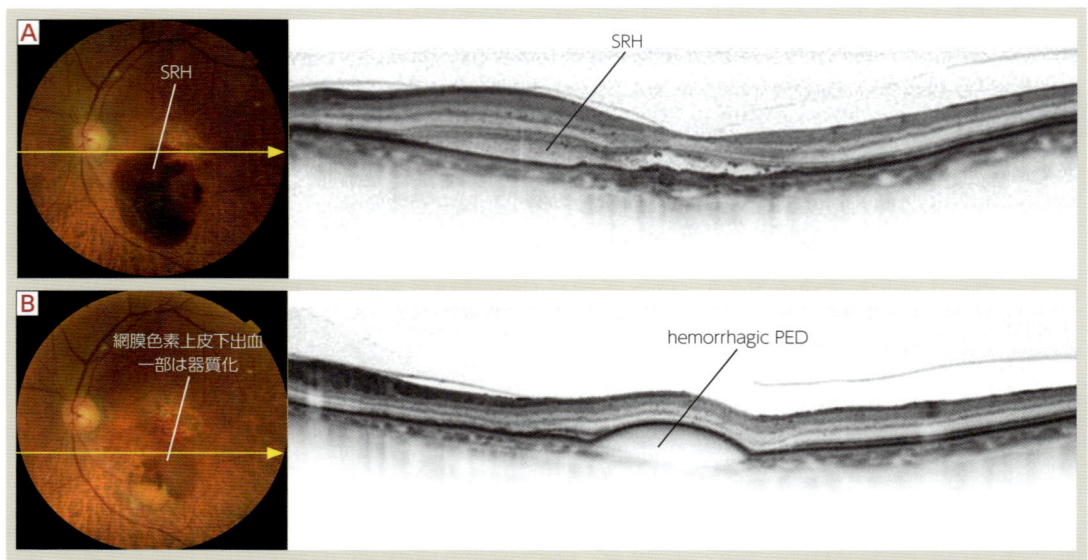

図2 SRH・hemorrhagic PED

A：SRHは，OCTでは網膜下やRPE上に高反射領域として描出される。出血の濃さによって高反射の程度が異なり，本症例は滲出液で薄まっている比較的濃度の薄いSRHである

B：hemorrhagic PED（網膜色素上皮下出血）はRPE下の出血であるため，SRHのように鮮明な赤色には見えない。OCTでは網膜色素上皮剥離（PED：RPEがブルッフ膜から剥離している状態）の中に出血が貯留した状態である

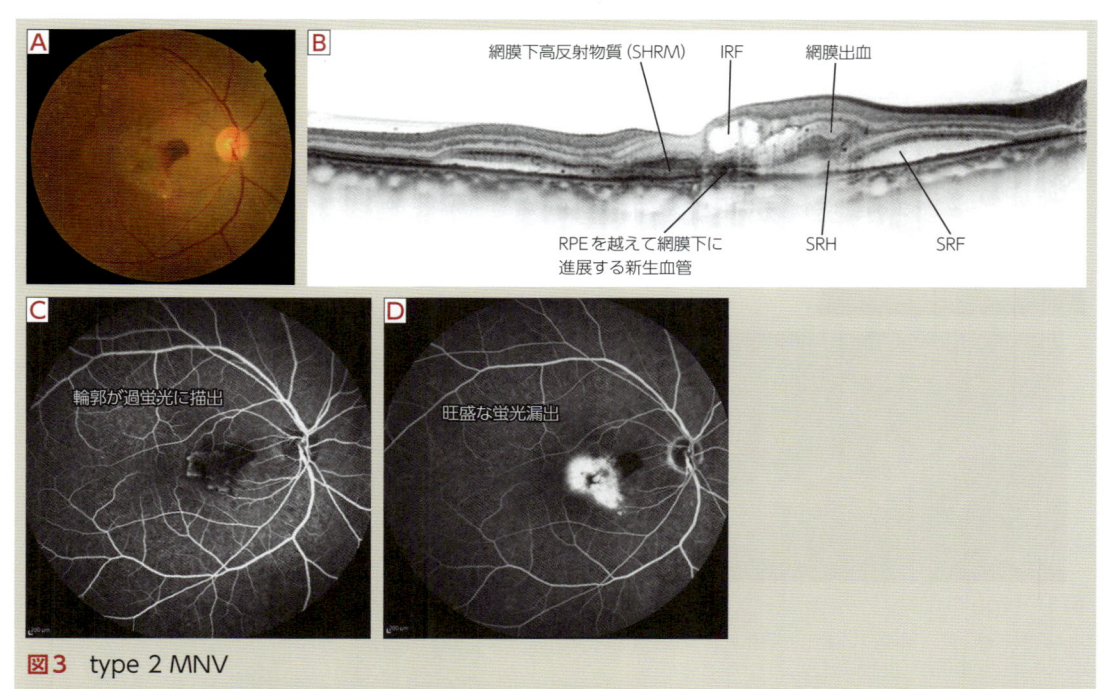

図3 type 2 MNV

A：眼底では，中心窩周囲の網膜が白く浮腫状に見え，網膜出血やSRHを伴っている

B：OCTではSRFやSRHに加え，網膜内の強い滲出性変化（IRFや網膜出血）を認める。中心窩下には網膜下高反射物質（SHRM）を認め，MNVの活動性が強いことがうかがえる

C：FA 21秒。造影早期には病変の輪郭が過蛍光に描出されている

D：FA 5分52秒。造影後期には旺盛な蛍光漏出を認め，早期のように輪郭は追えなくなっている

type 3 MNV

網膜内に発生した新生血管がRPE側へと進展するものである。後述する網膜内血管腫状増殖にみられる新生血管はtype 3 MNVにあたる。

3 ポリープ状脈絡膜血管症（PCV）

ポリープ状脈絡膜血管症（polypoidal choroidal vasculopathy；PCV）は，1982年にYannuzziによって最初に報告された疾患で，RPE下の異常血管網とその先端の拡張したポリープ状病巣を特徴とする，滲出型加齢黄斑変性のサブタイプのひとつである。サブタイプの頻度には人種差があることが知られており，PCVは日本人を含むアジア人に多くみられるサブタイプであり，日本人の滲出型加齢黄斑変性の約50％を占める。2005年に日本で策定されたPCVの診断基準は，眼底検査で橙赤色隆起病変を認める，もしくは，IAで特徴的なポリープ状病巣を認める（**図4A**）ことが確実例として定義されている。しかし，欧米ではIA検査が実施されることは少なく，OCTで特徴的な所見を認めることで，臨床的にPCVと診断されることがほとんどである。実際に，わが国でもIA検査を実施できる施設は限られており，PCVの特徴的なOCT所見を把握しておき，OCT所見からPCVと暫定的に診断する力をつけておくことは重要である。

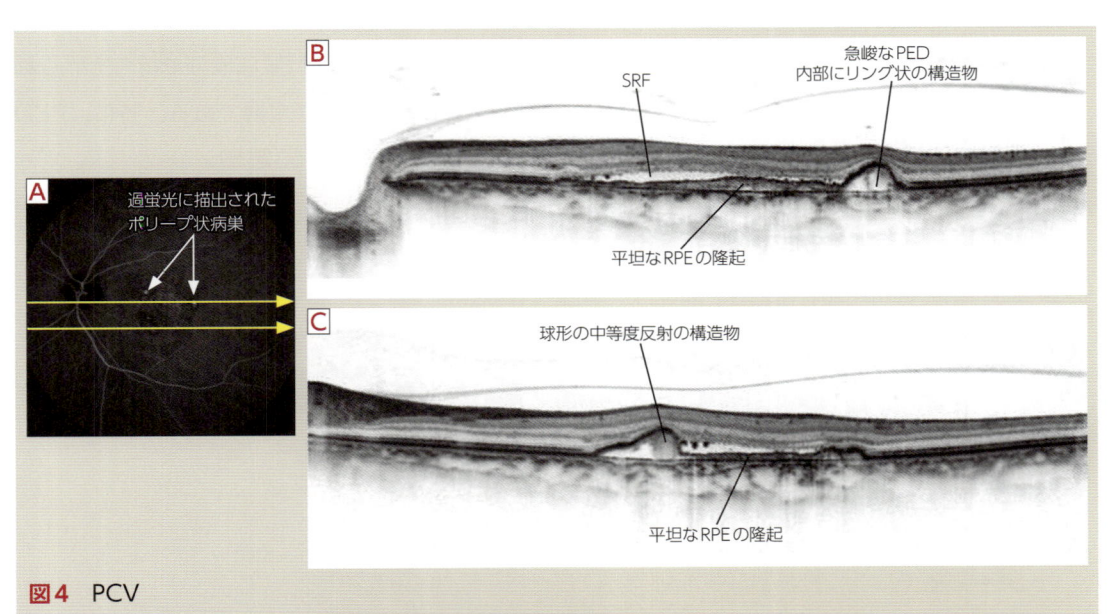

図4　PCV
A：IAで，円形の過蛍光斑として描出されたポリープ状病巣を認める
B，C：ポリープ状病巣を通る水平スキャン。OCTでは，ポリープ状病巣は，急峻に立ち上がるPEDの内部のリング状や球状の構造物として描出される。異常血管網は，ポリープ状病巣から連続する丈の低いRPEの隆起としてみられ，内部は中等度反射である。これを "double layer sign" と呼ぶ

また近年，パキコロイド（pachychoroid）関連疾患という疾患概念が注目を浴びている。詳細については3章11「パキコロイド関連疾患」を参照頂きたいが，パキコロイド関連疾患は脈絡膜の血管拡張や血管透過性亢進を特徴とし，そのひとつであるパキコロイド新生血管症（pachychoroid neovasculopathy；PNV）の多くの症例を，従来のPCVとして扱ってきたのではないかと指摘されている。実際に，PCVの臨床的な特徴のひとつに脈絡膜が厚いことが知られており，それはパキコロイド関連疾患の特徴そのものである。種々の検査を施行しても，個々の症例をPCVとすべきかPNVとすべきか迷うことは少なくなく，両者のオーバーラップを意識しながら，診療にあたることが重要である。

OCT所見

OCT検査では，PCVの最大の特徴であるポリープ状病巣と異常血管網をRPE下にとらえることができる。典型的には，ポリープ状病巣は内部が中等度～高反射の急峻なPEDとして描出される（図4B，C）。病変を通る断面で撮像すれば，ポリープ状病巣そのものの断面をPED内部のリング状の高反射構造物として確認できることがある（図4B，C）。異常血管網は，そのポリープ状病巣から連続するように，丈の低いRPEの隆起としてみられ，内部は中等度反射である。本来はRPEとブルッフ膜は重なった1本のラインとしてみられるが，異常血管網の存在によりRPEが持ち上げられることで，RPEとブルッフ膜を2本のラインとしてとらえられるようになり，"double layer sign"と呼ばれる（図4B，C）。また，滲出液の漏出により漿液成分がRPE下に貯留し，serous PEDを伴っていることも多い。大きなserous PEDを認めたときは，その辺縁にRPEの急峻な隆起や中等度反射（漿液成分で持ち上げられたポリープ状病巣や異常血管網）がないかどうかを確認することが重要である。特に，PED辺縁のRPEの急峻な隆起は"tomographic notch sign"と呼ばれる（図5）。

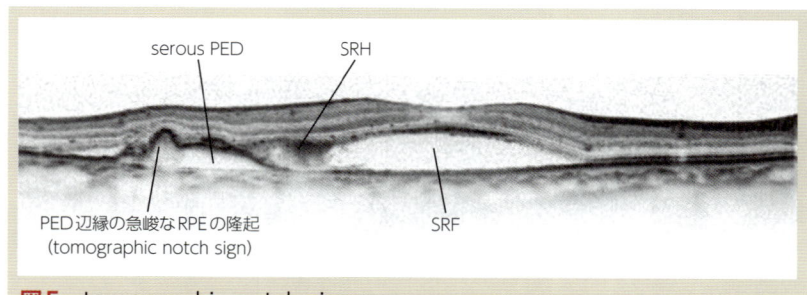

図5　tomographic notch sign
辺縁に急峻なRPEの隆起を持つserous PED（tomographic notch sign）を認める。その隆起部位にポリープ状病巣が存在することを疑う。本症例ではSRFとSRHを伴っている

上記のような特徴から，PCVは一般的にほとんどがtype 1 MNVに分類される。そのため，PCVの滲出性変化は，SRF／SRD，SRH，hemorrhagic PEDとなって現れることが多い（図6）。進行して網膜内へとMNVが進展した症例や，MNVはRPE下のみに存在するも

ののRPEに損傷が生じた症例は，網膜内液の所見を呈していることもある。また，PCVは経過の中でRPE tear（網膜色素上皮裂孔）を生じることがあり，RPE tearが中心窩に及ぶと急激な視力低下につながる（**図7**）。特に，丈の高いPEDを伴う症例はRPE tearを起こしやすく，注意が必要である。

　前述のように，診断基準に則った確定診断のためにはIA検査が必要となるが，どの施設でもIA検査を実施できるわけではなく，たとえ準備があったとしてもアレルギー等の理由から造影検査ができないこともある。そのため，PCVに特徴的なOCT所見をよく理解し，IA検査を用いずに暫定的にPCVと診断をつけられることは臨床的に重要である。

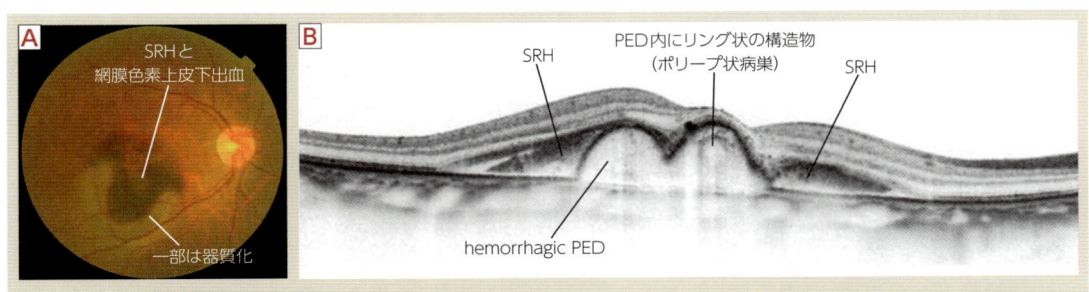

図6　PCVの滲出性変化
A：眼底では，黄斑部に一部器質化したSRHと網膜色素上皮下出血を認める
B：OCTではSRHとhemorrhagic PEDを認め，PED内にリング状の構造物が描出されており，ポリープ状病巣と考えられる

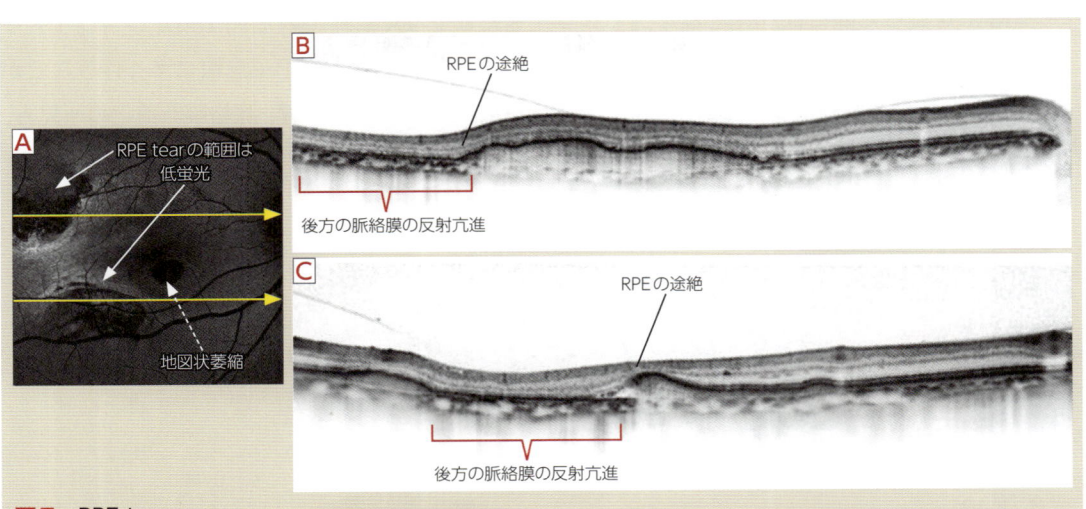

図7　RPE tear
A：眼底自発蛍光で，馬蹄形の低蛍光領域を2箇所認める。また，傍中心窩の境界明瞭な濃い低蛍光領域を認め，これは地図状萎縮である
B，C：OCTで裂孔が生じた部位のRPEの途絶を認め，RPEが消失した範囲は，後方の脈絡膜反射が亢進している

4 網膜内血管腫状増殖 (RAP)

　網膜内血管腫状増殖 (retinal angiomatous proliferation；RAP) は，網膜内新生血管を最大の特徴とする。RAPの網膜内新生血管は網膜内からのみ発生するのか，それとも脈絡膜由来の新生血管も含まれるのか，ということについて長年議論がわかれていたが，現在はRAPでみられる新生血管は網膜循環が起源と考えられており，脈絡膜由来の新生血管であるtype 1やtype 2 MNVと区別され "type 3 MNV" と呼ばれる。

　前述のように滲出型加齢黄斑変性のサブタイプの頻度には人種差があり，RAPはわが国では最も頻度の低いサブタイプで，滲出型加齢黄斑変性の5％程度とされている。その臨床像は特徴的で，黄斑部に軟性ドルーゼンを多く有する高齢の女性に好発し，両眼発症率が非常に高く，視力予後が不良なサブタイプである。また，reticular pseudodrusen やRPE萎縮を伴っている場合が多いことや，脈絡膜菲薄化がみられることが，近年報告されている。

OCT所見

　RAPは網膜内新生血管の進展段階に応じて，stage Ⅰ（網膜内新生血管の形成），stage Ⅱ（網膜下への進展，RPE上にとどまる），stage Ⅲ（RPEを越えた進展）と分類される。網膜内新生血管は，外網状層（outer plexiform layer；OPL）付近の高反射塊として描出され，周囲に網膜内浮腫や出血を伴っていることが多い（図8）。Stage Ⅲの症例では，網膜内新生血管がRPEを越えて進展していく像をとらえたbump sign（RPEの断裂）が観察される（図9）。RAPを疑った際には，中心窩を通るスライスだけでなく，中心窩周囲を細かいスライスで撮像してbump signを探すことが診断に有用である。また，RAP罹患眼に多く伴うことが知られている軟性ドルーゼン，reticular pseudodrusen，RPE萎縮，脈絡膜菲薄化の所見も，OCTで観察することができる（図8）。

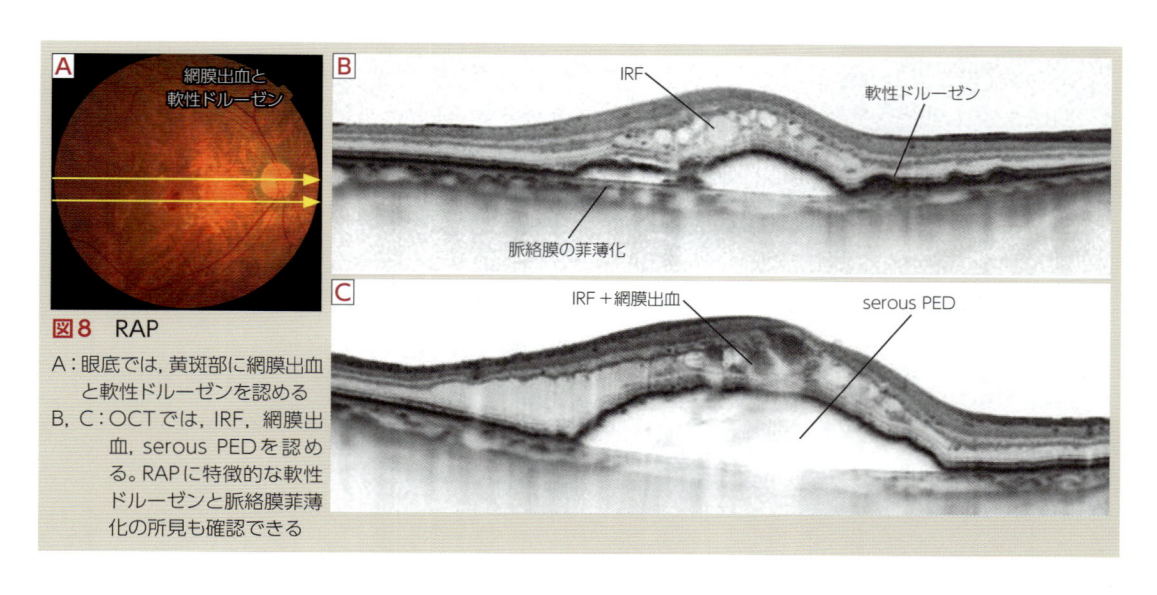

図8　RAP
A：眼底では，黄斑部に網膜出血と軟性ドルーゼンを認める
B，C：OCTでは，IRF，網膜出血，serous PEDを認める。RAPに特徴的な軟性ドルーゼンと脈絡膜菲薄化の所見も確認できる

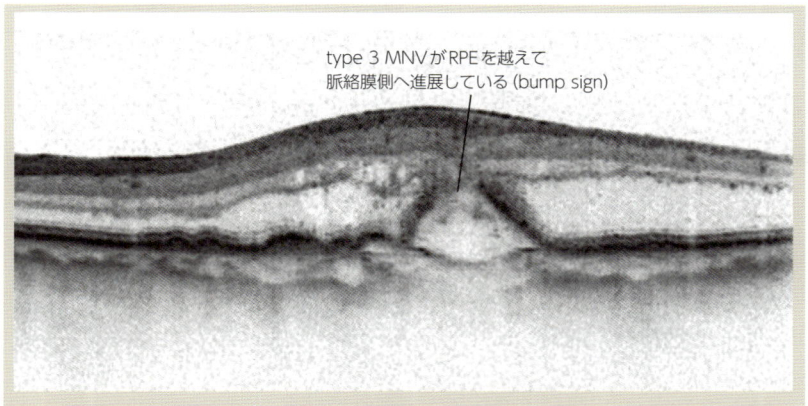

type 3 MNVがRPEを越えて
脈絡膜側へ進展している (bump sign)

図9　bump sign

RPEの断裂を認め，網膜内新生血管type 3 MNVがRPEを越えて脈絡膜側へ進展していく様子が観察される (bump sign)

▶ Advanced points

　網膜静脈閉塞症や糖尿病網膜症などの網膜血管疾患や炎症性疾患の既往がない眼で，中心窩周囲にみられる孤立した毛細血管瘤を，perifoveal exudative vascular anomalous complex (PEVAC) と呼ぶ。PEVACは2011年に初めて提唱された概念で，当初は健常眼にみられる所見として報告されていたが，2017年に滲出型加齢黄斑変性を有する眼，特にRAPとの合併がみられることが報告された。実際の臨床の場でも，PEVACとみられる所見にたびたび遭遇する (**図10**)。興味深いことは，RAPの眼にみられる場合，PEVACとtype 3 MNVは離れた箇所に存在していたと報告されており，PEVACそのものがtype 3 MNVに変化・進展するわけではない可能性が高いことである。

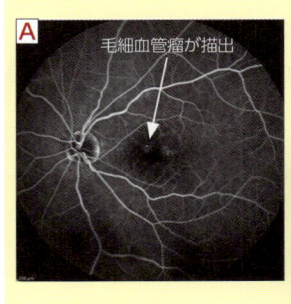

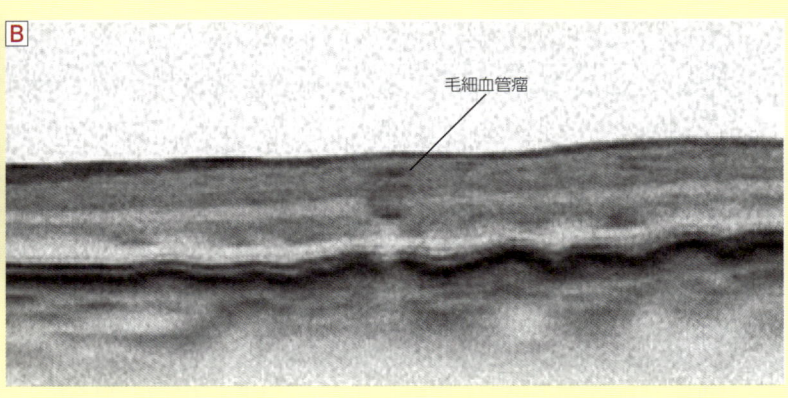

毛細血管瘤が描出

毛細血管瘤

図10　PEVAC

A：FA 5分12秒。中心窩の近傍に孤立した毛細血管瘤が描出されている
B：毛細血管瘤を通る断面で切ったOCTのBスキャン。PEVACの断面が観察できるが，周囲に滲出性変化は伴っていない

5 活動性の指標

活動性が高いときにみられるOCT所見

　滲出型加齢黄斑変性は，いわゆる滲出性の変化として活動性が現れる。その代表的なものを以下に紹介する。

▶網膜下液（SRF）／漿液性網膜剝離（SRD）

　網膜の下に漿液性の滲出液が貯留する（図11）。滲出液は低輝度で均一であるが，遷延した症例では貯留液の輝度が高くなり，辺縁に hyperreflective foci を認める（図11）。

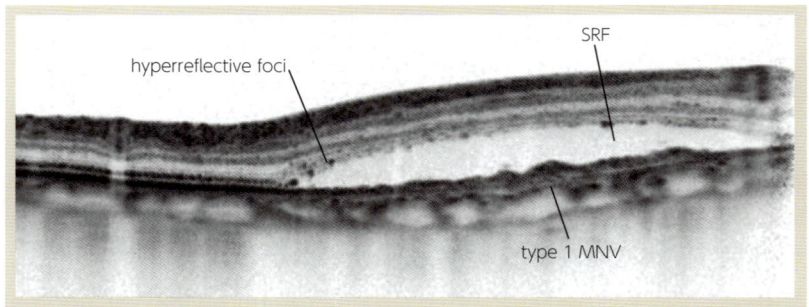

図11　SRF／SRD
網膜下，RPE上に滲出液が貯留した状態。本症例では，滲出液が溜まっている部位のRPEの不整な隆起を認め，type 1 MNVからの滲出性変化と考えられる。網膜外層側の壁にhyperreflective fociを認める

▶網膜下高輝度物質（SHRM／SHM）

　網膜下高輝度物質（subretinal hyperreflective material；SHRM／SHM）は，網膜下に認める，境界が不明瞭な中等度反射物質で，MNVからの滲出反応によって生じ，滲出液中にフィブリンや炎症細胞が集積したものである（図12）。SHRMはMNVの活動性が特に高い所見であり，中心窩下に認めると滲出性変化がひいたあとも外層障害を残すことが多く，視力予後は不良である。

▶網膜内液（IRF）

　網膜内に滲出液が貯留した所見である（図13）。RPEを越えてMNVが網膜内に進展するtype 2 MNVでは，ほぼ必発の所見である。

▶出血（網膜下出血，色素上皮下出血，網膜出血等）

　出血も滲出性変化のひとつであり，MNVの場所により，網膜下出血や色素上皮下出血，網膜出血など種々の出血形態を呈する。また，PCVの場合は，ポリープ状病巣の破綻に伴い突然の大出血を起こすことがあり，硝子体手術（黄斑下血腫移動術等）が必要となる症例も少なくない（図14）。

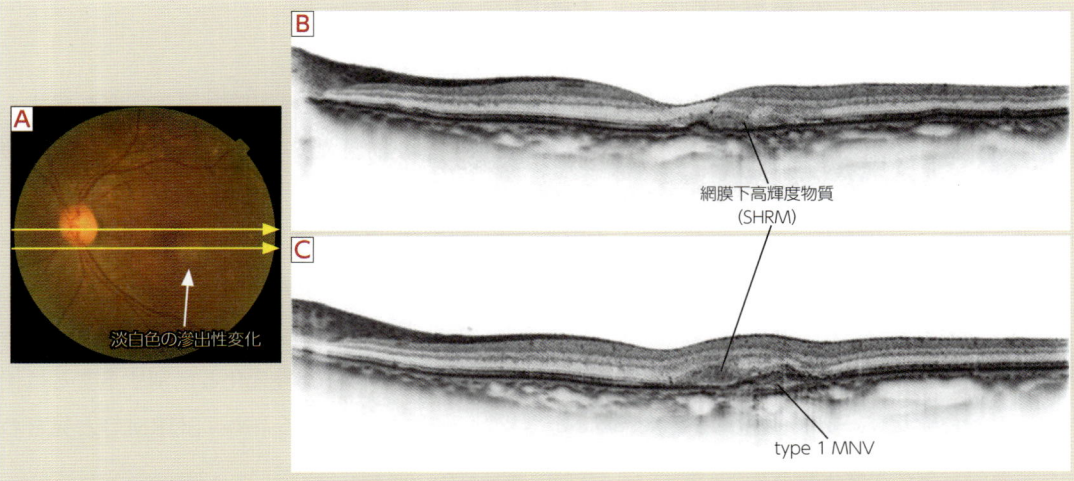

網膜下高輝度物質
(SHRM)

type 1 MNV

淡白色の滲出性変化

図12　SHRM／SHM

A：眼底写真では，傍中心窩にうっすら白色の滲出性変化を認める
B，C：OCTでは，網膜下，RPE上に境界不明瞭な中等度反射物質の蓄積を認める。type 1 MNVからの滲出反応によって生じたフィブリンや炎症細胞の集積と考えられている。本症例のようにSHRMだけが滲出性に変化することもあれば，SRF中の一部がSHRMになっていることもある

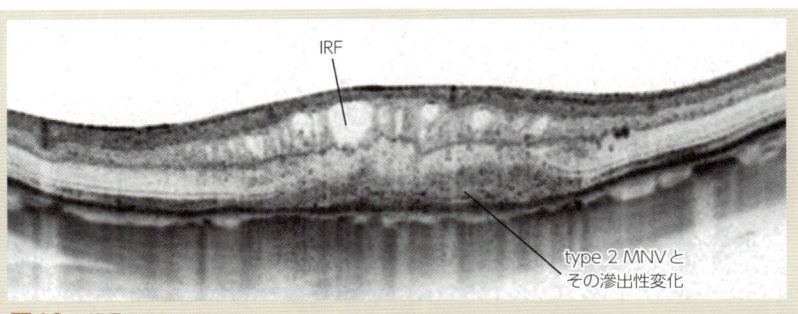

IRF

type 2 MNVと
その滲出性変化

図13　IRF

内顆粒層（inner nuclear layer；INL）に滲出液が貯留している。IRFの下方の網膜外層〔external limiting membrane（ELM），ellipsoid zone（EZ），interdigitation zone（IZ）〕は不明瞭となっており，type 2 MNVの存在とその滲出性変化による所見と考えられる

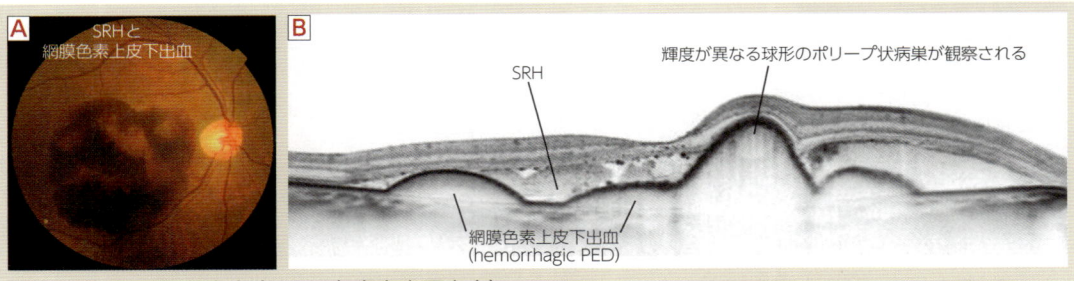

SRHと
網膜色素上皮下出血

SRH

輝度が異なる球形のポリープ状病巣が観察される

網膜色素上皮下出血
(hemorrhagic PED)

図14　PCVからの出血（SRH，色素上皮下出血）

A：眼底写真では，黄斑部に広範なSRHと網膜色素上皮下出血を認める
B：OCTでは，SRHとhemorrhagic PEDを認める。またPED内に球形の構造物が観察され，ポリープ状病巣と考えられる

活動性がなくてもみられるOCT所見

▶瘢痕

　滲出型加齢黄斑変性の最終像は瘢痕病巣である。黄白色の境界明瞭な隆起病変を呈する「線維性瘢痕（fibrotic scar）」（**図15**）と，RPEの脱落や網膜の萎縮を主体とする「萎縮性瘢痕（atrophic scar）」（**図16**）の2つに大別される。

　瘢痕は，活動性のあったMNVや滲出成分などが瘢痕形成したもので，「過去に活動性があった」所見ではあるが，「現時点で活動性がある」と判断する所見ではないことに注意したい。治療経過の中で瘢痕化した症例で迷うことはないだろうが，瘢痕病変が主体である症例がしばしば初診として受診されることがある。萎縮性瘢痕は滲出性変化と区別することは比較的容易だが，線維性瘢痕は網膜下の高輝度反射として描出されるため，SHRM等と見きわめることが重要である。

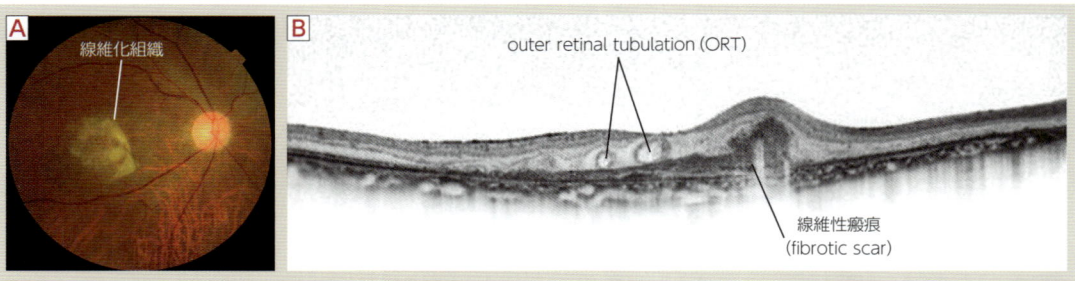

図15　線維性瘢痕（fibrotic scar）
A：眼底写真では，黄斑部に白色の線維性化組織を認める
B：OCTでは，中心窩下とその周辺に網膜外層障害と高反射の線維性瘢痕形成を認める。外顆粒層（outer nuclear layer；ONL）に "outer retinal tubulation（ORT）" と呼ばれる球状の構造物が観察できる

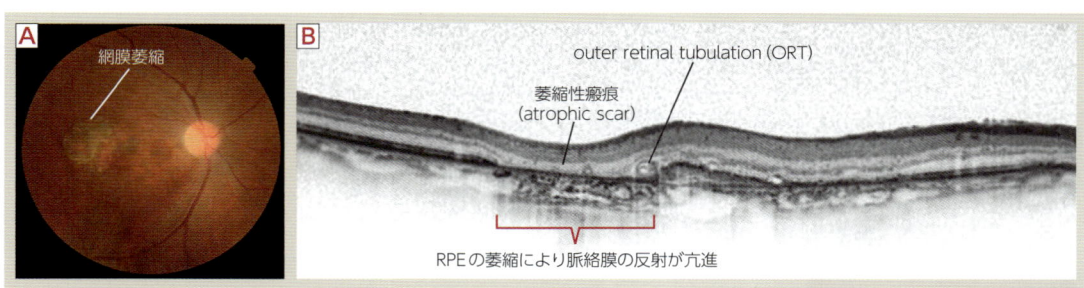

図16　萎縮性瘢痕（atrophic scar）
A：眼底写真では，黄斑部耳側に境界明瞭な網膜萎縮を認める
B：OCTでは，眼底で網膜萎縮を認めた範囲に一致して，網膜外層（ELM，EZ，IZ）とRPEが萎縮し消失していることがわかる。RPE萎縮範囲は後方の脈絡膜の反射が亢進している。ONLにouter retinal tubulation（ORT）が観察できる

▶囊胞様黄斑変性（CMD）

　しばしば滲出性変化の網膜内液と混同して扱われやすいのが囊胞様黄斑変性（cystoid macular degeneration；CMD）である。瘢痕病巣を持つ（多くはfibrotic scar）網膜内の囊

胞様腔として認められる（**図17**）。CMDは周囲に凸の円形構造とは異なり，やや角張ったいびつな形状をとることが多い。多くの場合，CMD周囲の網膜の層構造は破綻しており，嚢胞様腔の大きさは非常に大きなものから小さなものまで様々である。活動性を反映するIRFと判断を迷う症例に出会うことがあり，嚢胞様腔の形態，嚢胞様腔周囲の状態（瘢痕性病変か，SRFや出血など他の滲出性変化はあるか）や抗VEGF療法への反応（CMDは抗VEGF療法への反応性が不良である）から総合的な判断を要する。CMDは抗VEGF療法で完全に消退することはないため，CMDを消すことを目的として漫然と抗VEGF療法を続けることのないように注意したい。

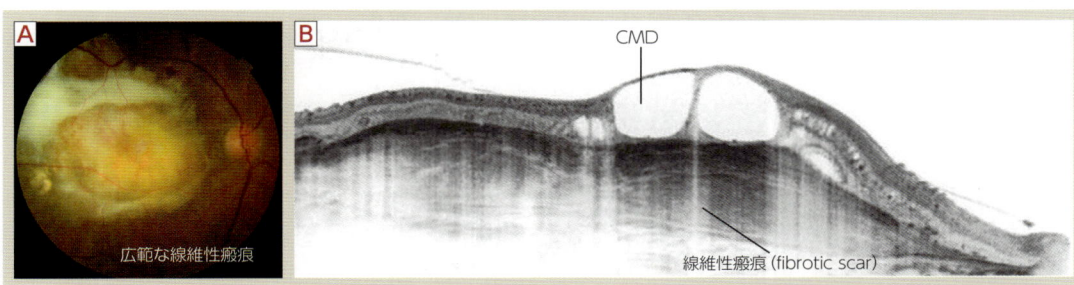

図17　CMD
A：眼底写真では，黄斑部全体に白色の線維性瘢痕病巣を認める
B：OCTでは，線維性瘢痕と網膜内の嚢胞様腔が観察される。嚢胞様腔は中心窩では全層にわたるほど大きく，傍中心窩では主にINLに多数存在する

14 萎縮型加齢黄斑変性

佐藤有紀子

Key points >>>

- 萎縮型AMDの特徴的な所見は地図状萎縮（GA）である。
- GAはRPEの喪失と視細胞層をはじめとする網膜外層の萎縮や菲薄化を認め，GAの周囲にはGAの前駆病変である軟性ドルーゼンやRPEの異常を認める。

1 病態

萎縮型加齢黄斑変性（age-related macular degeneration；AMD）は滲出型AMDと並ぶ進行期AMDの病型のひとつであり，網膜が萎縮することで視機能が低下する疾患である。新生血管を伴わない点で滲出型AMDとは異なる。特徴的な所見として，網膜色素上皮（retinal pigment epithelium；RPE）や視細胞の萎縮性変化がある。萎縮型AMDに認められる萎縮性変化は「地図状萎縮」（geographic atrophy；GA）と呼ばれ，診断において必須の所見である（図1）。

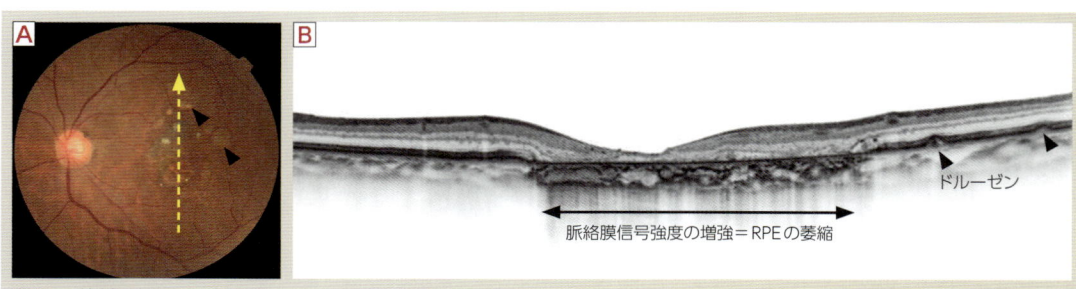

図1 萎縮型AMD（83歳，女性，左眼視力0.1）
A：眼底写真では，境界明瞭なGAを認める。GAの周囲にはGAの前駆病変である軟性ドルーゼンを認める（矢頭）
B：OCTにおいて，GAの領域（両矢印）にRPEや視細胞層の消失・菲薄化を認め，脈絡膜の信号強度は増強している

2 地図状萎縮（GA）

GAは，日本眼科学会の「萎縮型加齢黄斑変性の診断基準」において「①直径250 μm以上，②円形，卵円形，房状または地図状の形態，③境界鮮明，④網膜色素上皮の低色素または脱

色素変化，⑤脈絡膜中大血管が明瞭に透見可能」と定義されている。

　GAは検眼鏡的に周囲の網膜とは境界鮮明な形態をとり，これはRPEの喪失による低色素または脱色素によるものである。OCTでは萎縮の程度が詳細に確認でき，GA部分はRPEの喪失と視細胞層をはじめとする網膜外層の萎縮・菲薄化を認める。本来は網膜やRPEで反射・散乱するはずの光が後方の脈絡膜や強膜まで届くため，脈絡膜の信号強度は増強する（**図2**）。

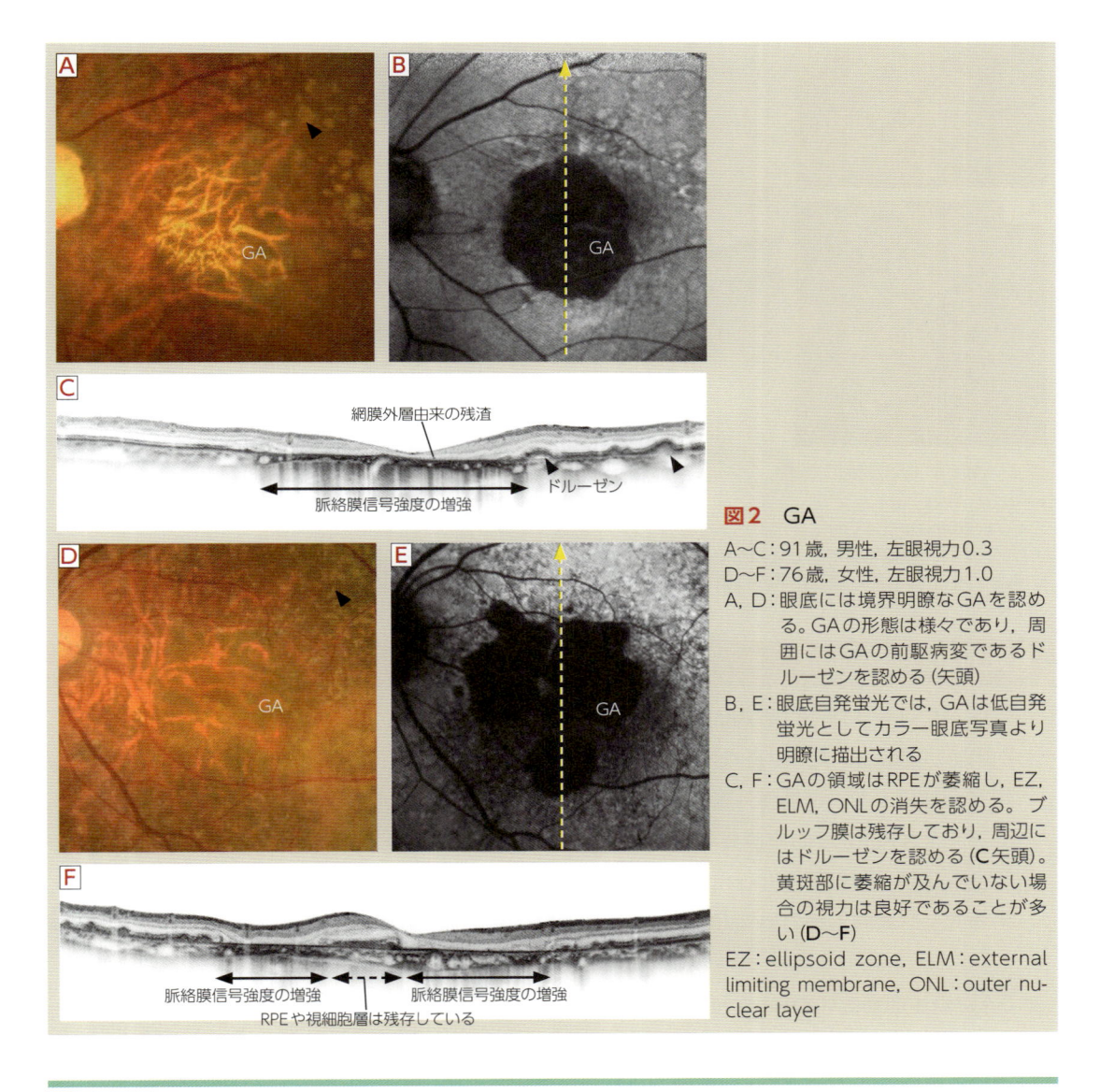

図2 GA

A～C：91歳，男性，左眼視力0.3
D～F：76歳，女性，左眼視力1.0
A，D：眼底には境界明瞭なGAを認める。GAの形態は様々であり，周囲にはGAの前駆病変であるドルーゼンを認める（矢頭）
B，E：眼底自発蛍光では，GAは低自発蛍光としてカラー眼底写真より明瞭に描出される
C，F：GAの領域はRPEが萎縮し，EZ，ELM，ONLの消失を認める。ブルッフ膜は残存しており，周辺にはドルーゼンを認める（C矢頭）。黄斑部に萎縮が及んでいない場合の視力は良好であることが多い（D～F）
EZ：ellipsoid zone，ELM：external limiting membrane，ONL：outer nuclear layer

3　鑑別診断

　萎縮型AMDと所見が類似する疾患は多く，しばしば鑑別を要する。代表例として滲出型AMD後の黄斑萎縮（**図3**），慢性中心性漿液性脈絡網膜症や網膜変性疾患に伴う萎縮，外傷や網膜光凝固後の瘢痕，網膜色素上皮裂孔などが挙げられる。

OCTは萎縮型AMDを診断する上で有効な評価手段であるが，OCT以外のカラー眼底画像，眼底自発蛍光画像，蛍光眼底造影画像，患者やその血縁者の既往歴といった病歴の聴取などから総合的に診断することが重要である。

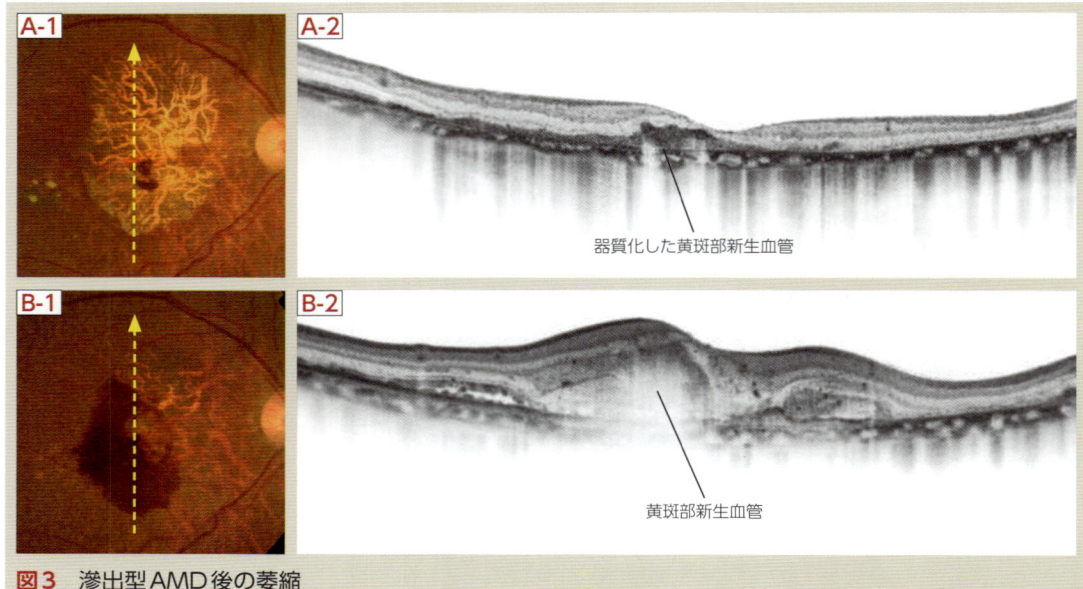

図3　滲出型AMD後の萎縮
A：90歳，男性，視力0.3
　A-1：萎縮病巣は一見するとGAのように見えるが，萎縮病巣の中央に赤褐色の領域を認める
　A-2：A-1の眼底写真で認めた暗赤褐色の領域に，高反射の器質化した黄斑部新生血管を認める
B：Aと同症例（8年前）。黄斑部新生血管による網膜内の出血，網膜の浮腫を認める

▶ Advanced points

　2017年，OCTにおけるAMD関連萎縮のコンセンサス定義についての論文が報告され，新しい用語が提唱された[1]。これによりAMDにおける萎縮は以下の4つに分類される。
　①完全なRPEおよび網膜外層の萎縮（complete RPE and outer retinal atrophy；cRORA）
　②不完全なRPEおよび網膜外層の萎縮（incomplete RPE and outer retinal atrophy；iRORA）
　③全な網膜外層の萎縮（complete outer retinal atrophy；cORA）
　④不完全な網膜外層の萎縮（incomplete outer retinal atrophy；iORA）

　GAは新生血管を伴わないcRORAであり，cRORAは脈絡膜信号の増強が250μm以上あること，RPEの菲薄化や途絶が250μm以上あること，視細胞層の変性を伴うこと，RPE裂孔を示唆する所見を認めないことが条件とされている。

■ 文献

1）　Sadda SR, et al：Consensus Definition for Atrophy Associated with Age-Related Macular Degeneration on OCT：Classification of Atrophy Report 3. Ophthalmology. 2018；125（4）：537-48.

15 黄斑疾患
（黄斑部毛細血管拡張症）

大音壮太郎

Key points >>>

- ■黄斑部毛細血管拡張症（MacTel）には1型と2型がある。
- ■診断には，multimodal imaging が有用である。
- ■特にOCTが診断に有用であり，1型はCME，2型は網膜の肥厚を伴わない空洞所見が特徴である。

1 疾患概念と分類

　黄斑部毛細血管拡張症（macular telangiectasia；MacTel）は，比較的稀な疾患である。GassとBlodiはidiopathic juxtafoveolar retinal telangiectasis（IJRT）と，Yannuzziらはidiopathic macular telangiectasia（IMT）と記載したが，現在では"MacTel"と呼ばれることが多い。現在広く用いられているYannuzzi分類では，type 1：aneurysmal telangiectasia（血管瘤型）とtype 2：perifoveal telangiectasia（傍中心窩型）にわけられる。Type 2は，わが国では比較的稀な疾患であるため疾患に関する理解が進んでおらず，その診断に苦慮することも多い。2022年に厚生労働科学研究費補助金難治性疾患政策研究事業網膜脈絡膜・視神経萎縮症に関する調査研究班を中心にMacTel type 2の診断ガイドラインが報告された[1]。

2 病態と臨床的特徴

MacTel type 1

　中年男性に好発し，片眼の傍中心窩に限局する先天的な毛細血管異常である。コーツ病と同じスペクトラムにある疾患と考えられている。

　臨床所見では，傍中心窩耳側を含む黄斑部に毛細血管拡張，毛細血管瘤，嚢胞様黄斑浮腫（cystoid macular edema；CME），硬性白斑を認める。FAやIAで毛細血管瘤はより明らかとなる。OCTでは網膜の肥厚を伴ったCME，毛細血管瘤，硬性白斑による高反射点が観察される。OCTAでは毛細血管の拡張が明瞭となる。

　糖尿病黄斑浮腫との鑑別が重要だが，MacTel type 1は男性に多く，片眼性であること

がポイントとなる。陳旧性の網膜静脈閉塞症でも類似の所見を呈することがあるため，鑑別する必要がある。

MacTel type 2

中年に好発し，性差はみられない。病変は両眼の傍中心窩に存在し毛細血管が拡張するが，病態の本質はミュラー細胞異常・視細胞異常と考えられている。

臨床所見では，黄斑部（中心窩耳側）における網膜の透明性の低下と毛細血管の拡張を特徴とする。初期は網膜の透明性低下を認めるのみであるが，病期の進行とともに色素沈着，黄斑円孔が形成され，黄斑部新生血管（macular neovascularization；MNV）が発生することもある。

FAでは中心窩耳側に淡い過蛍光所見を認める。OCTでは初期から網膜内層，外層に空洞所見（retinal cavity）を認め，網膜肥厚を伴わない。また網膜外層障害を認め，ellipsoid zone（EZ）の不整，途絶を認める。中期以降では，網膜内層が外層に引き込まれるような所見を呈するのが特徴的である。眼底自発蛍光では，黄斑色素が低下するため，黄斑部耳側でのブロックが減弱する。走査レーザー検眼鏡（scanning laser ophthalmoscope；SLO）でのレッドフリー画像で，リング状もしくは楕円形の高反射像を認める。この所見はミュラー細胞の障害を示す（ミュラー細胞は光を通過させる特徴を有する）と考えられており，MacTel type 2に特異的な所見である。

以上のようにMacTel type 2の所見は微細なものが多く，確かな診断にはmultimodal imagingが有用と言える。

> ▶ **Advanced points**
>
> MacTel type 2はミュラー細胞の障害が本態と考えられている。ミュラー細胞の障害に続発する視細胞障害・黄斑色素低下，毛細血管拡張が各種イメージング機器で認められる所見である。

3 診断

MacTel type 1

> ①中年男性
> ②片眼性
> ③中心窩耳側を含む毛細血管瘤・毛細血管の拡張
> ④糖尿病黄斑浮腫を除外

FAで片眼性に毛細血管瘤を検出することと，OCTでCMEを検出することが診断に有用である。

MacTel type 2

① 中年で性差なし

② 両眼性

③ 中心窩耳側に網膜の透明性低下

④ 網膜の肥厚を伴わない空洞所見，網膜外層障害

⑤ 眼底自発蛍光でのブロック低下

⑥ レッドフリーでのリング状もしくは楕円形の高反射所見

　OCTで網膜肥厚を伴わない空洞所見を見たときは，本疾患を疑う。レッドフリーの高反射所見は本疾患に特異的であり，診断的価値が高い。微細な変化が多く，OCTとレッドフリーを含めたmultimodal imagingで診断を行う。

4　鑑別診断

MacTel type 1（図1）[2]

　糖尿病網膜症，陳旧性網膜静脈分枝閉塞症，コーツ病などが挙げられる。

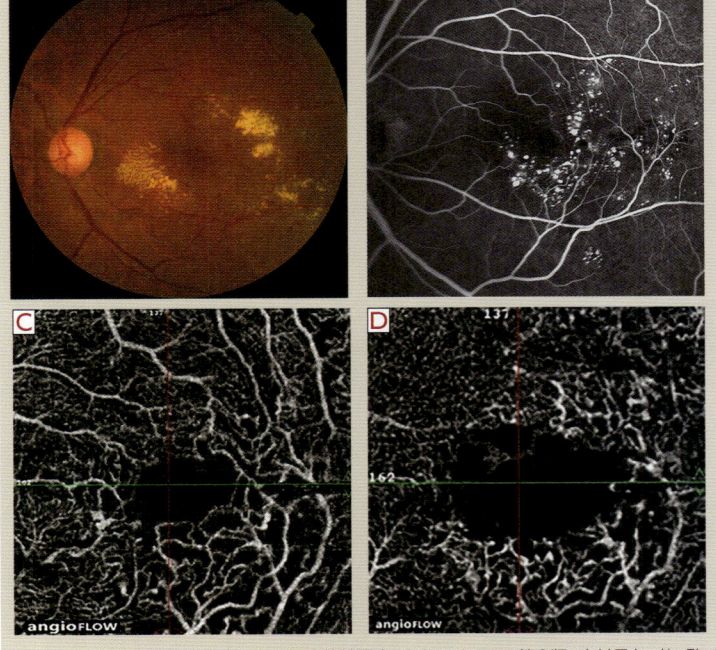

図1　MacTel type 1（58歳，男性，左眼矯正視力0.8）

A：眼底写真では，傍中心窩，下側に毛細血管瘤を認め，周囲に硬性白斑を認める

B：FAでは，傍中心窩耳側・下側に毛細血管の拡張と毛細血管瘤を認める

C：OCTA表層では，傍中心窩耳側・下側に毛細血管の拡張と毛細血管瘤を認める

D：OCTA深層では，毛細血管の拡張がより著明である

（大音壮太郎：黄斑部毛細血管拡張症．OCTアトラス．第2版．吉村長久，他，監．辻川明孝，編．医学書院，2022，p276より転載）

▼次頁へ続く

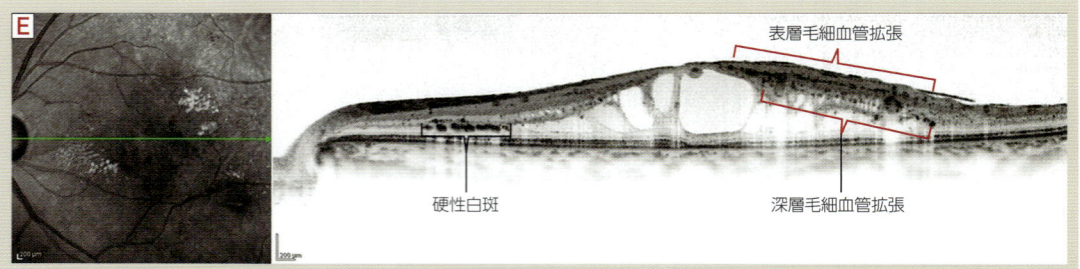

（大音壮太郎：黄斑部毛細血管拡張症. OCTアトラス. 第2版. 吉村長久, 他, 監. 辻川明孝, 編. 医学書院, 2022, p276より転載）

図1 MacTel type 1（58歳, 男性, 左眼矯正視力0.8）（前頁より続き）
E：OCTでは, CMEを認める。深層・表層に拡張した毛細血管を2列の高反射点として認める

MacTel type 2（図2, 3）[2]

陳旧性網膜血管疾患（網膜静脈分枝閉塞症, 糖尿病網膜症）, 特発性黄斑円孔, タモキシフェン網膜症などの薬剤による黄斑症などが挙げられる。

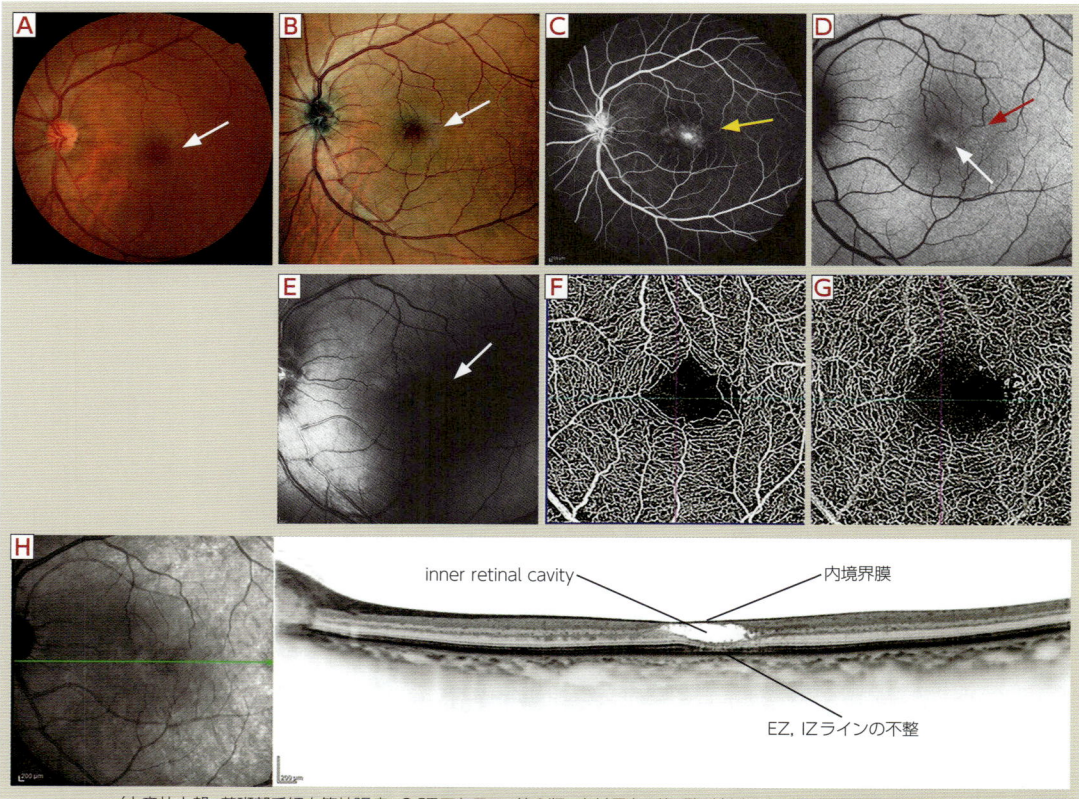

（大音壮太郎：黄斑部毛細血管拡張症. OCTアトラス. 第2版. 吉村長久, 他, 監. 辻川明孝, 編. 医学書院, 2022, p280より転載）

図2 MacTel type 2（66歳, 男性, 左眼矯正視力0.9）
A：眼底写真では, 傍中心窩耳側に網膜透明性の低下（矢印）を認める
B：カラーSLOでは, 病変（矢印）が強調されている
C：FAで, 傍中心窩耳側の毛細血管から蛍光漏出を認める。right-angled venule（黄矢印）を認める
D：眼底自発蛍光では, 傍中心窩耳側に黄斑色素によるブロックの減少（白矢印）とright-angled venule（赤矢印）を認める
E：レッドフリーでは, リング状の高反射像（矢印）を認める
F, G：OCTA表層（F）, 深層（G）では, 傍中心窩耳側の毛細血管拡張, 走行の変化を認める
H：OCTでは, 網膜肥厚を伴わない空洞所見（inner retinal cavity）を認める。EZライン, interdigitation zone（IZ）ラインの不整を認める

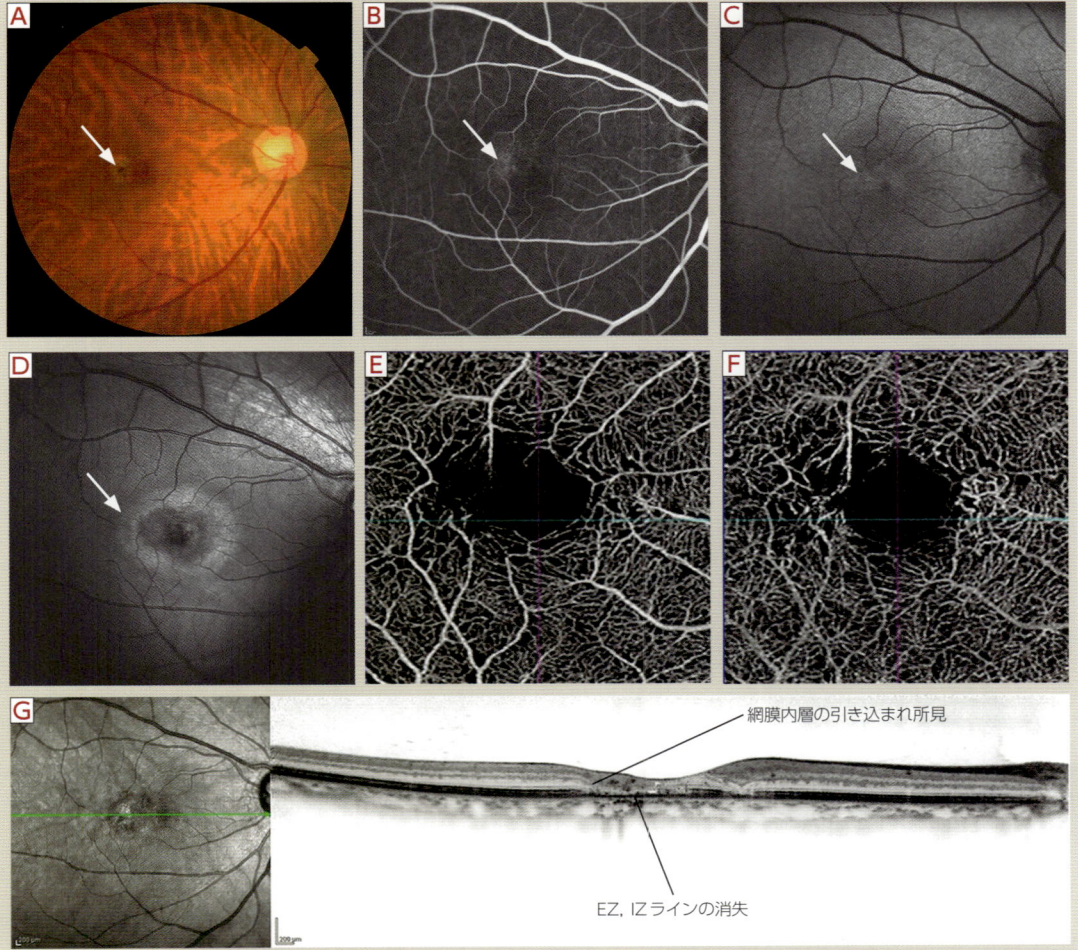

（大音壮太郎：黄斑部毛細血管拡張症．OCTアトラス．第2版．吉村長久，他，監．辻川明孝，編．医学書院，2022，p281より転載）

図3 MacTel type 2（67歳，女性，右眼矯正視力0.8）

A：眼底写真では，傍中心窩耳側に網膜透明性の低下・色素沈着（矢印）を認める
B：FAでは，傍中心窩耳側の毛細血管から蛍光漏出（矢印）を認める
C：眼底自発蛍光では，傍中心窩耳側に黄斑色素によるブロックの減少（矢印）を認める
D：レッドフリーでは，リング状の高反射像（矢印）を認める
E，F：OCTA表層（E），深層（F）では，傍中心窩耳側の毛細血管が拡張し，深層に引き込まれている
G：OCTでは，網膜内層が外層に引き込まれている。EZライン，IZ（interdigitation zone）ラインの不整を認める

■ **文献**

1）厚生労働科学研究費補助金難治性疾患政策研究事業網膜脈絡膜・視神経萎縮症に関する調査研究班黄斑部毛細血管拡張症2型診療ガイドライン作成ワーキンググループ：黄斑部毛細血管拡張症2型診療ガイドライン（第1版）．日眼会誌．2022；126（4）：463-71．

2）大音壮太郎：黄斑部毛細血管拡張症．OCTアトラス．第2版．吉村長久，他，監．辻川明孝，編．医学書院，2022，p276-81．

16 黄斑部炎症性疾患

大音壮太郎

Key points >>>

- 急性帯状潜在性網膜外層症 (AZOOR)，多発消失性白点症候群 (MEWDS)，点状脈絡内層症 (PIC) などは同一スペクトラムにあると考えられ，"AZOOR complex diseases" と称される。
- AZOOR complex diseasesの診断にはmultimodal imagingが有用であり，OCTの網膜外層障害とそれに一致した視野異常がみられる。
- AMNの診断にはOCTが最も有用であり，病変のレベルからtype 1，type 2に分類される。

1 急性帯状潜在性網膜外層症 (AZOOR)

　急性帯状潜在性網膜外層症 (acute zonal occult outer retinopathy；AZOOR) は，1994年にGassが報告した疾患である。中等度〜高度近視の若年女性の片眼または両眼に好発し，検眼鏡検査や蛍光眼底検査にて明らかな異常を呈することなく，急激な視力障害や視野障害，光視症を自覚する。視力は約70％の症例で0.5以上を保つが，重篤な視力障害をきたすこともある。視野障害はマリオット盲点の拡大〜中心暗点が多い。臨床症状が重複する疾患に多発消失性白点症候群 (multiple evanescent white dot syndrome；MEWDS)，点状脈絡膜内層症 (punctate inner choroidopathy；PIC)，multifocal choroiditis and panuveitisがある (MEWDSは後述参照)。これらは同一スペクトラムにあると考えられ，"AZOOR complex diseases" と称されることがある。眼底に異常がない症例でもOCTや多局所網膜電図 (multifocal ERG) では視細胞の異常が同定でき，診断価値が高い。

　検眼鏡的に異常を認めないにもかかわらず，OCTで視神経乳頭を中心としてellipsoid zone (EZ) ラインが欠損または不明瞭化しているのが特徴である。EZライン異常部位は，視野障害部位や多局所ERGの信号低下部位と一致する。進行すると外節が欠損し，外顆粒層 (outer nuclear layer；ONL) の菲薄化を認める。欧米の報告では，不可逆的な視細胞障害や網膜色素上皮 (retinal pigment epithelium；RPE) 障害をきたし，視機能は戻らないとされているが，アジアでの報告ではRPE障害をきたす症例は少なく，急性期ではステロイ

ドが奏効する症例もある。マイクロペリメトリーの感度低下部位とOCTでの網膜外層障害部位を比較すると，診断・治療の効果判定に有効である（**図1**）[1]。

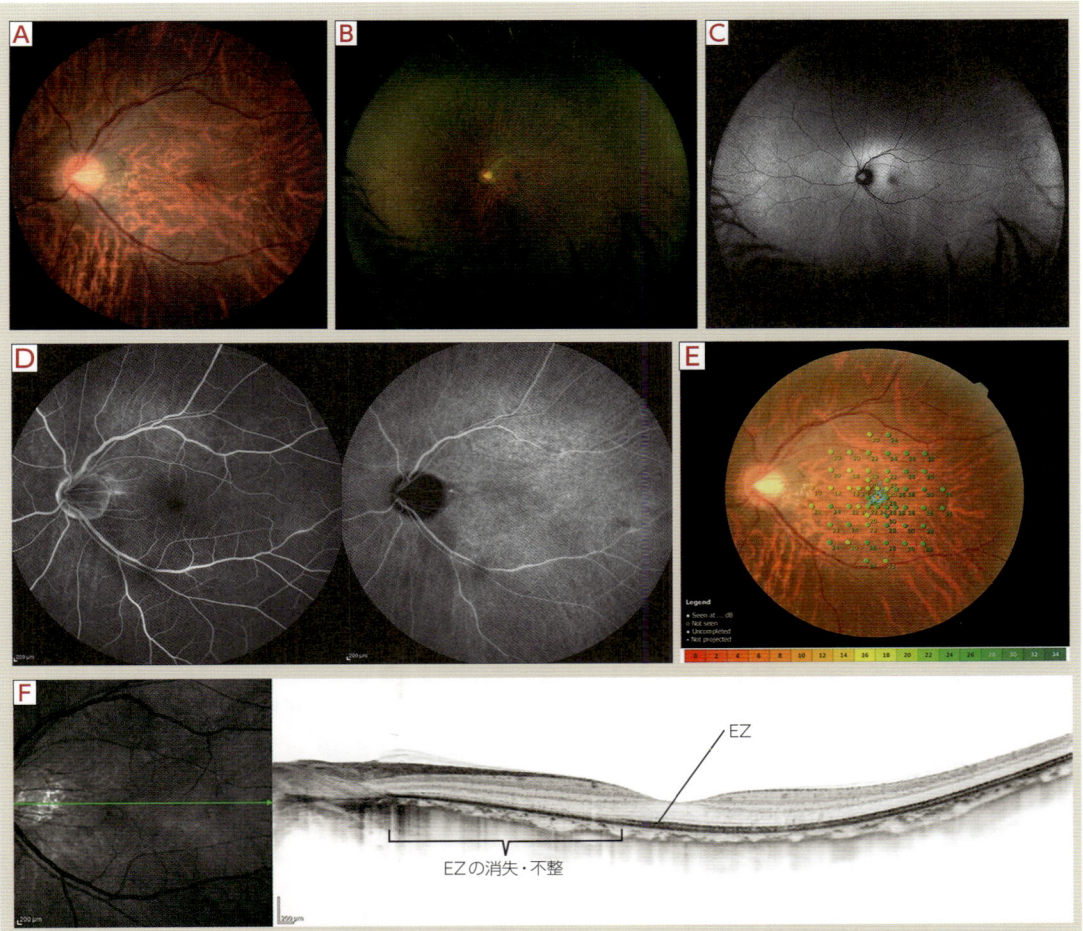

（大音壮太郎：急性帯状潜在性網膜外層症. OCTアトラス. 第2版. 吉村長久, 他, 監. 辻川明孝, 編. 医学書院, 2022, p314より転載）

図1　AZOOR（25歳，女性，左眼矯正視力1.2，屈折−10.5D）
A：眼底写真では，紋理眼底を認めるが，その他明らかな異常はない
B：超広角SLOでは，中間周辺部・周辺部に異常を認めない
C：超広角SLOの眼底自発蛍光では，視神経乳頭周囲に過蛍光を認める
D：FA/IAでは，異常を認めない
E：マイクロペリメトリーでは，黄斑部鼻側に網膜感度低下を認める
F：OCTでは，黄斑部鼻側にEZラインの不整・消失を認め，網膜感度低下領域と一致している

2　多発消失性白点症候群（MEWDS）

　MEWDSは，1984年にJampolにより報告された疾患である。若年女性に好発し，片眼性で急激な視力低下，視野障害，光視症を訴える。感冒様症状が先行する場合がある。検眼鏡的に網膜深層からRPEレベルに，様々な大きさの白点が多発する。眼底病変は病期初

期に消失する。FAでは早期から過蛍光点を認め，融合することもあり，後期には組織染を認める。IAでは後期に特徴的な低蛍光斑を認め，診断に有用である。この低蛍光斑は白点が不明瞭になっても観察されることが多い。症状や病変は数カ月以内に自然軽快することが多い。中には視力障害を残したり，AZOORへ移行する症例，黄斑部新生血管（macular neovascularization；MNV）を発症する症例も存在する。

OCTでは急性期にEZラインが消失し，回復期に復元する。病期初期にはEZラインの消失部位に一致してRPEからONLに伸びる中等度反射斑が観察される。この中等度反射斑は中心窩では特徴的な柱状の形状をとる。やがて中等度反射斑は消失してEZラインは回復するが，所々不整な部位が存在する（**図2**）[2]。

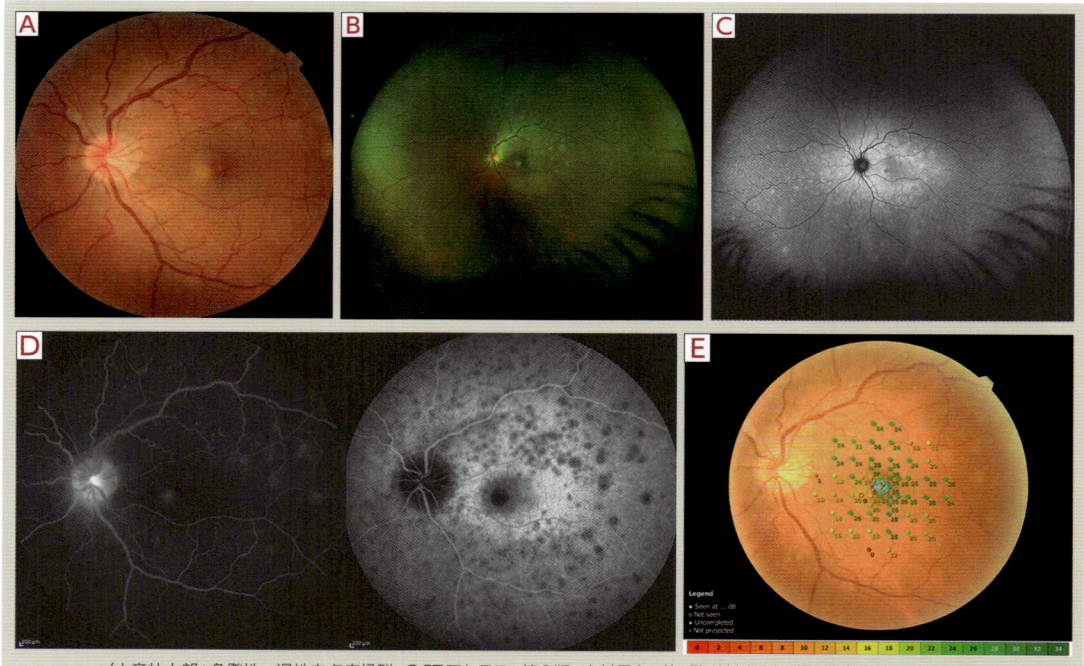

（大音壮太郎：多発性一過性白点症候群. OCTアトラス. 第2版. 吉村長久, 他, 監. 辻川明孝, 編. 医学書院, 2022, p311より転載）

図2 MEWDS（40歳，女性，左眼矯正視力1.2）

A：眼底写真では，黄斑部の周囲に様々な大きさの白色斑を認める。中心窩鼻側にMNVを示唆する灰白色病変を認める
B：超広角SLOでは，白色斑が中間周辺部まで広がっている
C：超広角SLOの眼底自発蛍光では，特徴的な過蛍光斑を認める
D：FA/IA。白斑はFAで過蛍光となり，IAでは低蛍光となる。中心窩鼻側にoccult MNVを認める
E：マイクロペリメトリーでは，黄斑部鼻側に網膜感度低下を認める

▼次頁へ続く

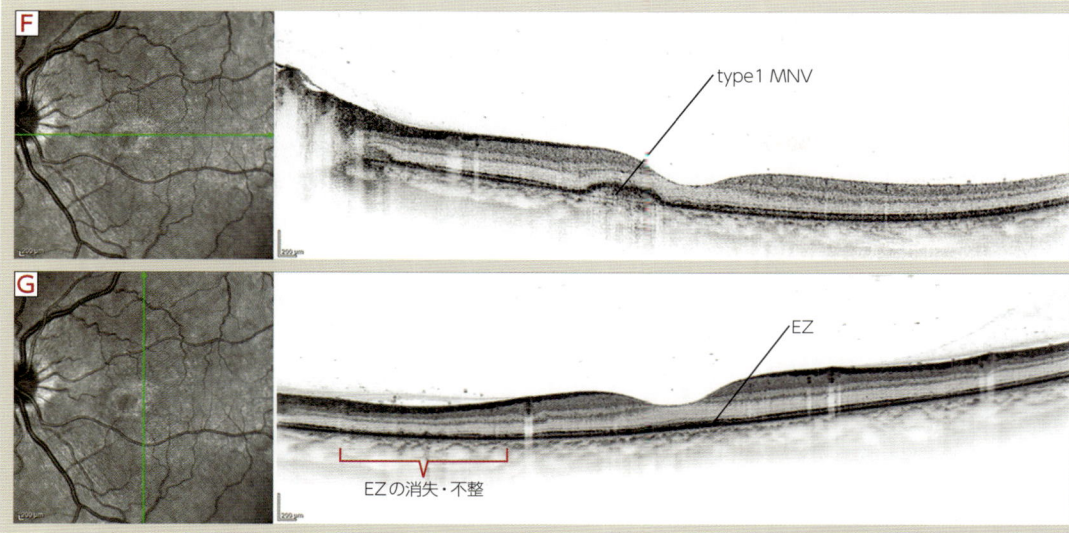

（大音壮太郎：多発性一過性白点症候群．OCTアトラス．第2版．吉村長久，他，監．辻川明孝，編．医学書院，2022, p311より転載）

図2 MEWDS（40歳，女性，左眼矯正視力1.2）（前頁より続き）
F：OCT水平スキャンでは，type 1 MNVを認める
G：OCT垂直スキャンでは，黄斑部下方のEZラインは消失し，網膜感度低下領域と一致している

3 急性黄斑部神経網膜症（AMN）

　急性黄斑部神経網膜症（acute macular neuroretinopathy；AMN）は，1975年にBosらによって報告された稀な疾患である。急激な視力低下や中心暗点で発症し，中心窩周囲にクローバー状や楔状の網膜病変を呈する。色調は赤褐色である。若年女性に多く，両眼性・片眼性ともにありうる。感冒様症状の後に出現することが多い。網膜病変が消失したあとも，暗点が残る場合が多い（**図3，4**）[3]。

　OCT所見が診断に最も有用である。OCT所見からtype 1, type 2に分類される。

AMN type 1

　内顆粒層（inner nuclear layer；INL）レベルでの高反射を認める。"paracentral acute middle maculopathy（PAMM）"とも呼ばれる。高齢者にみられたときは巨細胞性動脈炎などの全身疾患に関連して発症する場合があり，緊急性が高い。

AMN type 2

　外網状層（outer plexiform layer；OPL）〜ONLレベルでの高反射を呈する。

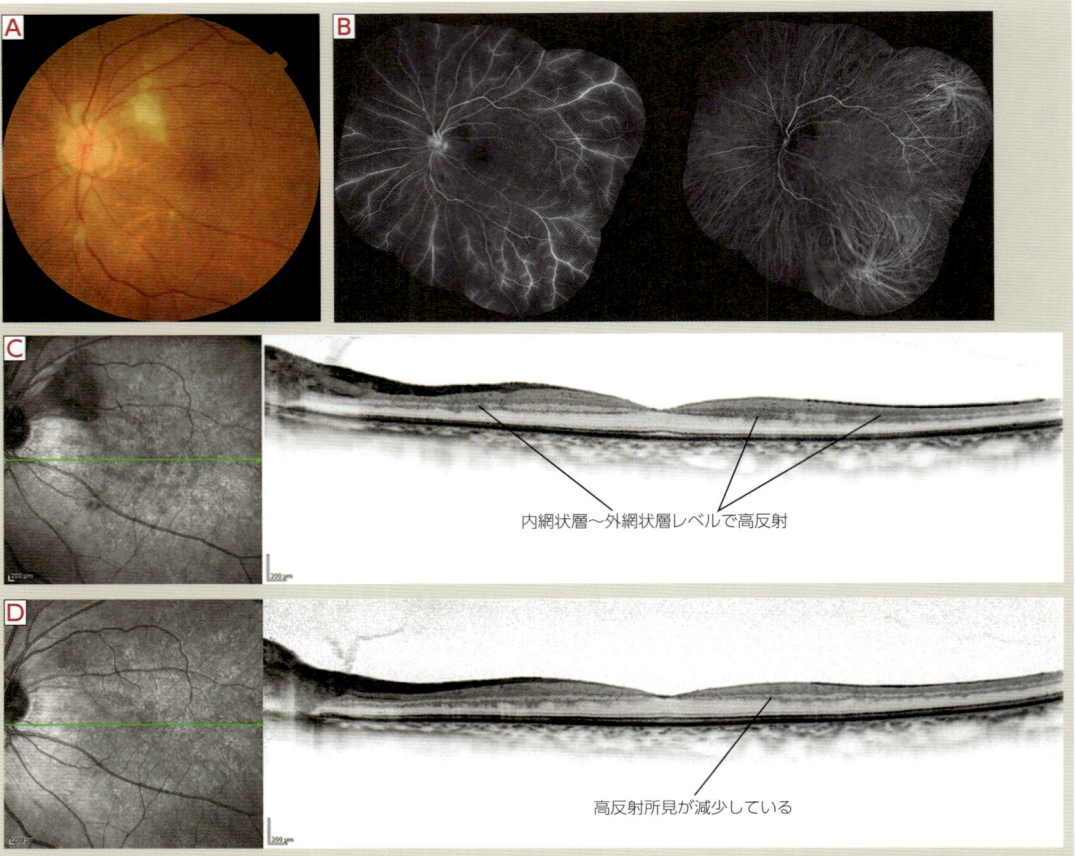

（大音壮太郎：Acute macular neuroretinopathy. OCTアトラス. 第2版. 吉村長久, 他, 監. 辻川明孝, 編. 医学書院, 2022, p303より転載）

図3 AMN type 1（74歳, 女性, 左眼矯正視力0.2）

A：眼底写真では, 軟性白斑を認める
B：FA／IAでは, 全周性に動脈炎を認める
C：OCTでは, IPL〜OPLレベルで高反射所見を認める
D：血液検査（赤沈亢進・CRP高値）とMR angiographyから巨細胞性動脈炎に関連したPAMMと診断し, ステロイドパルスを施行。治療後, 高反射所見の減少を認める

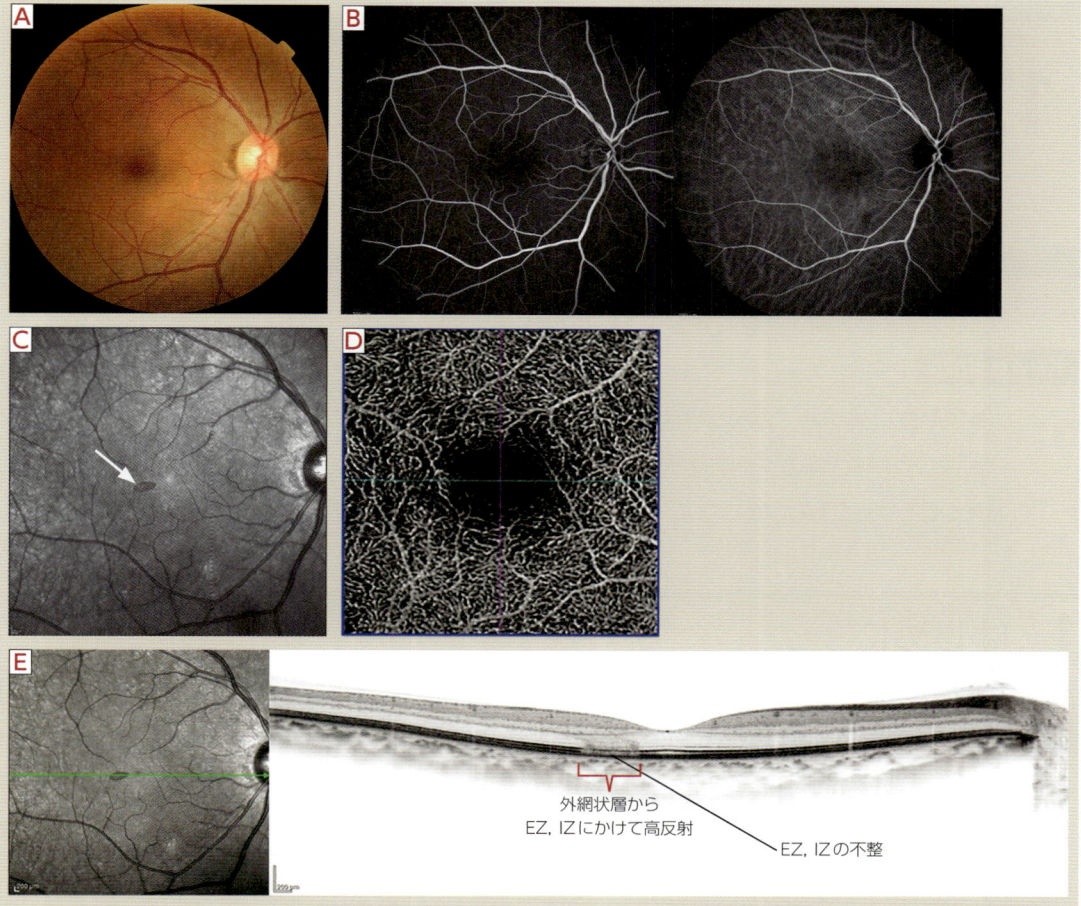

外網状層から
EZ, IZにかけて高反射

EZ, IZの不整

（大音壮太郎：Acute macular neuroretinopathy. OCTアトラス. 第2版. 吉村長久, 他, 監. 辻川明孝, 編. 医学書院, 2022, p302より転載）

図4 AMN type 2（43歳, 女性, 左眼矯正視力1.5）

A：眼底写真では, 明らかな異常はみられない
B：FA/IAでは, 異常を認めない
C：赤外線（IR）では, 楔形の低反射所見（矢印）を認める
D：OCTAでは, 網膜深層毛細血管網のレベルで血管密度が低下している
E：OCTでは, OPLから網膜外層にかけて高反射像を認め, 同部位のEZ, IZが不整である

■ 文献

1）大音壮太郎：急性帯状潜在性網膜外層症. OCTアトラス. 第2版. 吉村長久, 他, 監. 辻川明孝, 編. 医学書院, 2022, p313-6.

2）大音壮太郎：多発性一過性白点症候群. OCTアトラス. 第2版. 吉村長久, 他, 監. 辻川明孝, 編. 医学書院, 2022, p308-12.

3）大音壮太郎：Acute macular neuroretinopathy. OCTアトラス. 第2版. 吉村長久, 他, 監. 辻川明孝, 編. 医学書院, 2022, p301-3.

17 黄斑部新生血管

田村 寛

Key points >>>

- AMD以外にも，MNVを生じることがある。
- PICやMFC等の炎症を主因とする症例では，速やかなステロイド投与が必要となる。
- OCTやOCTAだけでなく，眼底自発蛍光なども早期診断に重要である。

1 はじめに

　黄斑部に新生血管を生じた場合，「黄斑部新生血管（macular neovascularization；MNV）」と呼ばれることが増えてきた。MNVを生じる代表的な疾患は加齢黄斑変性（age-related macular degeneration；AMD）であるが，それ以外にもMNVを生じる疾患は存在し，臨床の場ではAMDとの鑑別が重要になることも多い。本項ではその中から，点状内層脈絡膜内層症（punctate inner choroidopathy；PIC），多巣性脈絡膜炎（multifocal choroiditis；MFC），網膜色素線条（angioid streaks；AS），特発性脈絡膜新生血管（idiopathic choroidal neovascularization；ICNV）について触れる。

2 点状内層脈絡膜内層症（PIC）

　1984年にWatzkeらにより報告された疾患で，MFCとともに急性帯状潜在性網膜外層症（acute zonal occult outer retinopathy；AZOOR）complexに含まれるとされる[1]。両者は共通点も多いが，PICでは原則として前房や硝子体内に炎症所見を認めないことが，MFCとの違いとなっている[2]。近視を有する若年女性での発症が多く，両眼性で視野欠損や光視症などを主訴として受診される。

　眼底には，後極に限局性の複数の白点病巣を認める（**図1**）。OCTでは，活動期の白点病巣に一致し

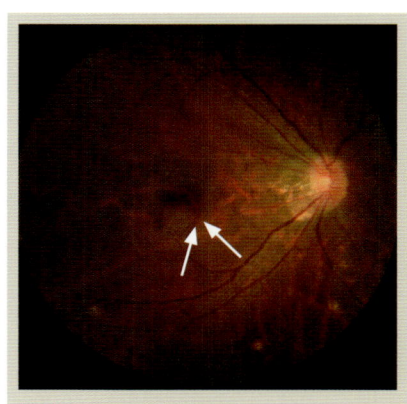

図1　PICの眼底写真
血管アーケード付近に複数の灰白色点状病変を認め，中心窩付近には新生血管を示唆する灰白色病変と近接した網膜下出血を認める

た網膜色素上皮（retinal pigment epithelium；RPE）隆起，RPE下高反射物質や網膜外層のellipsoid zone（EZ）欠損等を認める（**図2**）。治療などにより鎮静化したあとはRPE隆起，RPE下高反射物質は消退する一方，EZは欠損したままになることが多い。眼底自発蛍光では，眼底検査で認める白点病巣以外にも同様な点状の低自発蛍光所見を認める。MNVを併発する場合，OCTAで発生早期から検出可能なことが多い（**図3**）。ステロイドや免疫抑制薬の内服等でコントロールするが，MNV併発時にはAMDや近視性黄斑部新生血管（myopic macular neovascularization；mMNV）等と同様の治療が検討されることも多い。

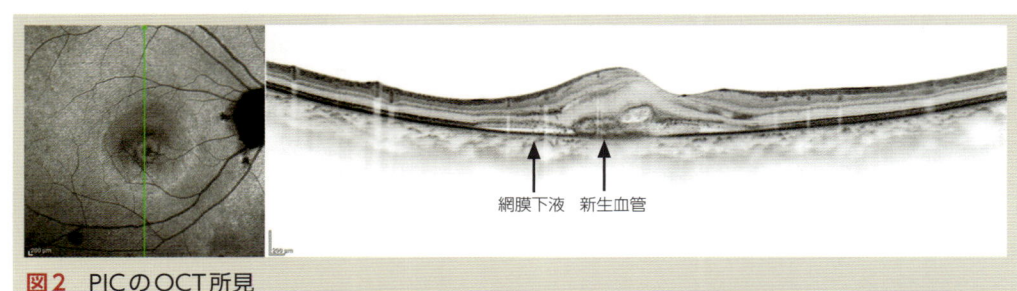

網膜下液　新生血管

図2　PICのOCT所見
中心窩下に脈絡膜新生血管と隣接領域での網膜下液貯留を認める

3　多巣性脈絡膜炎（MFC）

PICと同様にAZOOR complex syndromeに含まれる。PICに比べて大きめの白点病巣を眼底周辺部に有し，斑状の萎縮瘢痕層を伴うこともある。OCT，OCTA，眼底自発蛍光ではPICと同様の所見を呈し，治療もステロイドや免疫抑制薬の内服等でのコントロールと，MNV併発時にはAMDやmMNV等と同様の治療が検討される。

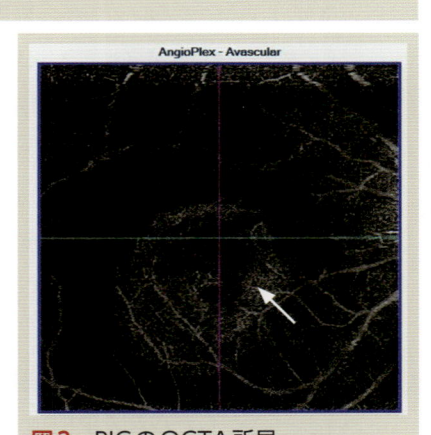

図3　PICのOCTA所見
網膜外層断面で新生血管を示唆する異常血管を認める（矢印）

4　網膜色素線条（AS）

ASの眼底像はブルッフ膜の弾性線維が変性して断裂を生じた結果生じる視神経乳頭から放射状に広がる線条という特徴的なもので，この特徴的な線条をもってASと診断される[3]。線条は白色を呈するが，線条内には色素沈着も認めることが多い。また，後極部から中間周辺部にかけて「梨子地状眼底（peau d'orange fundus）」と呼ばれる黄白色の点状変化がみられることが多い（**図4**）。これらの所見は両眼性に認められる。進行すると，断裂したブルッフ膜からMNVが生じ，RPE下で伸展し，周囲に網膜下出血や漿液性網膜剥離を伴っていることもあるため，中心暗点，高度な視力低下，変視を生じる。MNVが生じるまでは自覚症状

を伴わないことが多く，偶発的な眼科受診や後述するような皮膚科受診で指摘されることもある。いったんMNVを生じると治療に抵抗性を示し，再発を繰り返すことが多い。

　様々な全身疾患との合併が報告されているが，特に弾性線維の変性や断裂，石灰化を特徴とする弾性線維性仮性黄色腫（pseudoxanthoma elasticum；PXE）とは密接な関係が指摘されており，「Grönblad-Strandberg症候群」と呼ばれる。2000年には16番染色体にあるATP binding cassette C6（*ABCC6*）が責任遺伝子として報告され，常染色体劣性遺伝疾患である[4]。眼球のみならず，皮膚や心血管系，消化管や胎盤など全身の弾性線維の遺伝的形成不全とされている。

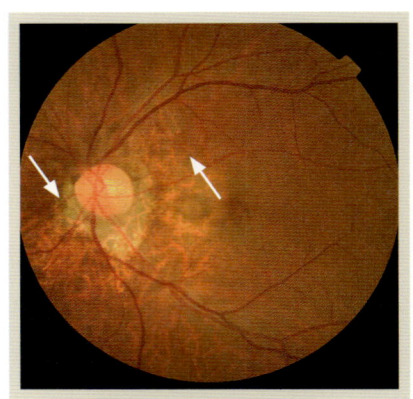

図4　ASの眼底写真
視神経乳頭から放射状に延びる色素沈着を伴う線条を認める。耳側には梨子地状眼底（peau d' orange fundus）を認める。視神経と中心窩の間に新生血管を示唆する灰白色病変を認める

　OCTでは，ブルッフ膜の断裂や波打ち様の所見を認め，扁平なMNVが横に広がって進行していく症例が多い。MNV合併症例では，網膜外顆粒層に"outer retinal tubulation（ORT）"と呼ばれる球状の構造物を認めることがある。症例によっては，患者の自覚症状より早く，初期のMNVと思われる中等度～高反射塊を認めることもある。Gass type 2 CNV（MNV）の様相を呈することが多いが，活動性が高い時期は，網膜下のフィブリン様の析出物，網膜下出血，網膜浮腫がしばしば認められる（図5，6）。活動性が低下すると，MNVは境界明瞭になり，輝度も高くなる。このような検査初見の変化が経過観察で果たす役割は大きい。

　眼底自発蛍光では，他の観察方法に比べてより広範なRPEの障害が検出されるとされている。こうした広範なRPE障害が視機能障害の原因になっている可能性があるともされている。

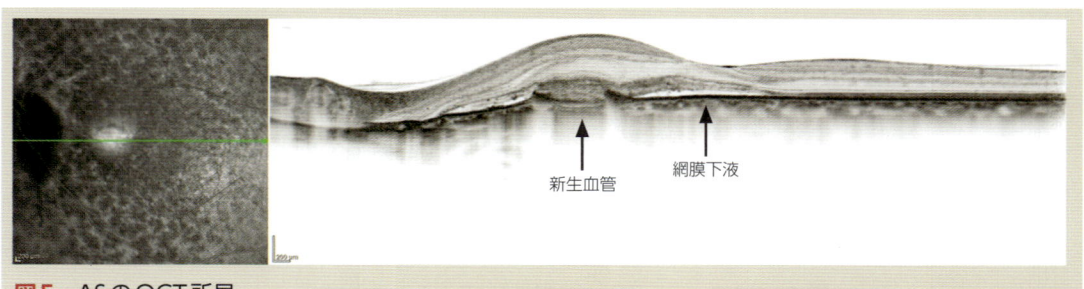

新生血管　　網膜下液

図5　ASのOCT所見
中心窩鼻側に脈絡膜新生血管と隣接領域での網膜下液貯留を認める

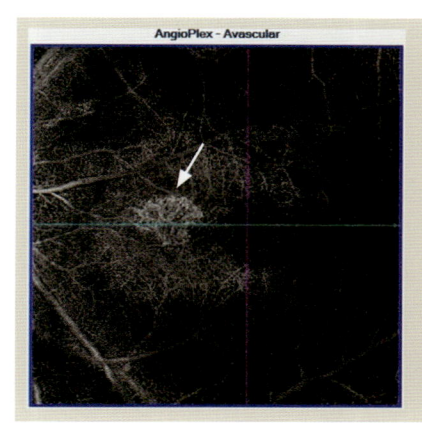

図6 ASのOCTA所見
網膜外層断面で新生血管を示唆する異常血管を認める（矢印）

5 特発性脈絡膜新生血管 (ICNV)

　本項で示してきた他の疾患や炎症，外傷などに起因しない脈絡膜新生血管を"ICNV"と呼ぶ[5]。50歳以上の場合はAMD，強度近視があるとmMNVとすることが一般的であるため，必然的に50歳未満で軽度近視から遠視である場合にICNVと診断するが，実際には軽度近視に伴うことが多い。またIAで，黄斑部アーケード血管周囲や視神経乳頭鼻側に複数の小型円形の低蛍光領域が認められた場合には，PICと診断することになる。片眼性で，新生血管がRPEより内側に顔を出すII型であることが多いが，症例によっては，RPE下に限局したI型と判断するべき場合もある。活動性が高い時期はフィブリンの析出を伴ってMNVの境界が不明瞭になることもある。病勢が沈静化し滲出性変化が消退すると，MNV境界も明瞭になる。ICNVを発症した症例の脈絡膜は厚いことや，多彩な眼底自発蛍光所見を呈するという報告もある。年齢や近視の程度で，AMDやmMNVと区別することも多いため，同様の治療が検討されることも多い。

▶ Advanced points

　本項の疾患の中では，ASにおいて，MNVを伴った場合の予後の悪さが際立っている。最近は抗VEGF薬の硝子体投与なども検討されるが，一般的に治療には難渋することが多く，まだ定まった治療方法とはなっていない。定期的な経過観察の中で，MNVが発症していない僚眼の注意深い観察は，患者のQOLの低下阻止や社会負担軽減の観点からも重要性が高い。

　眼底自発蛍光では，他の観察方法に比べてより広範なRPEの障害を検出するとされている。広範なRPE障害が視機能障害の原因になっている可能性も指摘されている。

　ASを疑った場合はPXEの診断基準およびガイドラインに従い，頸部や腋窩，肘窩，鼠径部，臍周囲などの皮膚病変を確認するとともに，皮膚科にコンサルトし皮膚生検の検討も要する。2015年にはPXEも指定難病に指定されており，難病指定医による臨床調査個人票記載が必要となっている。

■ 文献

1) Watzke RC, et al:Punctate inner choroidopathy. Am J Ophthalmol. 1984;98(5):572-84.

2) Kedhar SR, et al:Multifocal choroiditis with panuveitis and punctate inner choroidopathy:comparison of clinical characteristics at presentation. Retina. 2007;27(9):1174-9.

3) Doyne RW:Choroidal and retinal changes:The results of blows on the eyes. Trans Ophthalmol Soc UK. 1889;9:128-40.

4) Ringpfeil F, et al:Pseudoxanthoma elasticum:mutations in the MRP6 gene encoding a transmembrane ATP-binding cassette (ABC) transporter. Proc Natl Acad Sci U S A. 2000;97(11):6001-6.

5) Cleasby GW:Idiopathic focal subretinal neovascularization. Am J Ophthalmol. 1976;81(5):590-9.

18 網膜変性疾患

沼　尚吾

Key points >>>

- 網膜変性疾患を疑う場合には，網膜外層の中でもEZラインに注目することが大事である。
- 普段から網膜外層がどのような層構造になっているのかを意識して確認し，見慣れておかなければ，稀少疾患に遭遇した際に異常かどうか自信を持てない。
- 特に，錐体（杆体）ジストロフィやオカルト黄斑ジストロフィは「白内障術後に視力が想定よりも出ない」というシチュエーションになりやすく，トラブルにもなりうるため，白内障が軽度にもかかわらず視力がかなり悪いという患者では，注意してEZラインをチェックしたい。

1　網膜変性疾患のOCT画像で着目すべき点

　網膜変性疾患においては，その視機能低下の程度に反してOCT画像上の変化は"地味"であることが多く，日常診療において頻回に遭遇する疾患でもないことも相まって，苦手意識を持っている医師が多い。そうした医師に向けて，あえて大胆に言い切れば，網膜の最外層に位置する4つのライン［すなわち，外境界膜（external limiting membrane；ELM），エリプソイドゾーン（ellipsoid zone；EZ）ライン（視細胞内節／外節接合部；IS／OSライン），インターディジテーションゾーン（interdigitation zone；IZ）ライン（錐体外節端；COSTライン），網膜色素上皮（retinal pigment epithelium；RPE）］の中で，「まずEZラインに着目する」と覚えて預ければ一気に苦手意識がなくなるかもしれない。次点で注目すべき層としては，ELMのすぐ上（内層側）に位置し，視細胞核を含む外顆粒層（outer nuclear layer；ONL）であろう（図1）。

　網膜変性疾患は数多く存在するため，すべてを網羅することは紙幅の都合上できないが，いずれにおいても，網膜最外層の4つのラインに注目することが大事であり，「原因がわからないが，視力が低下している」というときには，ぜひこれらのラインに注目頂きたい。

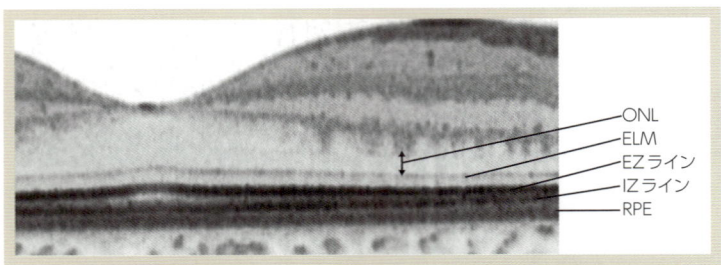

図1　網膜変性疾患のOCT所見において特に重要な外層構造

異常を見わけるためには，日頃から外層には異常を伴わない疾患を持つ患者においても，中心窩を通るBスキャン画像に目を通す習慣を身につけておくことが大事である。変性疾患患者においてはIZラインが明瞭に描出されないことも多く，「内層側からたどって最初の，特に高輝度な（濃い）ラインがEZライン」と認識するのがわかりやすい。外層が異常な症例のOCTを数多く見ることよりも，普段から網膜外層構造が乱れていない症例を多く見ておくことが大事である

2　網膜色素変性（RP）

網膜外層に注目

　網膜色素変性（retinitis pigmentosa；RP）は，進行性に視細胞が障害される遺伝性網膜疾患であり，まず夜盲・視野狭窄を呈し（≒杆体細胞の変性），長期的には中心視力が失われる（≒錐体細胞の変性）。ただし，患者により発症年齢や進行速度は様々であり，中には高齢でも生活に困難を感じない者もいる。

　RPでは，杆体細胞（アーケード血管よりやや周辺部に最も高密度に分布）が錐体細胞（中心窩に高密度に分布）に先行して細胞死するため，中間周辺部から網膜外層の変性が生じ，その後，中心窩に向かって変性が進行する。

　OCTでは網膜最外層の4ラインの中でも，IZライン→EZライン→ELMの順で網膜外層が消失し，これに続いてONLの菲薄化が生じる。これらの中でも，EZラインの長さが網膜機能と相関することが知られており，特に重要である（図2）。

囊胞様黄斑浮腫（図3）

　囊胞様黄斑浮腫（cystoid macular edema；CME）は，RPでよく認められる所見である。その発症率は5.5〜24.5％と報告されている。RPでは中間周辺部から変性が始まり，高齢になるまで中心視機能は保たれることも多いが，中心視機能に影響を及ぼす黄斑浮腫が生じると，日常生活へも影響を与えるような視機能低下につながる。

　治療として，炭酸脱水酵素阻害薬の点眼や内服，ステロイドのテノン囊下注射，抗VEGF薬硝子体注射が報告されている。ただし，いずれも十分なエビデンスが確立されているわけではないため，副作用の可能性を勘案して，筆者の施設では，患者と相談の上で希望があれば炭酸脱水酵素阻害薬点眼を処方するにとどめている。

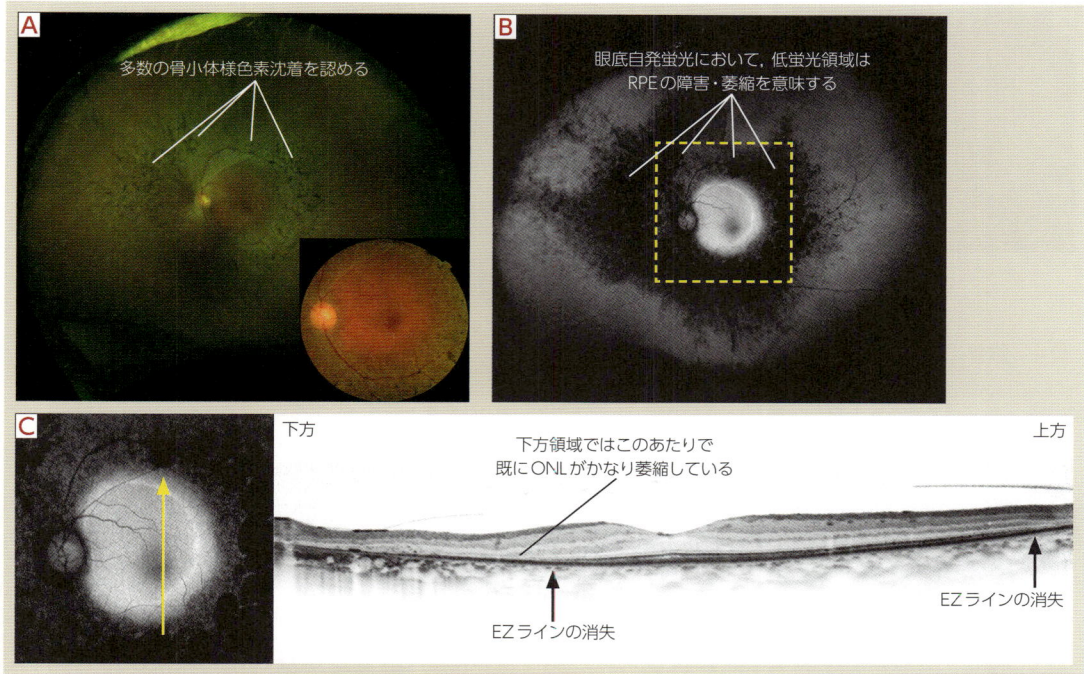

図2 網膜色素変性の典型例（網膜外層に注目）

典型的な網膜色素変性。アーケード血管内外に骨小体様色素沈着を多数認める（**A**）。眼底自発蛍光では，RPEの障害・萎縮を意味する広い低蛍光領域を認める（**B**）。中心窩を挟んで上下で見比べると，下方のほうがEZラインの残存は少なく，一方で上方はかなり残存しており，中心窩まではまだまだ距離があるとわかる。ONLも，EZラインが消失するあたりからは厚みがほぼなく，視細胞が消失していることがわかる。ONLについても上下で非対称に変性・菲薄化が進んでおり，見比べると理解しやすいと思われる（**C**）

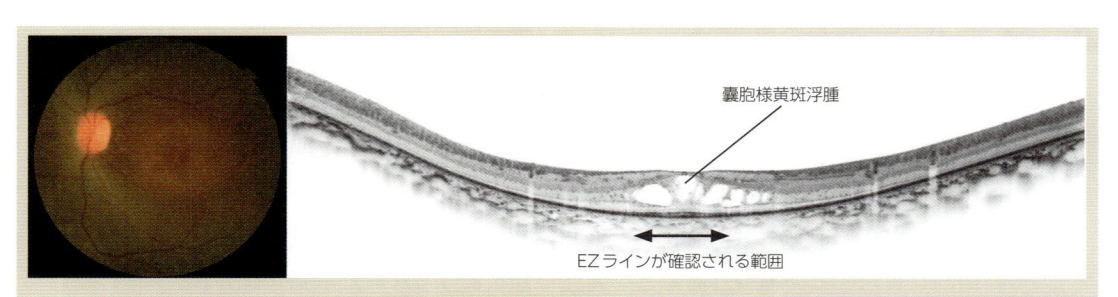

図3 嚢胞様黄斑浮腫

中心窩近傍，主にONLに嚢胞様腔を認める。この症例では中心窩近傍のみEZラインとELMが残存しており，IZラインは既に確認できない

---

3 錐体（杆体）ジストロフィ（CoD／CoRD）（図4）

　錐体ジストロフィ（cone dystrophy；CoD）と錐体杆体ジストロフィ（cone-rod dystrophy；CoRD）は，錐体細胞優位に障害が生じる遺伝性網膜疾患である。RPとは異なり，後極部の錐体細胞から障害が始まるため，視力低下や中心視野障害，色覚異常をきたし，早期から自覚して支障をきたす。

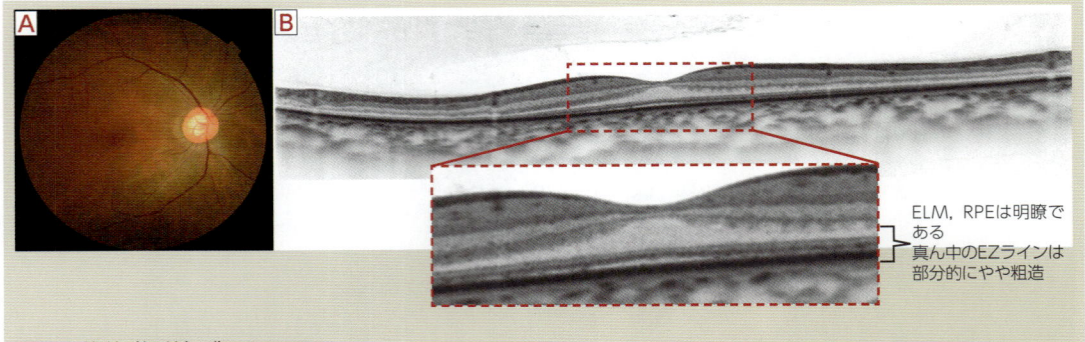

図4 錐体（杆体）ジストロフィ

眼底には，網膜色素変性でみられる骨小体様色素沈着はなく，変性も一見あまり強くないように見える（**A**）。やや粗造なEZラインと，その前方のELM，そして後方のしっかりとしたRPEは確認できるが，IZラインが確認できない（**B**）。この症例のように，中心窩下において，EZラインとRPEとの間にほんのわずかな空隙を認めるように見えることも多い

ELM, RPEは明瞭である

真ん中のEZラインは部分的にやや粗造

「錐体ジストロフィ」は錐体細胞のみが障害され杆体細胞は障害されていない場合の疾患名であり，杆体細胞も障害される「錐体杆体ジストロフィ」とは名称において区別されているが，実際には経過中に変性が広範囲に及び，錐体ジストロフィから錐体杆体ジストロフィと言える状態へと進展することもあり，それを病初期において予測することは難しい。錐体（杆体）ジストロフィでは，後極においてまだEZラインが確認される段階でもIZラインが広く消失していることが特徴であり，また，RPと異なり，黄斑部の囊胞様病変は認められない。

4 オカルト黄斑ジストロフィ（図5）

　オカルト黄斑ジストロフィ（occult macular dystrophy；OMD）は，両眼性にゆっくりと黄斑部網膜の機能低下が進行し，最終的に視力が0.1程度まで低下するにもかかわらず，検眼鏡・眼底写真・蛍光眼底造影等の眼科検査において，一見すると異常を認めないのが特徴である。現在ではspectral domain-OCT（SD-OCT）の発展・普及により，同疾患において特徴的な黄斑部での網膜外層障害を発見できるようになった。黄斑部のEZラインとIZラインの不整・途絶が特徴的であり，比較的早期から網膜外層構造の異常を検出できる。なお，異常の及ぶ範囲については，長期経過例においても萎縮範囲は中心窩近傍に限局し，中心窩近傍から広く障害が進行した症例はない。

　初発年齢は非常に幅広く，就学前に発症する症例から70歳代になって気づかれる症例までみられる。そのため，「視力低下に対して白内障手術をしたが，視力が改善しない」と患者が訴え専門施設へ紹介される症例も多い。

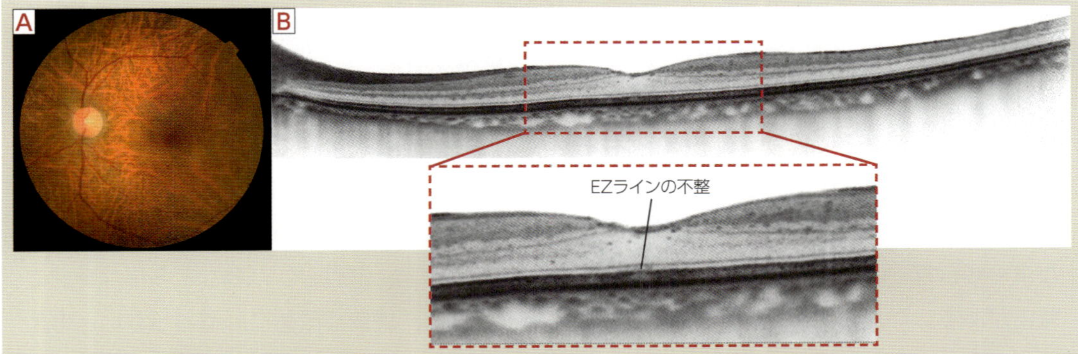

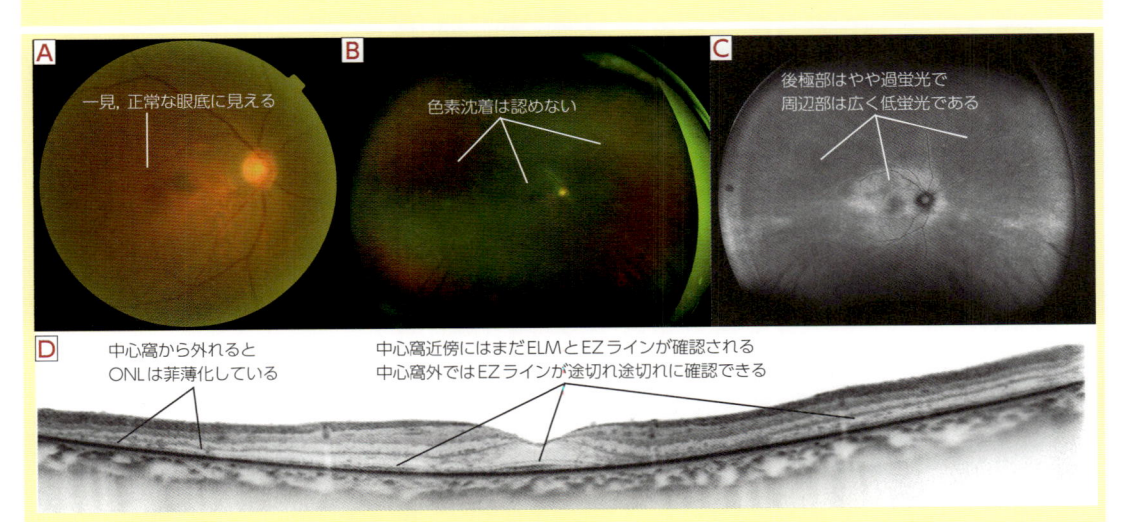

図5　オカルト黄斑ジストロフィ

眼底は正常に見える（**A**）。OCTを見てもほぼ正常に見えるが，この患者の矯正視力は0.3である。中心窩近傍を拡大すると，わずかにEZラインが不整で，ごく一部で途絶していることがわかる（**B**）。EZラインが一部不整であるという点だけ見れば，前出の網膜色素変性や錐体（杆体）ジストロフィでもありうる所見であるが，オカルト黄斑ジストロフィでは，中心窩近傍のごくわずかな領域以外の他の領域ではEZラインを含め網膜に異常を認めない

▶ **Advanced points**

癌関連網膜症

　遺伝性網膜疾患ではないが，RPやCoRDと鑑別を要する疾患のひとつに癌関連網膜症（cancer-associated retinopathy；CAR）がある。癌患者において，網膜で発現する蛋白質に対する自己抗体が形成され，その自己抗体により網膜に障害を生じる疾患である。OCTにおいては，網膜外層の変化が主であり，まずEZラインの消失が確認され，その後に視細胞を含んだ網膜外層の萎縮が生じる（**図6**）。

図6　癌関連網膜症

眼底は一見，広い範囲で正常に見える（**A**）。網膜色素変性において認められるような骨小体様色素沈着もない（**B**）。眼底自発蛍光においては，黄斑部を囲うようにリング状に過蛍光であり，アーケード血管より周辺部は低蛍光である（**C**）。黄斑部のリング状過蛍光領域の中心部は，蛍光輝度としては正常である。中心窩近傍に連続したEZラインがわずかに残るが，中心窩外では途切れ途切れに残るのみであり，ONLの菲薄化も確認できる（**D**）。癌関連網膜症では，時に週単位でも明確に外層変化を伴うような激烈な経過をたどる症例もある

眼科を受診した時点で現病歴として指摘された悪性腫瘍がなかったとしても，①比較的高齢での発症，②視機能低下を患者自身が自覚できる速度で進行，③網膜外層障害を認めるにもかかわらず色素沈着に欠くあるいは乏しい，といった条件を満たす症例では，鑑別診断として癌関連網膜症を念頭に置くべきである。当院では，本疾患を強く疑えば，いずれかの診療科で悪性腫瘍を現に治療中，あるいは治療後で現在もフォローされている場合を除いて，十分に患者に説明した上で胸腹部造影CTを施行することとしている。なお，原疾患として肺小細胞癌がよく知られているが，子宮体癌，乳癌，大腸癌，前立腺癌，悪性リンパ腫など多様な腫瘍で報告がある。ただし，悪性腫瘍原発巣を摘出／治療しても，網膜症改善には寄与しないと考えられており，また，原発巣加療後に転移再発等せず，10年経過してから癌関連網膜症を発症した症例も報告されている。

　前述のように機序としては自己免疫疾患と類似するため，治療としては，抗炎症・免疫抑制療法も試みられている。癌関連網膜症に対する免疫抑制療法により原疾患が悪化するという報告はないが，理論上は，悪性腫瘍に対する自己免疫反応をも抑えてしまう可能性があるため，薬物治療で介入を行う場合には，患者へ十分に説明の上で，悪性腫瘍を治療する診療科主治医との連携を十分に図るべきであると考える。

　なお，前述の「自己免疫（性）網膜症（autoimmune retinopathy；AIR）」とは，血清中の自己抗体が網膜内抗原に対しても反応性を示す，いわゆる交差反応を示すことで網膜が障害される疾患である。腫瘍随伴性の (para) neoplastic-AIRと，腫瘍を伴わないnon (para) neoplastic-AIRに分類され，(para) neoplastic-AIRはさらにCARと悪性黒色腫関連のmelanoma-associated retinopathy (MAR) とに分類される。

19 ぶどう膜炎

石原健司

Key points >>>

〈ベーチェット病〉

■ 発作時には，網膜内層を中心に浮腫が生じる。

■ 炎症が改善した後に，網膜は菲薄化する。

〈サルコイドーシス〉

■ CME が特徴的である。

〈フォークト・小柳・原田病〉

■ 網膜下腔に，隔壁で隔てられた液体が貯留する。

■ 脈絡膜厚が著明に肥厚する。

〈視神経網膜炎〉

■ 黄斑部の漿液性剝離と乳頭黄斑間の浮腫を認める。

■ 星芒状硬性白斑を認める。

ベーチェット病

1 病態

眼症状，口腔粘膜の再発性アフタ，皮膚症状，外陰部潰瘍を4主症状とする疾患である。

眼症状は，両眼性の非肉芽腫性の急性ぶどう膜炎で再発を繰り返す。発作時には，前房蓄膿，出血を伴う網膜血管炎がみられる。

2 OCT所見

発作時（**図1**）には，検眼鏡的に白濁している部位に一致して網膜全層にわたる浮腫を認める。好中球の浸潤と思われる点状の高反射を認めることもある。発作が繰り返し起こり，最終的には網膜萎縮をきたす（**図2**）。

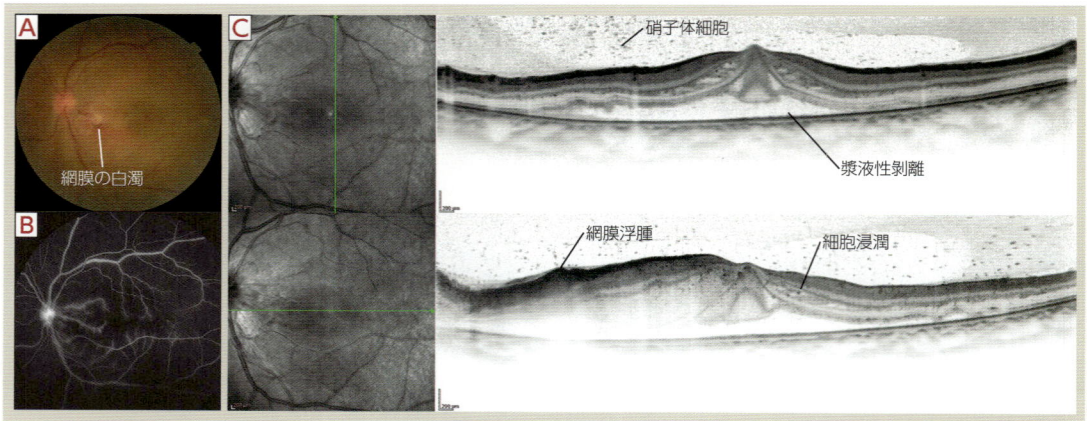

図1　発作時眼底・OCT所見（ベーチェット病）

A：眼底写真では，出血を伴う白濁病変を認める
B：FAでは，血管炎による蛍光漏出を認める
C：OCTでは，眼底の白濁に一致した領域に網膜浮腫を認め，漿液性の剥離も認める。網膜内や硝子体腔には，炎症細胞と考えられる点状の高輝度を認める

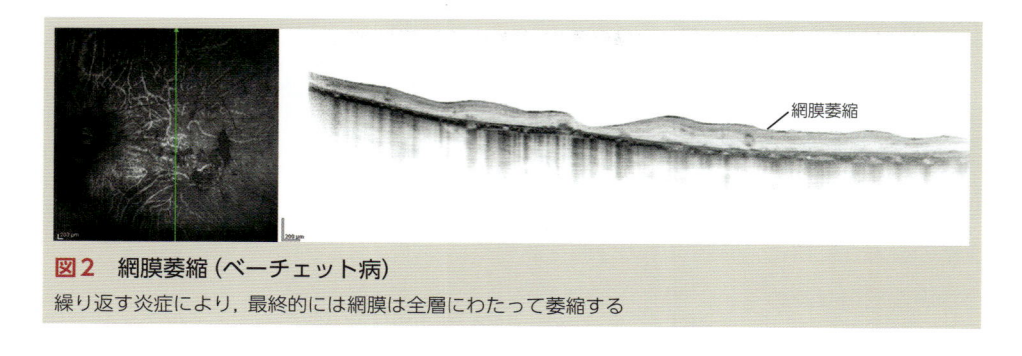

図2　網膜萎縮（ベーチェット病）

繰り返す炎症により，最終的には網膜は全層にわたって萎縮する

サルコイドーシス

1　病態

　全身性肉芽腫性疾患であり，肺・眼・リンパ節・皮膚・心臓など多臓器に非乾酪性類上皮細胞肉芽腫が生じる。

　眼症状として，前部ぶどう膜炎，隅角結節，テント状周辺虹彩癒着，硝子体混濁（雪玉状，数珠状），網膜血管周囲炎，視神経乳頭肉芽腫，脈絡膜肉芽腫などを認める。

2　OCT所見（図3）

　サルコイドーシスでは，囊胞様黄斑浮腫（cystoid macular edema；CME）が特徴的な所見である。滲出性変化が強い場合には，黄斑下に網膜下液が貯留する。網膜や脈絡膜の肉芽腫性病変が描出されることもある。硝子体内の混濁が描出されることもある。

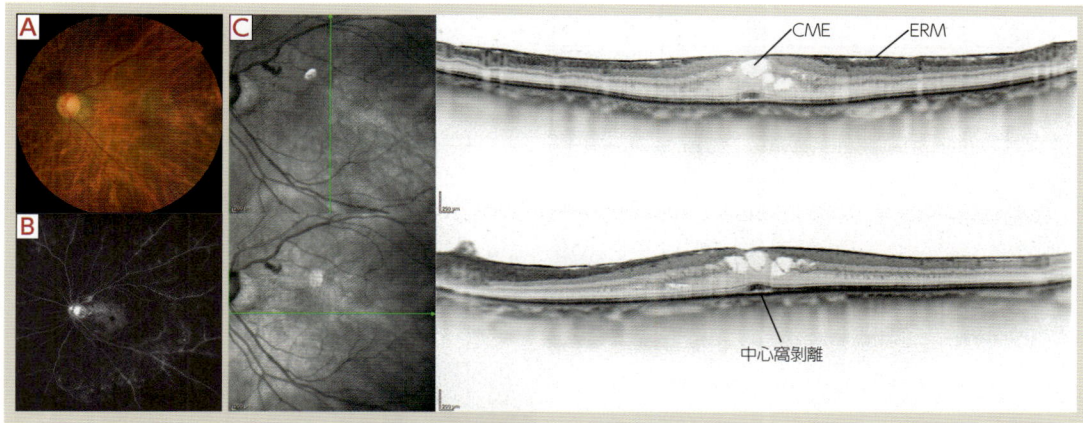

図3 眼底・OCT所見 (サルコイドーシス)
A：眼底写真では，黄斑上膜 (ERM) と黄斑浮腫を認める
B：FAでは，静脈炎に伴う蛍光漏出を認める
C：OCTでは，CMEと中心窩剥離を認める。ERMを伴うこともある

フォークト・小柳・原田病

1 病態

　フォークト・小柳・原田病 (Vogt-Koyanagi-Harada disease；VKH disease) は全身のメラノサイトに対する自己免疫疾患と考えられており，先行する感冒様症状，頭痛，耳鳴，視力低下を呈する。回復期には，全身の脱色素現象により，夕焼け状眼底，白髪，皮膚の白斑を認める。

　眼所見として，前房の炎症細胞，虹彩結節，角膜後面沈着物，浅前房，視神経乳頭発赤腫脹，漿液性網膜剥離などを呈する。

2 OCT所見

　特徴的な隔壁を伴った漿液性剥離を認める (**図4A，B**)。この隔壁はフィブリンなどで裏打ちされた視細胞外節からなり，滲出液は網膜下と網膜内に貯留していると考えられている。脈絡膜は高度に肥厚しており，enhanced depth imaging-OCT (EDI-OCT) やswept source-OCT (SS-OCT) でも強膜との境界は描出できないことが多い (**図4C**)。肥厚した脈絡膜の影響で，網膜色素上皮 (retinal pigment epithelium；RPE) の波打ちが生じる (**図5**)。前眼部OCTでは，浅前房と毛様体剥離を認める (**図4D**)。

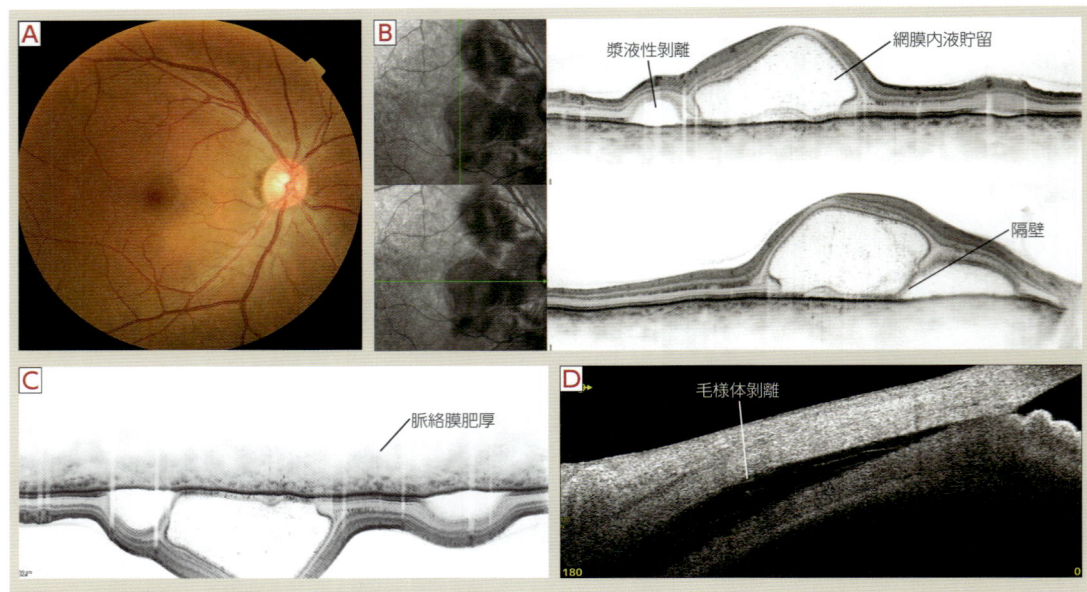

図4　眼底・OCT所見（VKH disease）
A：眼底写真では，多房性の漿液性剝離，視神経乳頭発赤を認める
B：OCTでは，隔壁を伴う特徴的な漿液性剝離を認める。網膜内の液貯留はやや輝度が高くなる
C：脈絡膜肥厚が顕著で，EDI-OCTでは強膜との境界は不明瞭になる
D：前眼部OCTで毛様体剝離を認める

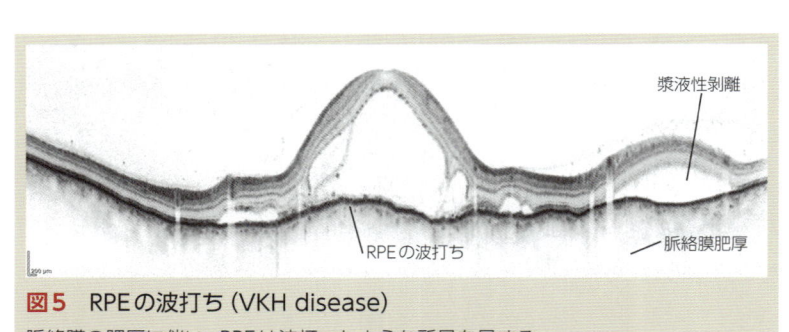

図5　RPEの波打ち（VKH disease）
脈絡膜の肥厚に伴い，RPEは波打ったような所見を呈する

216

視神経網膜炎

1 病態

　感染性のものと非感染性のレーベル特発性星芒状視神経網膜炎がある。感染性の中では，ネコひっかき病の頻度が最も高い。

　Bartonella henselae による人畜共通感染症で，感冒様症状，リンパ節腫脹などの全身症状の後に眼症状が生じる。視神経乳頭の発赤腫脹に引き続き，黄斑部に浮腫と特徴的な硬性白斑を認める。

2 OCT所見（図6）

　黄斑部の漿液性剝離と乳頭黄斑間の網膜浮腫を認める。星芒状硬性白斑の点状の高反射を認める。

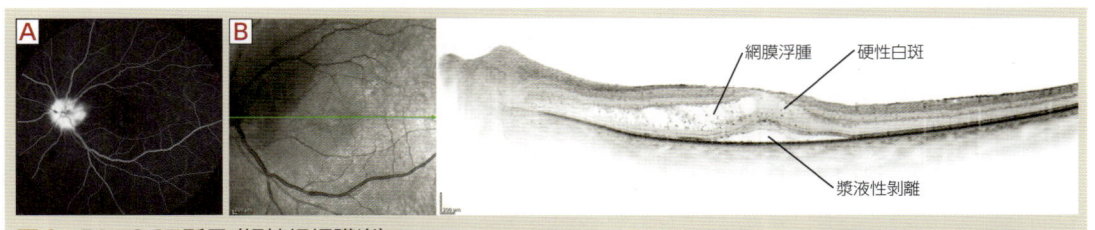

図6　FA・OCT所見（視神経網膜炎）
A：FAでは，視神経乳頭を中心とした蛍光漏出を認める
B：OCTでは，視神経乳頭と黄斑にかけて網膜浮腫と漿液性剝離を認める。硬性白斑は点状の高輝度病変として描出される

▶ Advanced points（図7）

　VKH diseaseに対するステロイド治療への反応は，網膜下液の減少よりも脈絡膜厚の正常化が先行する。脈絡膜が厚い状態は，十分に消炎されていないと考えられる。

▼次頁へ続く

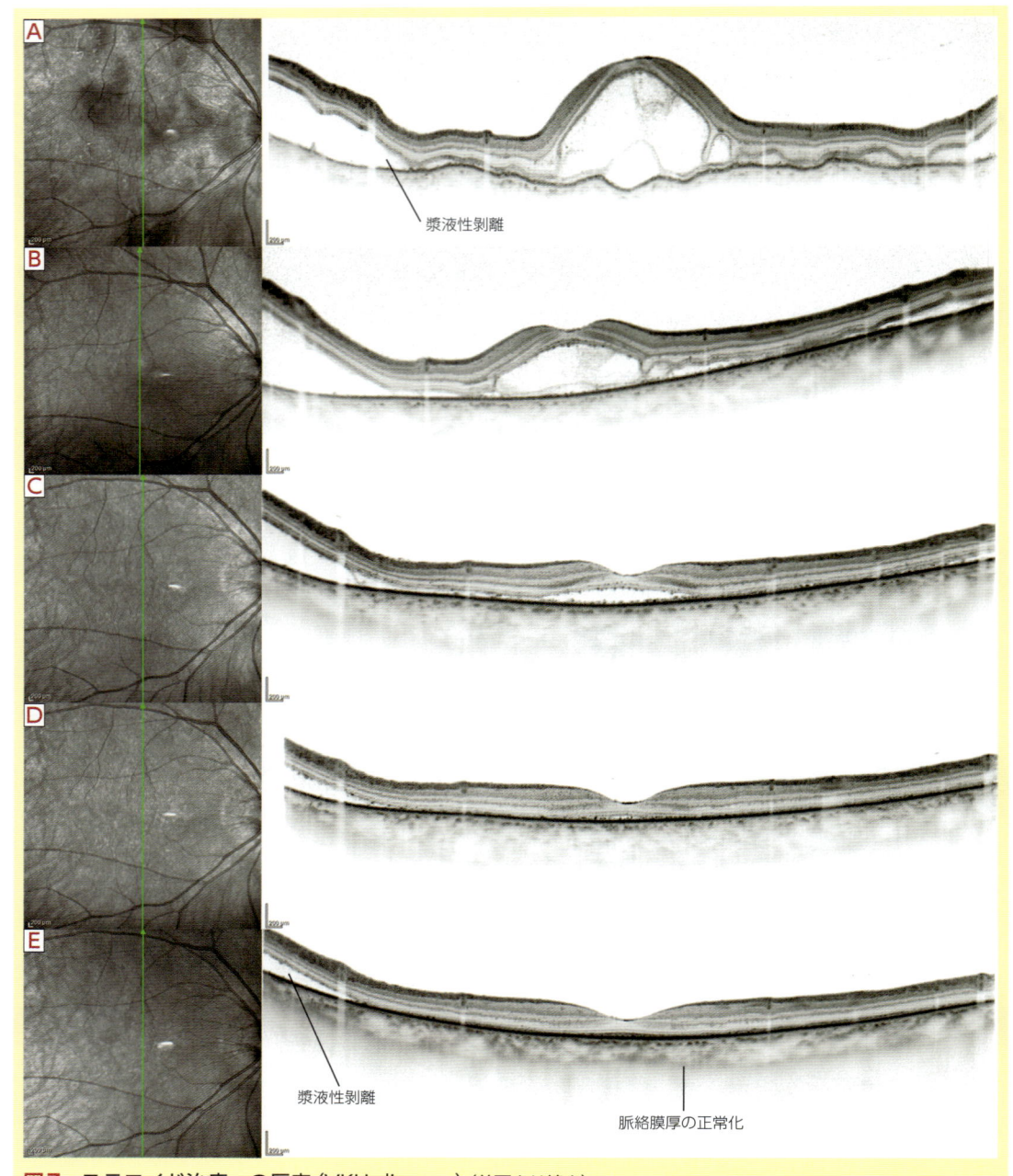

図7 ステロイド治療への反応（VKH disease）（前頁より続き）

ステロイド治療により，脈絡膜厚の正常化と漿液性剥離の消失を認める
A：治療前
B：治療2日目
C：治療6日目
D：治療13日目
E：治療22日目

20 腫瘍

藤本雅大

Key points >>>

- 眼内悪性リンパ腫では，オーロラ状の硝子体混濁と網膜色素上皮下浸潤病巣が特徴的である。
- 脈絡膜血管腫では，腫瘍表層で脈絡毛細血管板は保たれ，ドーム状の隆起性病変として描出される。
- 脈絡膜母斑では，腫瘍表層が高反射帯として描出される。悪性黒色腫との鑑別が重要になる。
- 脈絡膜骨腫では，腫瘍内部が水平方向に多層構造をなし，スポンジ状もしくは格子状に描出される。

1 眼内悪性リンパ腫 (図1)

　眼内悪性リンパ腫は中枢神経系悪性リンパ腫の亜型と考えられており，多くはびまん性大細胞型B細胞性リンパ腫 (diffuse large B-cell lymphoma；DLBCL) である。腫瘍細胞は硝子体や，網膜色素上皮 (retinal pigment epithelium；RPE) 下に浸潤することが多い。硝子体腔内で腫瘍細胞は硝子体のコラーゲン線維に沿って線状に存在するため，オーロラ状の硝子体混濁を呈する。RPE下浸潤病巣は黄色〜黄白色の病変として観察される。約80％は両側性であり，60〜90％で中枢神経系悪性リンパ腫へと進展する。

　外来での検査として眼底検査，OCT，蛍光造影検査が有用である。診断は硝子体生検での病理細胞診やサイトカイン検査などにより総合的に行う。眼底には黄色の浸潤病変を認め，集簇して増大すると病変表層にヒョウ柄の色素沈着 (leopard skin pigmentation) を認める。OCTでは網膜下やRPE下に沈着物として浸潤病巣が描出され，RPE層に高輝度の結節病変を認める。硝子体混濁をきたすぶどう膜炎と比べて，硝子体混濁の程度の割に黄斑浮腫が軽度であることが多い。

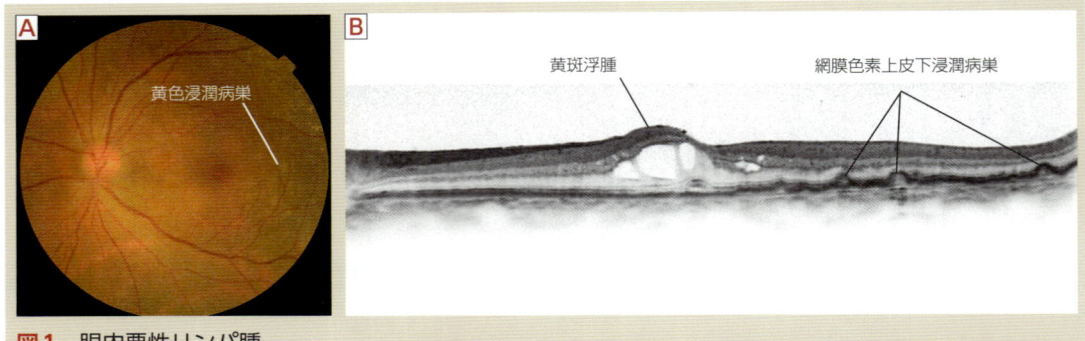

図1　眼内悪性リンパ腫
A：眼底には黄斑耳側に黄色浸潤病巣の多発を認める
B：OCTでは黄斑浮腫と，黄色浸潤病巣に一致して，網膜色素上皮の肥厚を伴う網膜色素上皮下浸潤病巣を認める

2　脈絡膜血管腫 (図2)

　脈絡膜に生じる血管性の過誤腫である。後極部に限局した病変として発生する場合と，びまん性に発生する場合がある。びまん性に発生した場合，Sturge-Weber症候群と関連することが多い。病理学的には腫瘤内に血管壁の薄い多様な径の血管の増生を認める。孤立性の脈絡膜血管腫の直径は平均7mm程度，腫瘍の厚みは平均3mm程度で，通常は増大傾向を示さないが，漿液性網膜剥離や網膜浮腫を伴うことがある。視力低下を伴う場合は，光線力学療法（photodynamic therapy；PDT），放射線治療，抗VEGF硝子体内投与を考慮する。

　診断には眼底検査，OCT，蛍光眼底造影検査が有用である。孤立性の脈絡膜血管腫では，後極部に比較的境界明瞭な橙色〜橙赤色の腫瘤が認められる。OCTでは脈絡毛細血管板の圧排なしに，脈絡膜中大血管の拡張を伴う，ドーム状で平滑な隆起性病変として描出される。

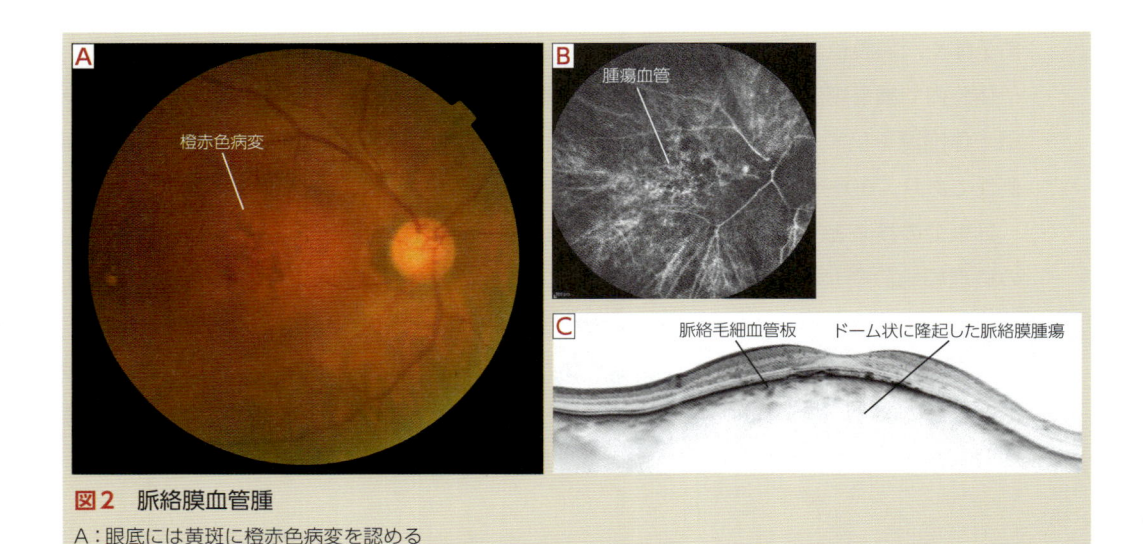

図2　脈絡膜血管腫
A：眼底には黄斑に橙赤色病変を認める
B：IA造影早期に，橙赤色病変に一致して，腫瘍血管を認める
C：OCTでは，脈絡膜腫瘍を認める。腫瘍表層では脈絡毛細血管板は保たれている

蛍光眼底造影検査では，特にIAで造影早期に不規則に走行する異常血管が腫瘍に一致して造影される。

3 脈絡膜母斑 （図3）

　後極部に黒色色素病変として認めることが多い，母斑細胞からなる良性腫瘍である。脈絡膜深層より徐々に増大し，加齢とともに色調が濃くなっていく。腫瘍の厚みは2mm以下，直径は1.5～5.5mmであることが多い。脈絡膜新生血管も稀ではあるが，1%以下で併発する。母斑に一致してRPE過形成やRPE下沈着物を認めることもある。また，約10%に漿液性網膜剥離を生じることがあるが，自然に消退していくことが多い。

　主に眼底検査とOCTで診断を行う。悪性黒色腫と鑑別を行う必要があり，リスク因子として①腫瘍の厚み（＞2mm）（Thickness tumor），②網膜下液の有無（Fluid），③自覚症状の有無（Symptoms），④オレンジ色素の有無（Orange pigment），⑤腫瘍内部の低エコー（Melanoma ultrasound hollow），⑥腫瘍の基底長（＞5mm）（DIaMeter tumor）をShieldsらが提唱している。頭文字をとって"To Find Small Ocular Melanoma Doing IM aging"のごろ合わせ文となる。リスク因子が多いほど悪性黒色腫を考える必要があり，経過観察を慎重に行う必要がある。

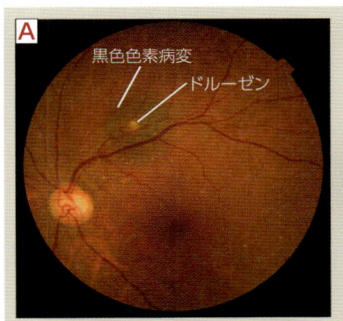
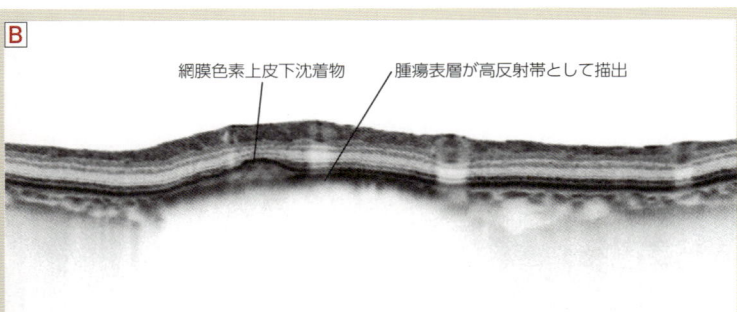

図3　脈絡膜母斑
A：アーケード血管上方に黒色色素病変を認める。腫瘍表面にドルーゼンも認める
B：OCTでは脈絡膜腫瘍表層が高反射帯として描出され，後方は低反射域となっている。腫瘍上には網膜色素上皮下沈着物を認める

脈絡膜母斑に伴う漿液性網膜剥離は，中心窩にまで及んだ場合でも視力低下の進行は緩やかである。経過観察の間に漿液性網膜剥離が消失することも多い。視力低下が生じた場合は治療を考慮する必要があり，PDTによって9割程度の症例で網膜下液の消失を認めることが知られている。

漿液性網膜剥離を伴う脈絡膜母斑の表層は平滑である。腫瘤に一致してブルッフ膜穿破を認めた場合は，脈絡膜母斑ではなく悪性黒色腫を疑う必要がある。

4 脈絡膜骨腫（図4）

視神経乳頭近傍や黄斑部に認めることが多い良性の骨性分離腫である。脈絡膜内層付近から発生するとされており，約半数で緩徐に拡大する。脈絡膜新生血管や腫瘍の脱灰化によって視力低下をきたすが，それまでは比較的視力は良好に保たれる。長期的には約6割の患者で視力が0.1以下に低下することが知られている。脈絡膜新生血管によって視力低下をきたした場合，PDTや抗VEGF硝子体内投与を考慮する。

眼底検査，OCT，Bモード超音波検査で診断を行う。脱灰化すると灰白色の色調となり，直上の網膜外層が菲薄化していくことが多いが，黄色～橙色の斑紋状の病変部の網膜は正常に保たれることが多い。OCTでは骨腫が水平方向に多層構造を形成し，スポンジ状もしくは格子状の外観を呈する。Bモード超音波検査では，骨病変に一致して高反射所見と，その後方に音響陰影（acoustic shadow）を認める。

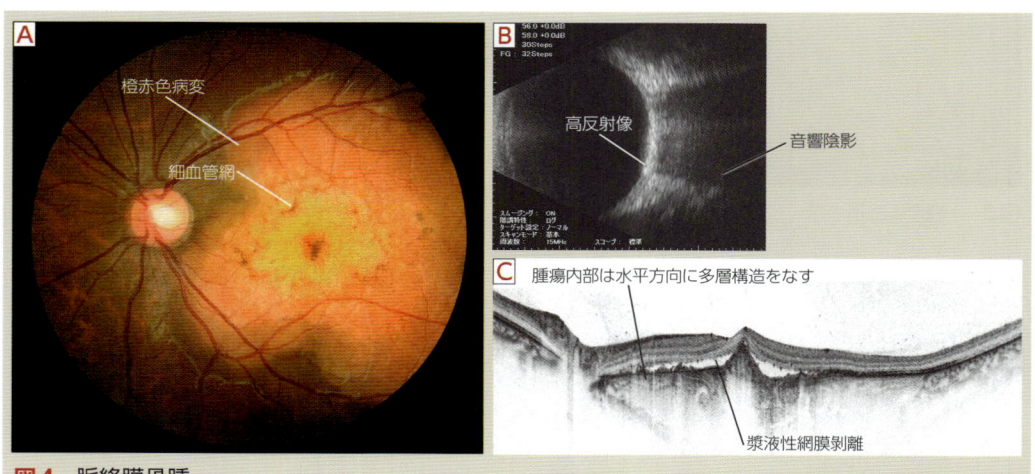

図4　脈絡膜骨腫
A：眼底には橙赤色～黄色のまだらな色調を呈する病変を認める。腫瘍表面に多発性の細血管網を認める
B：Bモード超音波画像では腫瘤に一致して高反射像と，その後方に音響陰影（acoustic shadow）を認める
C：OCTでは形態の不整形な脈絡膜腫瘍を認め，漿液性網膜剥離を伴っている。腫瘍が水平方向に多層構造として描出されている

21 視神経疾患

中野絵梨

Key points >>>

- 軽微な乳頭腫脹は，眼底写真や検眼鏡よりもOCTの乳頭周囲スキャンで見ると検出力が高い。
- 黄斑部網膜内層厚マップで中心窩を通る垂直経線を侵さない内層菲薄化を認めた場合，視交叉より中枢の視神経疾患を疑う。
- 外傷性視神経症では，受傷時には視神経萎縮を認めない。

1 乳頭腫脹をきたす疾患

　乳頭腫脹をきたす視神経疾患のうち，一番緊急性が高い疾患はうっ血乳頭である。その他，視神経炎，前部虚血性視神経症，視神経膠腫，視神経症髄膜腫，放射線性視神経症などがある。乳頭腫脹の評価にはOCT画像の乳頭周囲のスキャンが有用で，カラー眼底写真だけでは判断しづらいような軽微な腫脹もとらえることができる。代表症例として，**図1**にうっ血乳頭症例を提示する。カラー眼底写真では乳頭腫脹があるかどうかわかりづらいかもしれないが，乳頭周囲網膜神経線維層（circumpapillary retinal nerve fiber layer；cpRNFL）厚を正常眼データベースと比較することで，確実に乳頭腫脹があることが客観的に示される。また，フォローアップモードで経時的なcpRNFL厚の変化を追うことで，乳頭腫脹の改善スピードを客観的に記録できる。

2 視神経萎縮をきたす疾患

　前述で紹介した乳頭腫脹をきたす疾患の罹患後はもちろん，他にも様々な疾患がある。その中でも代表的な4つの視神経症を以下に提示する。

圧迫性視神経症

　黄斑部の網膜内層厚解析が有用である。視交叉より中枢にある腫瘍によって生じた圧迫性視神経症の場合，視野は半盲を呈する。この視野異常に対応する形で，黄斑部網膜内層が中心

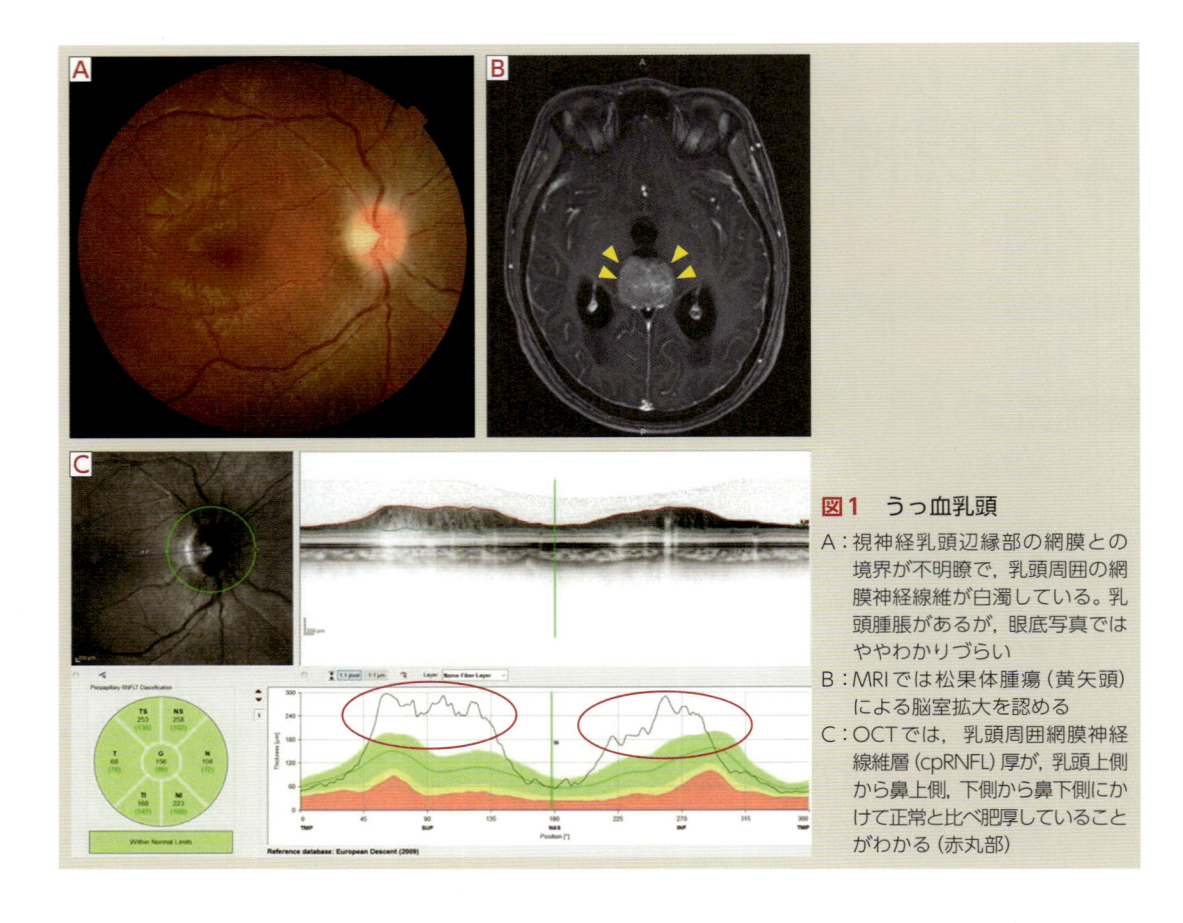

図1　うっ血乳頭

A：視神経乳頭辺縁部の網膜との境界が不明瞭で，乳頭周囲の網膜神経線維が白濁している。乳頭腫脹があるが，眼底写真ではややわかりづらい

B：MRIでは松果体腫瘍（黄矢頭）による脳室拡大を認める

C：OCTでは，乳頭周囲網膜神経線維層（cpRNFL）厚が，乳頭上側から鼻上側，下側から鼻下側にかけて正常と比べ肥厚していることがわかる（赤丸部）

窩を通る垂直経線を保って菲薄化する。**図2**に下垂体腺腫により両耳側半盲を呈した症例を示す。黄斑部網膜内層厚マップでは，両耳側半盲に対応して，中心窩を通る垂直経線より鼻側の内層厚のみが菲薄化している。視野異常の程度と菲薄化の程度には必ずしも相関はない。視野異常がごくわずかでも，内層厚マップでは明らかに菲薄化を認めるような症例もある。

▶ Advanced points

　視交叉より後方の視路病変でも，中心窩を通る垂直経線をまたがない黄斑部網膜内層厚の菲薄化が生じるが，網膜からの距離が遠いほど網膜の構造変化が生じるまでのタイムラグが大きくなる。視索病変の場合は，発症後数カ月で同名半盲に対応したOCTの変化（患側で中心窩より耳側の黄斑部網膜内層厚の菲薄化および上下cpRNFL厚の菲薄化，健側で中心窩より鼻側の黄斑部網膜内層厚の菲薄化および鼻側と耳側のcpRNFL厚の菲薄化）が生じるとされている。外側膝状体より後方の視路病変でも，発症から数年の経過で同名半盲に対応したOCT変化を生じる症例が散見され，網膜神経節細胞の経シナプス逆行性変性が示唆されている。

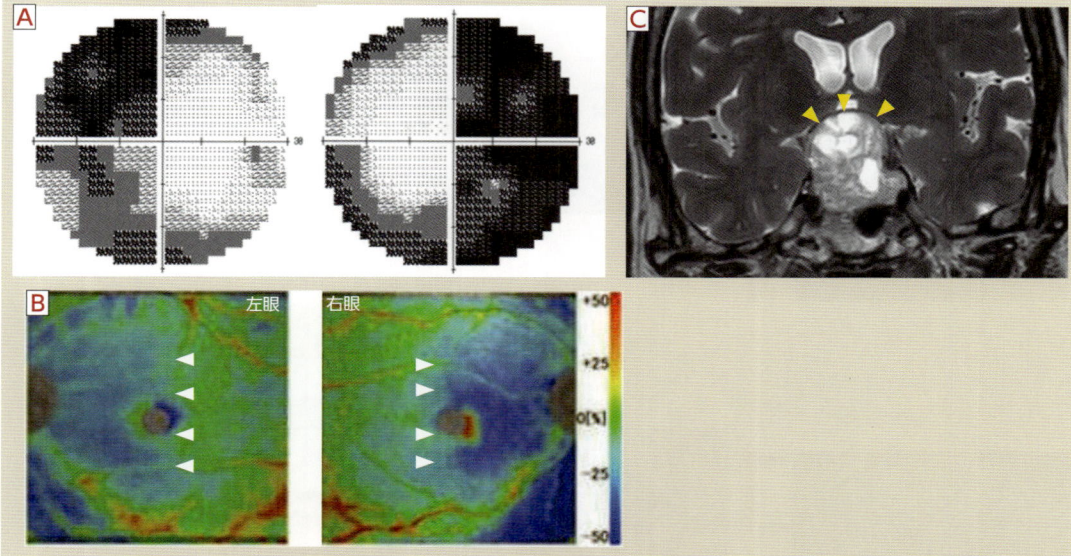

図2　下垂体腺腫による圧迫性視神経症
A：HFA30-2では，両耳側半盲を認める。矯正視力は右0.6，左0.4と低下している
B：OCTの黄斑部網膜内層厚マップでは，中心窩を通る垂直経線（白矢頭）を境に鼻側に，つまり耳側半盲と対応するように，網膜内層が菲薄化している
C：MRIでは，35mm大の下垂体腺腫による視交叉圧排を認める（黄矢頭）

中毒性視神経症

　原因薬剤として最も有名なのは，結核および非結核性抗酸菌症の治療薬であるエタンブトールである。他にも抗菌薬や抗がん剤といった種々の薬剤，アルコールやたばこなどでも生じるとされる。**図3**のように，黄斑部網膜内層厚マップで両眼性に乳頭黄斑線維領域のみが選択的に菲薄化するのが特徴的である。

レーベル遺伝性視神経症

　急性期には軽度の乳頭腫脹を呈することがあり，OCTで耳側cpRNFL厚の肥厚を認める。時間経過とともに（通常，3～6週間程度かけて）cpRNFL厚は減少する。黄斑部網膜内層厚マップでは初期には乳頭黄斑線維領域から菲薄化を認め，最終的に黄斑全体の著明な菲薄化に至る（**図4**）。

外傷性視神経症

　初期には視神経萎縮は認めない。黄斑部網膜内層厚マップも（他疾患がなければ）正常である。受傷後3～6週間程度かけて視神経萎縮が完成し，cpRNFL厚の減少と黄斑部網膜内層厚のびまん性の菲薄化を認める（**図5**）。

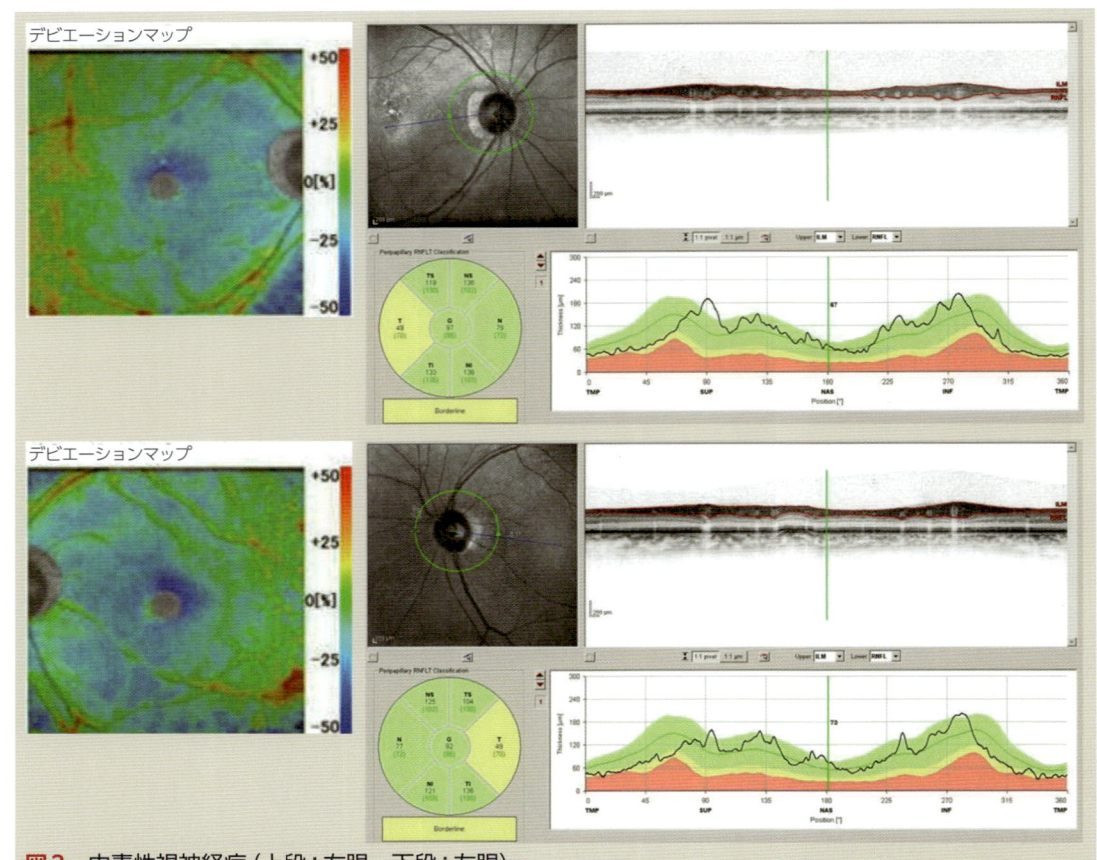

図3　中毒性視神経症（上段：右眼，下段：左眼）

OCTの黄斑部網膜内層厚マップでは，乳頭黄斑線維領域に選択的に内層の菲薄化を認める。乳頭サークルスキャンでは，耳側のcpRNFL厚のみ菲薄化を認める

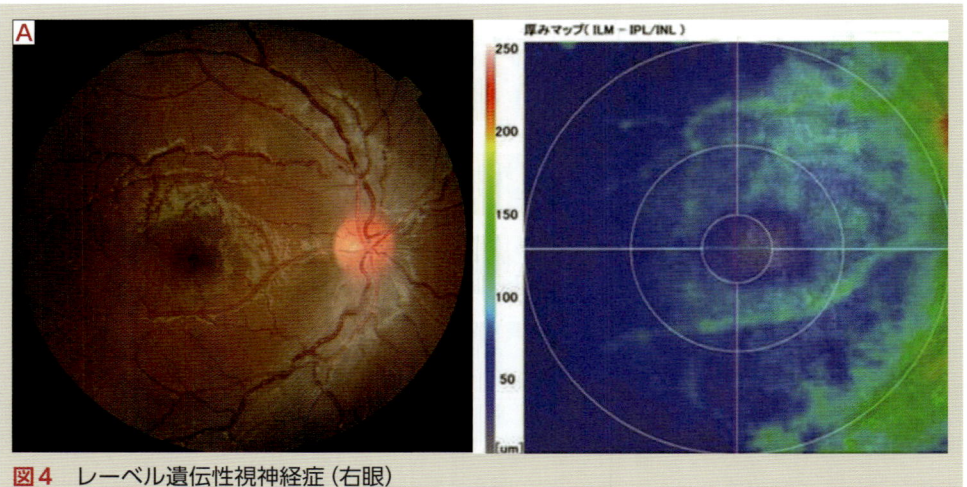

図4　レーベル遺伝性視神経症（右眼）

A：発症時。眼底写真では，視神経乳頭は軽度発赤腫脹している。しかし，OCTの黄斑部網膜内層厚マップでは，既に乳頭黄斑線維領域を中心にびまん性の菲薄化が始まっている

▼次頁へ続く

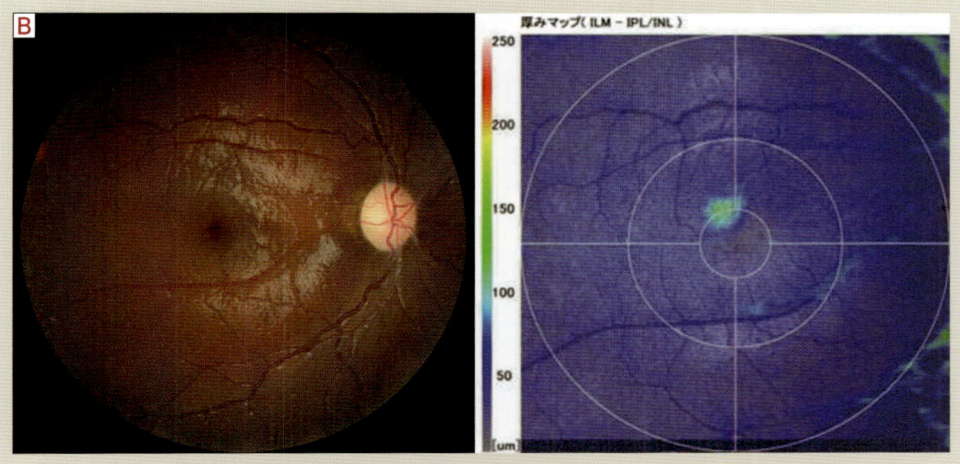

図4 レーベル遺伝性視神経症（右眼）（前頁より続き）

B：発症6カ月後。眼底写真では視神経乳頭は萎縮し，蒼白となっている。OCTの黄斑部網膜内層厚マップでは，黄斑部全体がびまん性に菲薄化している

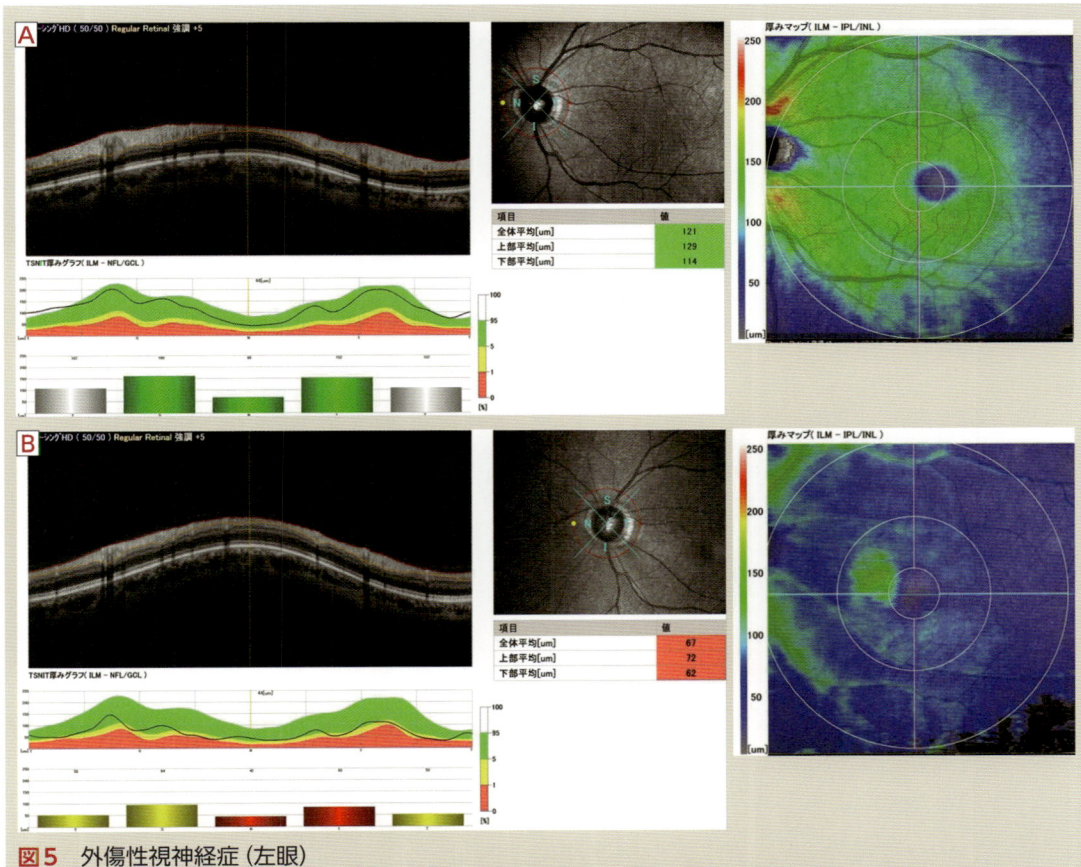

図5 外傷性視神経症（左眼）

A：受傷時。受傷直後のOCTではcpRNFL厚も黄斑部網膜内層厚も正常である

B：発症6週間後。OCTではcpRNFL厚はびまん性に萎縮している。黄斑部網膜内層厚マップでは黄斑部全体がびまん性に菲薄化している

4章 ● OCTの用語

OCT所見の用語

木戸　愛

■本章では，疾患特異的でなく，種々の疾患にわたってみられるOCT所見を紹介する。最低限知っておくべき基本的な用語から，やや発展的な用語まで幅広く抜粋した。それぞれの疾患の詳細に関しては，該当する項を参照されたい。

serous retinal detachment (SRD) ／subretinal fluid (SRF)

　漿液性網膜剝離（serous retinal detachment；SRD）は，漿液が網膜下，網膜色素上皮（retinal pigment epithelium；RPE）上に貯留している状態である。網膜下液（subretinal fluid；SRF）も同義で用いられる。中心性漿液性脈絡網膜症，滲出型加齢黄斑変性をはじめ，種々の網膜疾患でみられる所見である。基本的には漿液は低輝度で均一であるが，遷延している症例では漿液の濃度が濃くなってきていることを反映し，輝度が高く観察されることがある（図1）。フォークト・小柳・原田病の急性期でもSRDがみられるが，他疾患ではみられないような特徴的な多胞状のSRDを呈する（図2）。

　裂孔原性網膜剝離も網膜剝離を呈する代表疾患であり，裂孔が特定できる場合にはその診断に迷うことはないが，裂孔が不明な症例ではSRDとの鑑別が難しい場合がある。鑑別の1つのポイントとしては，裂孔原性網膜剝離では剝離網膜外層に波打ちがみられるが，SRDではそれがないことである（図3）。

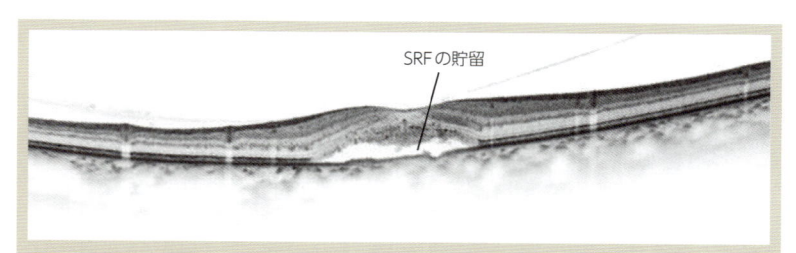

SRFの貯留

図1　SRD／SRF
中心性漿液性脈絡網膜症の症例。網膜下に低輝度で均一な漿液の貯留を認める。中心性漿液性脈絡網膜症でSRFが遷延している症例では，本症例のように視細胞外節の延長を認める

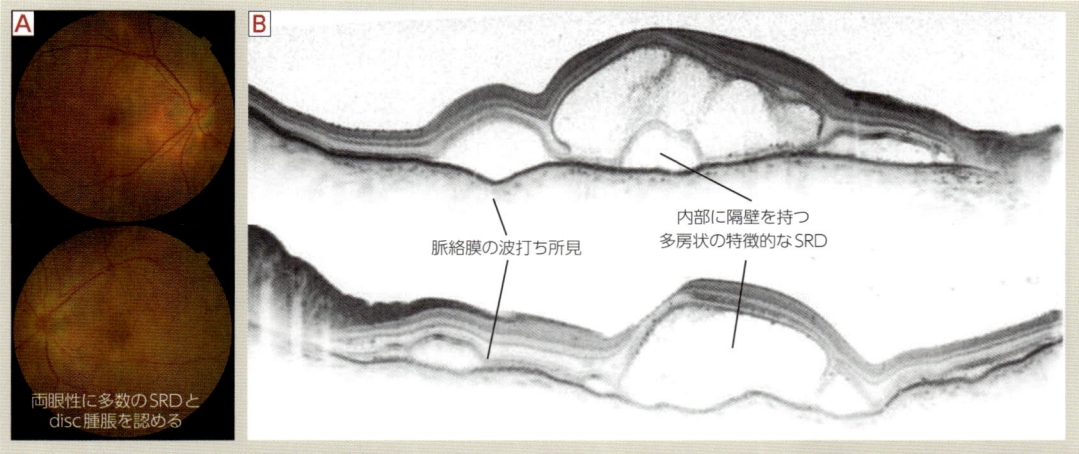

図2　フォークト・小柳・原田病のSRD

両眼性に，内部に隔壁を持つ多房性のSRDを複数認める。脈絡膜の波打ち所見も特徴的である

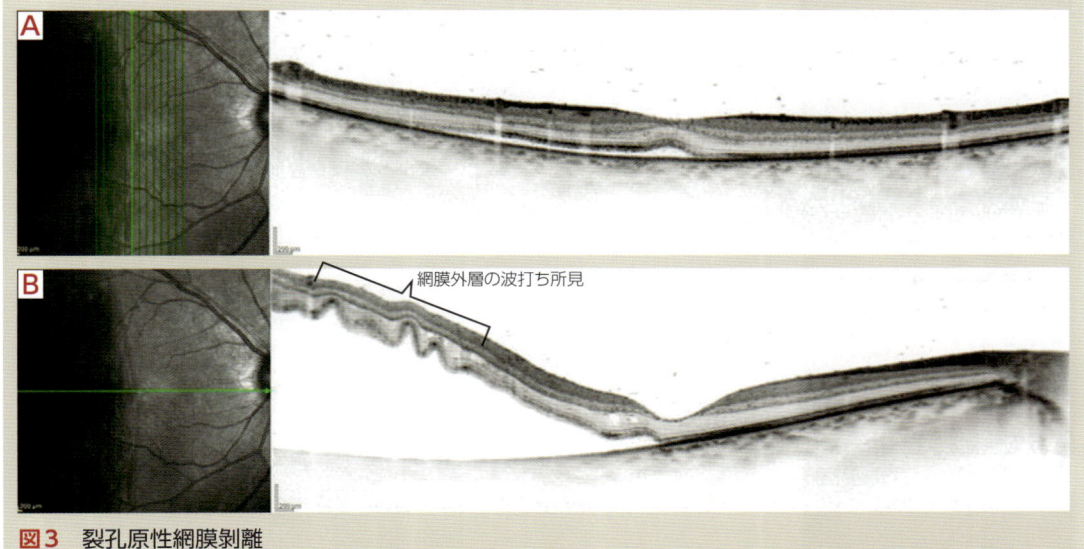

図3　裂孔原性網膜剥離

A：垂直スキャンでは一見，SRDのようにも見える

B：水平スキャンで網膜外層の波打ち所見を認め，撮像範囲内に裂孔は写っていないが，裂孔原性網膜剥離であると判断できる

retinal pigment epithelial detachment (PED)

　網膜色素上皮剥離（retinal pigment epithelial detachment；PED）は，ブルッフ膜からRPEが剥離している状態である。剥離下の成分により，漿液性PED（serous PED），ドルーゼン様PED（drusenoid PED），出血性PED（hemorrhagic PED），線維血管性PED（fibrovascular PED）等に区別され，PED内部の反射や構造，眼底所見や造影検査等から総合的に鑑別する（**図4**）。PEDの内圧上昇やPEDに接する黄斑部新生血管（macular neovascularization；

MNVの収縮等が原因でRPEに亀裂が入ることで，網膜色素上皮裂孔（RPE tear）が生じることがある（図5）。RPE tearの範囲は眼底自発蛍光で最も判別しやすく，RPEの欠損に一致した境界明瞭な低蛍光領域を認める（図5）。RPEが欠損した範囲に一致して患者は暗点を自覚し，中心窩に及ぶと不可逆的な視力低下につながる。

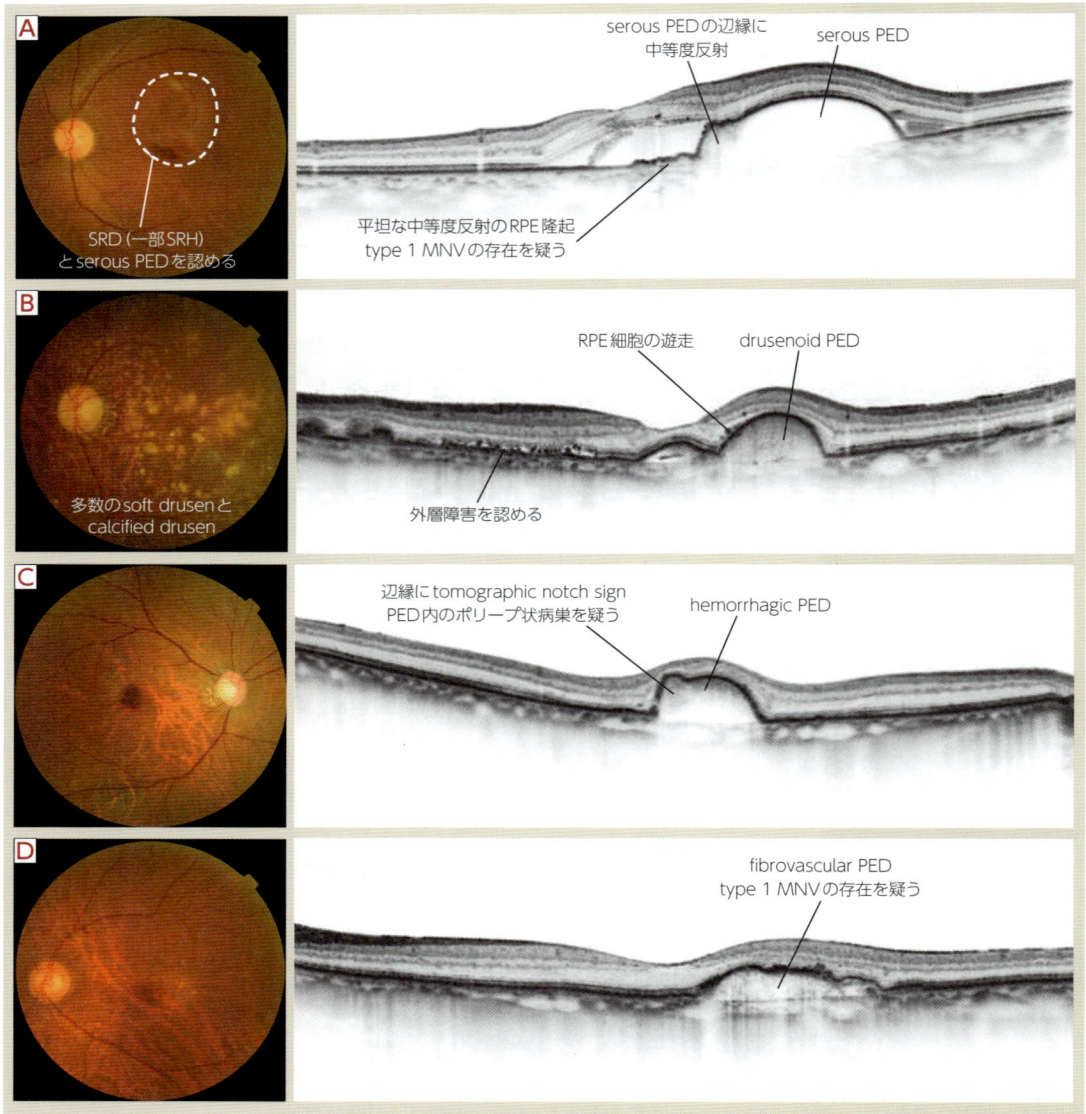

図4　PED

A：serous PED。serous PEDの内部辺縁に中等度の反射を認め，ポリープ状病巣の存在を疑う。その部位と連続するように異常血管網と思われるRPEの平坦な隆起を認める。ポリープ状脈絡膜血管症の症例である

B：drusenoid PED。多数のsoft drusenとcalcified drusenを持つ症例。OCTでsoft drusenが癒合して大きくなったdrusenoid PEDを認める

C：hemorrhagic PED。ポリープ状脈絡膜血管症の症例。PEDの辺縁にtomographic notch signを認め，ポリープ状病巣からの出血と考えられる

D：fibrovascular PED。type 1 MNVの症例で，滲出性変化は認めず，活動性は低い状態

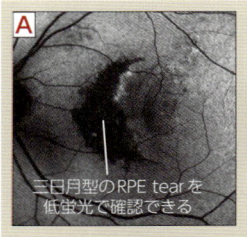 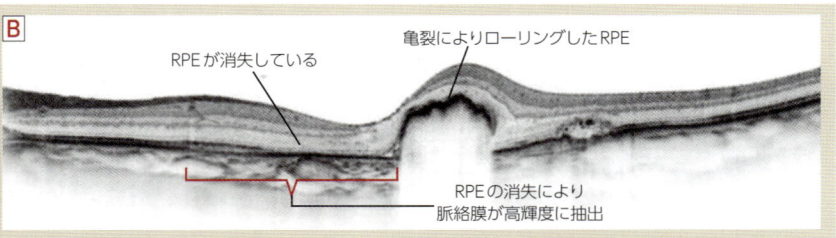

図5　網膜色素上皮裂孔（RPE tear）
type 1 MNVの治療中にRPE tearを生じた症例
A：眼底自発蛍光で，裂孔部位が三日月型の低蛍光領域として判別できる
B：裂孔が生じた部位にRPEの消失を認め，隣接してローリングしたRPEを認める。RPEが消失した範囲は，後方の脈絡膜反射が増強している

cystoid macular edema (CME)

　囊胞様黄斑浮腫（cystoid macular edema；CME）は黄斑部網膜に漿液が貯留し，囊胞様腔を形成した状態である。典型的には，囊胞様腔は中心窩および傍中心窩の外網状層（outer plexiform layer；OPL）と内顆粒層（inner nuclear layer；INL）に形成される（**図6**）。中心窩下に軽度のSRDを伴うこともある。CMEは糖尿病網膜症，網膜静脈閉塞症，ぶどう膜炎，アーバインガス症候群など，種々の疾患によって生じるため，原疾患によって治療法を適切に選択する必要がある。

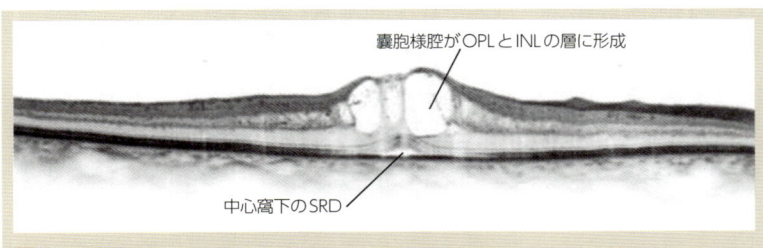

図6　CME
囊胞様腔が中心窩および傍中心窩のOPLとINLに形成されている。中心窩下に少量のSRDを伴っている

intra retinal fluid (IRF)

　網膜内液（intra retinal fluid；IRF）は，網膜内に滲出液が貯留した状態である。2020年にSpaideらによって提唱された滲出型加齢黄斑変性に関する用語のconsensusには"IRF"が挙げられているが，"CME"の用語がほぼ同義で用いられていることも多く，両者の区別は明確ではない[1)]。

type 1 MNV

　黄斑部に観察される新生血管（MNV）のうち，脈絡膜由来の新生血管がRPE下にとどまっているものを指す。OCTではRPEの不整な隆起としてとらえられ，内部の反射は中等度で不均一である（**図7**）。滲出型加齢黄斑変性（特にポリープ状脈絡膜血管症）やパキコロイド新生血管症等でみられる。滲出性変化を伴っている場合はSRFやPEDとして観察されることが多く，IRFなど網膜内の滲出性変化がみられることは少ない。

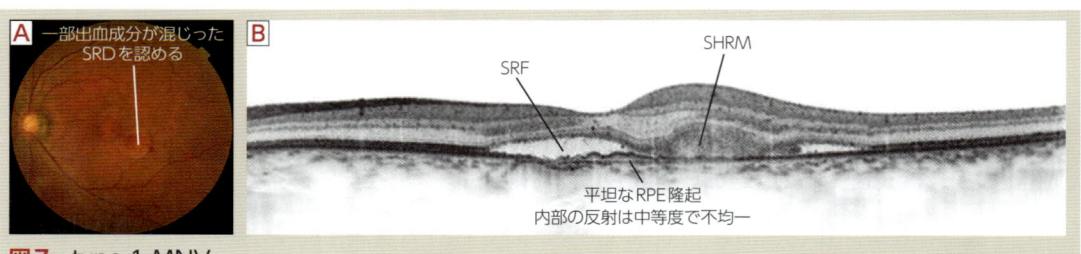

図7　type 1 MNV
平坦なRPEの不整隆起を認め，type 1 MNVの存在を疑う。網膜下にSRFと中等度反射物質（SHRM）の貯留を認める。MNVからの強い滲出性変化を表す

type 2 MNV

　黄斑部に観察される新生血管（MNV）のうち，新生血管が網膜内に及んでいるものを指す。網膜内の滲出性変化（IRFや網膜出血）を伴う（**図8**）。滲出型加齢黄斑変性，近視性MNV，特発性脈絡膜新生血管，網膜色素線状に伴うMNV等でみられる。

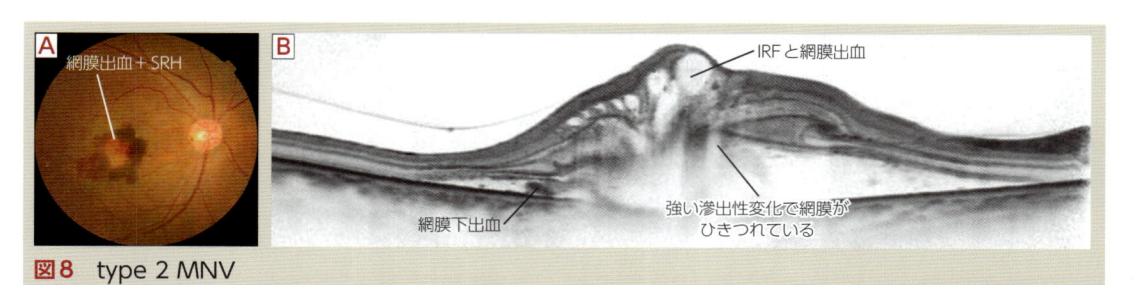

図8　type 2 MNV
網膜内の強い滲出性変化（IRFや網膜出血）を認める。出血によりブロックされ，それより後方の状態は不明瞭であるが，MNVが網膜内まで進展していると考えられる

subretinal hyperreflective material (SHRM/SHM)

　網膜下の中等度～高反射物質の総称である。網膜下の瘢痕形成過程も含めて"SHRM"と表現して間違いではないが，一般的には，MNV等からの強い滲出性変化（フィブリンや炎症細胞の集積）を指す（**図7**）。細胞障害性が強く，SHRMが消退したあとには外層障害が残

り，視力予後不良の sign である。

hyperreflective foci

Spectral domain-OCT（SD-OCT）で初めて観察可能となった高反射の顆粒・点状物質である。hyperreflective foci は，リポ蛋白や脂質を多く含んだマクロファージで，硬性白斑の前駆物質であると考えられており，集積すると硬性白斑として検眼鏡的に捕捉できるようになる。糖尿病黄斑浮腫や滲出型加齢黄斑変性など滲出性変化のある疾患病態では多く観察され，囊胞様腔壁や網膜剝離部の網膜外層縁や RPE 縁に好発する（**図9**）。

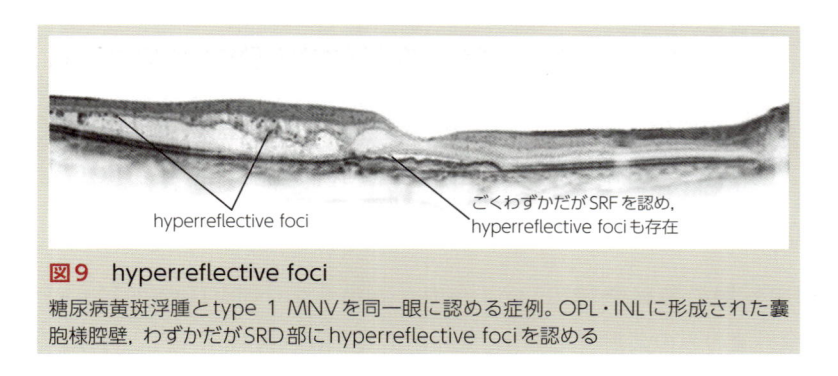

図9 hyperreflective foci
糖尿病黄斑浮腫と type 1 MNV を同一眼に認める症例。OPL・INL に形成された囊胞様腔壁，わずかだが SRD 部に hyperreflective foci を認める

outer retinal tubulation (ORT)

網膜の外層障害が強い症例で，外顆粒層（outer nuclear layer；ONL）に球状の構造物がみられることがある（**図10**）。ORT の本態は不明とされているが，RPE あるいは網膜外層に起源を持つ反応性の変化と考えられている。外層障害を起こす疾患で多く観察され，滲出型加齢黄斑変性，網膜色素変性やクリスタリン網膜症などの網膜変性疾患の進行例に多く認める。

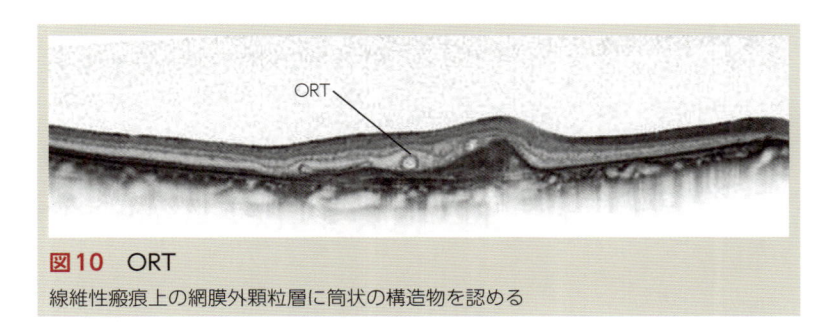

図10 ORT
線維性瘢痕上の網膜外顆粒層に筒状の構造物を認める

cystoid macular degeneration (CMD)

囊胞様黄斑変性（cystoid macular degeneration；CMD）は，瘢痕病巣を持つ（多くは fibrotic scar）網膜内の囊胞様腔である（図11）。周囲に凸な円形の囊胞様腔を呈するCMEとは異なり，やや角張ったいびつな形状であることが多い[2]。種々の疾患の進行に伴い，網膜が変性した結果の産物であり，積極的な治療対象でないことに注意したい。

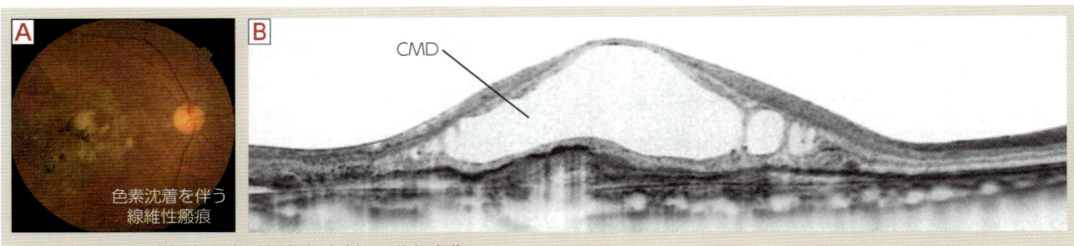

図11　CMD（滲出型加齢黄斑変性の進行例）
A：色素沈着を伴う線維性瘢痕を認める
B：線維性瘢痕上の網膜内に大きな囊胞様腔を認める。通常のCMEの囊胞様腔に比べ，形が角張っている

RPE and outer retinal atrophy（RORA），outer retinal atrophy（ORA）

RPEおよび網膜外層の萎縮を"RPE and outer retinal atrophy（RORA）"，RPEの萎縮を伴わない網膜外層のみの萎縮所見を"outer retinal atrophy（ORA）"と呼ぶ。その程度によって，「完全なRPEと網膜外層の萎縮（complete RORA；cRORA）」，「不完全なRPEと網膜外層の萎縮（incomplete RORA；iRORA）」，「RPEの萎縮は伴わない外層萎縮（complete ORA；cORA）」，「不完全な外層障害（incomplete ORA；iORA）」と表現され，それらの用語は萎縮型加齢黄斑変性の所見として提唱された。

外層障害の評価は，外境界膜（external limiting membrane；ELM），ellipsoid zone（EZ），interdigitation zone（IZ）の連続性や消失，ONLの菲薄化に注目する（図12）。RPE萎縮は，RPEのlineそのものにも注目するとよいが，RPEが萎縮・消失することで後方の脈絡膜信号が増強されることに着目するとわかりやすい（図12）。

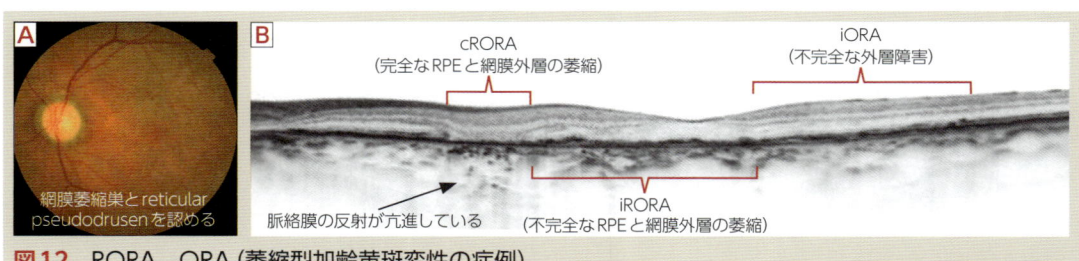

図12　RORA，ORA（萎縮型加齢黄斑変性の症例）
A：網膜萎縮巣とreticular pseudodrusenを認める
B：RPEと外層（ELM，EZ，IZ）の連続性や消失，ONLの菲薄化に注目する。本症例では同一スキャン部位にcRORA，iRORA，iORAを認める

acquired vitelliform lesion

　通常"vitelliform lesion"とは，ベスト病（卵黄様黄斑ジストロフィ）でみられる黄斑部網膜下の黄白色の沈着物の呼び名である。類似の沈着物が，後天的に黄斑部網膜下に生じている状態を"acquired vitelliform lesion"と呼ぶ（**図13**）。沈着物は網膜下，RPE上にみられ，眼底自発蛍光で黄白色沈着物に一致した過蛍光所見がみられることが特徴である（**図13**）。成人発症型卵黄様黄斑ジストロフィ，パキコロイド関連疾患，硝子体黄斑牽引症候群など，種々の疾患でみられる。

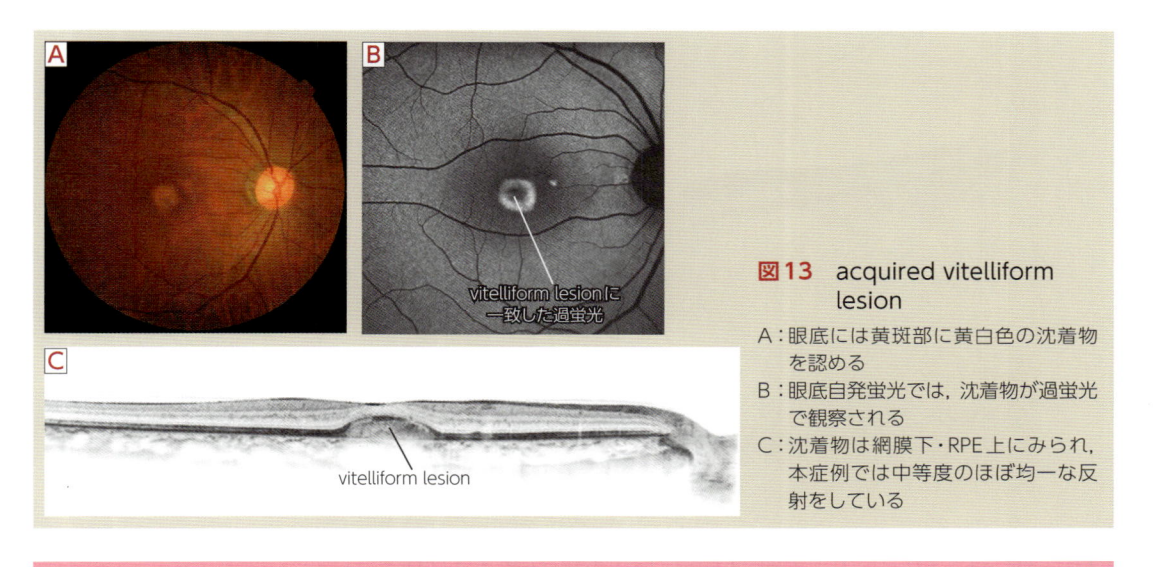

vitelliform lesionに
一致した過蛍光

vitelliform lesion

図13　acquired vitelliform lesion

A：眼底には黄斑部に黄白色の沈着物を認める

B：眼底自発蛍光では，沈着物が過蛍光で観察される

C：沈着物は網膜下・RPE上にみられ，本症例では中等度のほぼ均一な反射をしている

focal choroidal excavation (FCE)

　限局的に脈絡膜が陥凹している状態を指す。脈絡膜の陥凹に沿って網膜が変形し，両者の間に間隙がない場合（conforming FCE）（**図14A**）と，網膜が取り残される形で，陥凹した脈絡膜と網膜の間に間隙ができている場合（nonconforming FCE）（**図14B**）がある。パキコロイド関連疾患や滲出型加齢黄斑変性の疾患で観察されることがある。

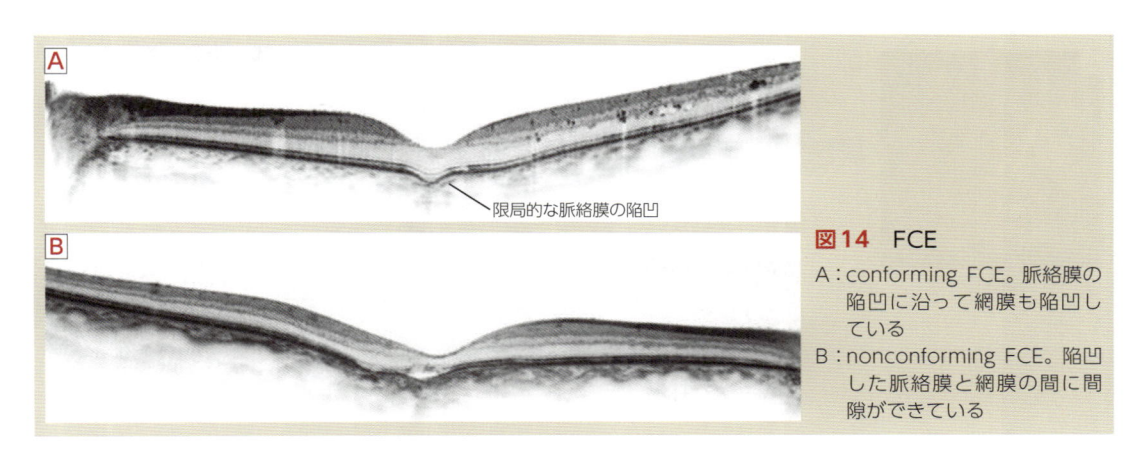

限局的な脈絡膜の陥凹

図14　FCE

A：conforming FCE。脈絡膜の陥凹に沿って網膜も陥凹している

B：nonconforming FCE。陥凹した脈絡膜と網膜の間に間隙ができている

intra-choroidal cavitation (ICC)

　脈絡膜内に間隙ができている状態である（**図15**）。典型的には，近視の乳頭周囲にみられることが多い。

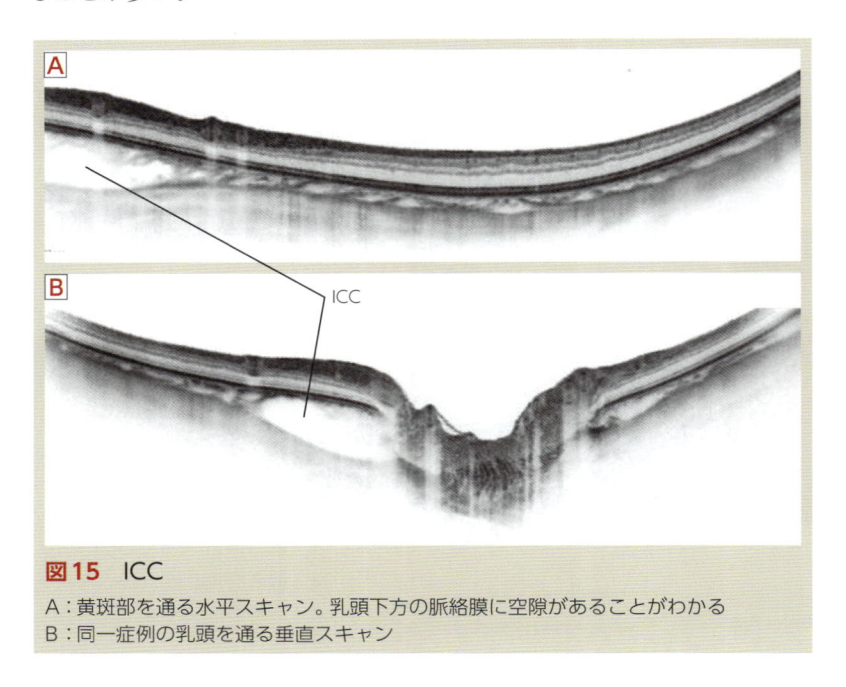

図15　ICC
A：黄斑部を通る水平スキャン。乳頭下方の脈絡膜に空隙があることがわかる
B：同一症例の乳頭を通る垂直スキャン

paravascular inner retinal defect (PIRD)

　黄斑上膜（epiretinal membrane；ERM）の牽引等により主要網膜血管周囲の網膜内層に欠損が生じる所見を"paravascular inner retinal defect（PIRD）"と呼ぶ[3]（**図16**）。網膜が牽引されて動く際に，可動性の少ない血管が取り残され，その部分の内層が欠損する。特に，近視眼のERM症例や強度近視眼で観察される。検眼鏡的にもPIRDは確認できるが，PIRDを疑った場合は病変部を通るBスキャンを撮像して確認するとよい。

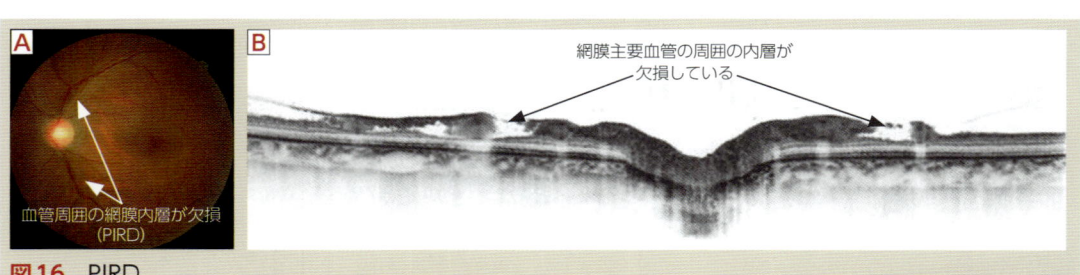

図16　PIRD
A：眼底写真では，アーケード血管周囲の網膜内層の欠損を認める
B：眼底所見で網膜内層の欠損を認める部位を通るようにスキャン。主要血管の周囲の内層が欠損していることが確認できる

dissociated optic nerve fiber layer (DONFL)

　ERMや黄斑円孔に対する内境界膜剥離術後に，黄斑部に網膜内層の欠損を認めることがある（**図17**）。内境界膜剥離時の手術操作による障害や，内境界膜剥離自体に伴う変化と考えられている。内層欠損の深さは様々で，神経線維層（nerve fiber layer；NFL）のみのこともあれば神経節細胞層（ganglion cell layer；GCL），内網状層（inner plexiform layer；IPL）に至る深い欠損を認めることもあり，特に黄斑耳側は深い欠損を認めやすい。

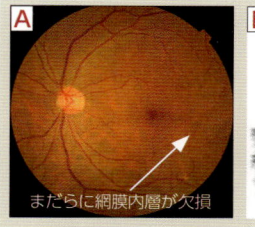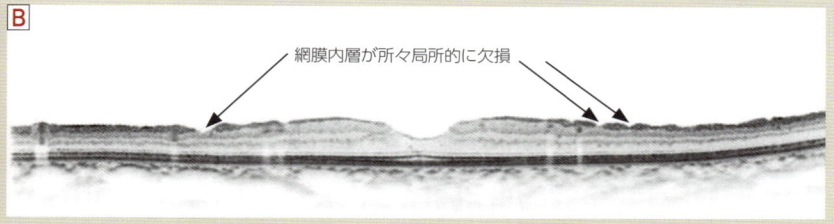

網膜内層が所々局所的に欠損

まだらに網膜内層が欠損

図17 DONFL
A：眼底写真では，神経線維の走行に沿って，黄斑部にまだら模様に網膜内層の欠損が観察できる
B：中心窩を通る垂直スキャン。網膜内層が所々局所的に欠損していることがわかる。GCLに至る深い箇所やNFLのみの浅い箇所など欠損の深さは様々である

epiretinal proliferation (EP)

　網膜上増殖（epiretinal proliferation；EP）とは，分層黄斑円孔（lamellar macular hole）の網膜表面にみられる中等度反射のことである（**図18**）。ERMとは異なるものであり，収縮性がないため網膜皺襞の原因とはならないが，経時的に肥厚していくことが知られている。

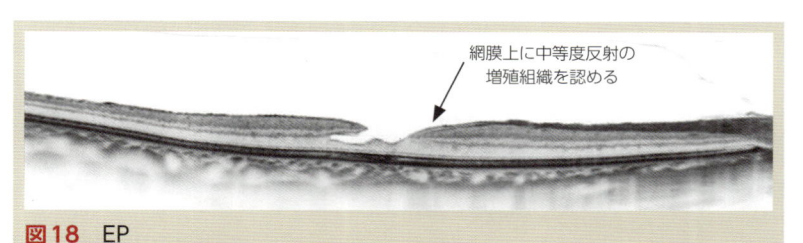

網膜上に中等度反射の
増殖組織を認める

図18 EP
分層黄斑円孔（lamellar macular hole）の網膜表面に中等度反射の網膜上増殖がみられる

foveoschisis

　中心窩周囲のみに網膜分離症を生じている所見。ERMの収縮や牽引により生じるERM foveoschisisや近視性foveoschisisがある。ERM foveoschisisは，収縮性のERMの牽引により，OPLとONLの深さで生じる（**図19**）。

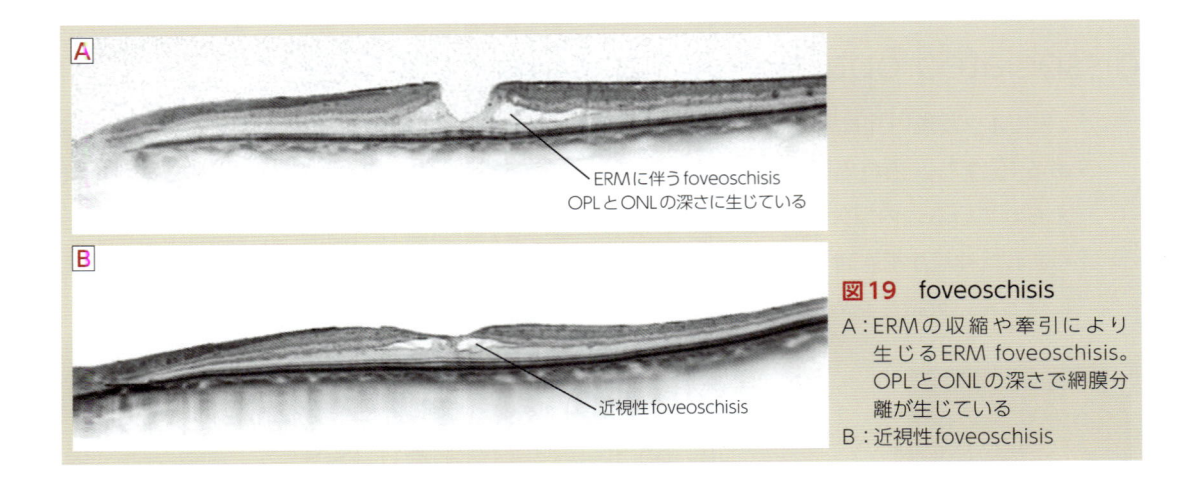

ERMに伴う foveoschisis
OPLとONLの深さに生じている

近視性 foveoschisis

図19 foveoschisis
A：ERMの収縮や牽引により
　生じるERM foveoschisis。
　OPLとONLの深さで網膜分
　離が生じている
B：近視性 foveoschisis

disorganization of retinal inner layers (DRIL)

　網膜内層（NFLからOPL），特にOPLよりも内層側の層構造が崩れ，判別が不明瞭となった状態を "disorganization of retinal inner layers（DRIL）" と呼ぶ（図20）。糖尿病黄斑浮腫や網膜静脈閉塞症でみられる。黄斑部におけるDRILの範囲（水平方向の長さ）が，視力低下や視力予後不良と関連が強いと報告されている[4]。

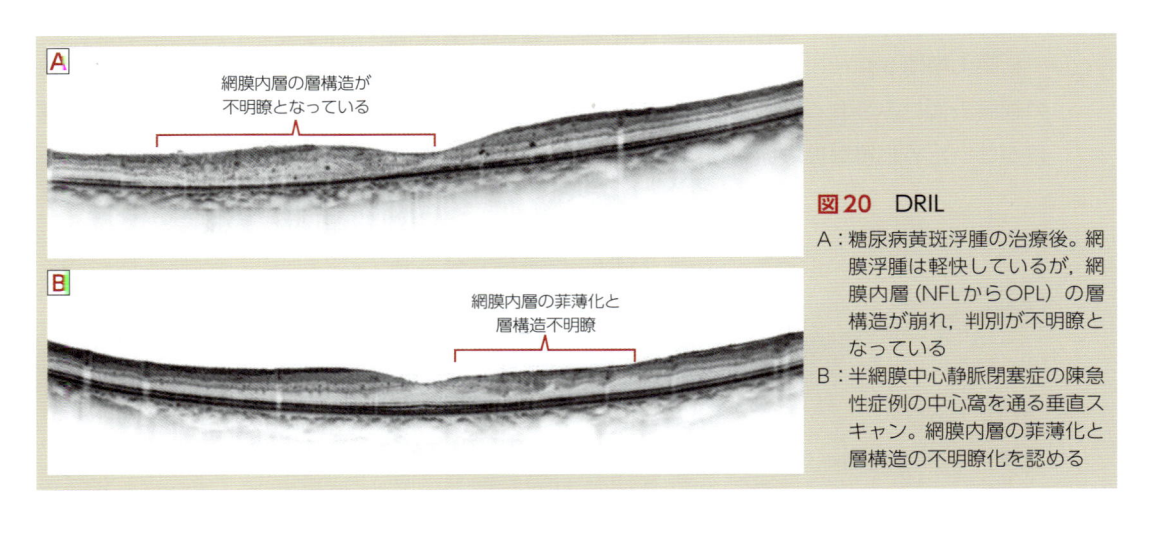

網膜内層の層構造が
不明瞭となっている

網膜内層の菲薄化と
層構造不明瞭

図20 DRIL
A：糖尿病黄斑浮腫の治療後。網
　膜浮腫は軽快しているが，網
　膜内層（NFLからOPL）の層
　構造が崩れ，判別が不明瞭と
　なっている
B：半網膜中心静脈閉塞症の陳急
　性症例の中心窩を通る垂直ス
　キャン。網膜内層の菲薄化と
　層構造の不明瞭化を認める

angular sign of HFL hyperreflectivity (ASHH)

　ヘンレ線維層（Henle fiber layer；HFL）は黄斑部の視細胞の無髄軸索突起の束で，OCTではOPLの外層側に斜めに走る高反射所見として観察される。HFLの走行は中心窩下では垂直方向であるが，中心窩周囲では斜め方向に走っており，OCT撮像の角度によって，正常所見として強調されて描出されることが知られている（図21）。

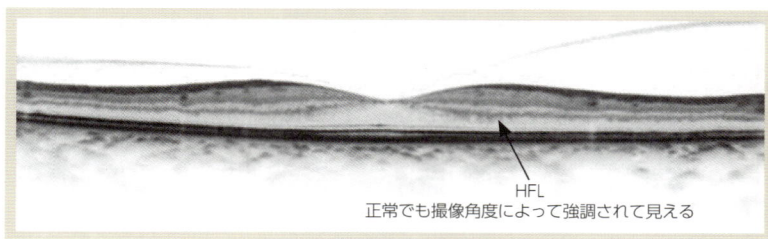

図21　HFLのOCT正常所見

HFLは，OPLの外層側の高反射所見として観察される。OCTの撮像角度によって，正常所見として強調されて描出される

HFL
正常でも撮像角度によって強調されて見える

　近年，種々の黄斑疾患の初期段階から，HFLが高反射となり強調して観察されることが報告されており，その所見を"angular sign of HFL hyperreflectivity（ASHH）"と呼ぶ。一例として，急性黄斑部神経網膜症（acute macular neuroretinopathy；AMN）では，最初の変化としてHFLの反射亢進が観察され，時間経過とともに下方に進展し，ONL，EZ，IZに影響が及ぶとされている（図22，23）。

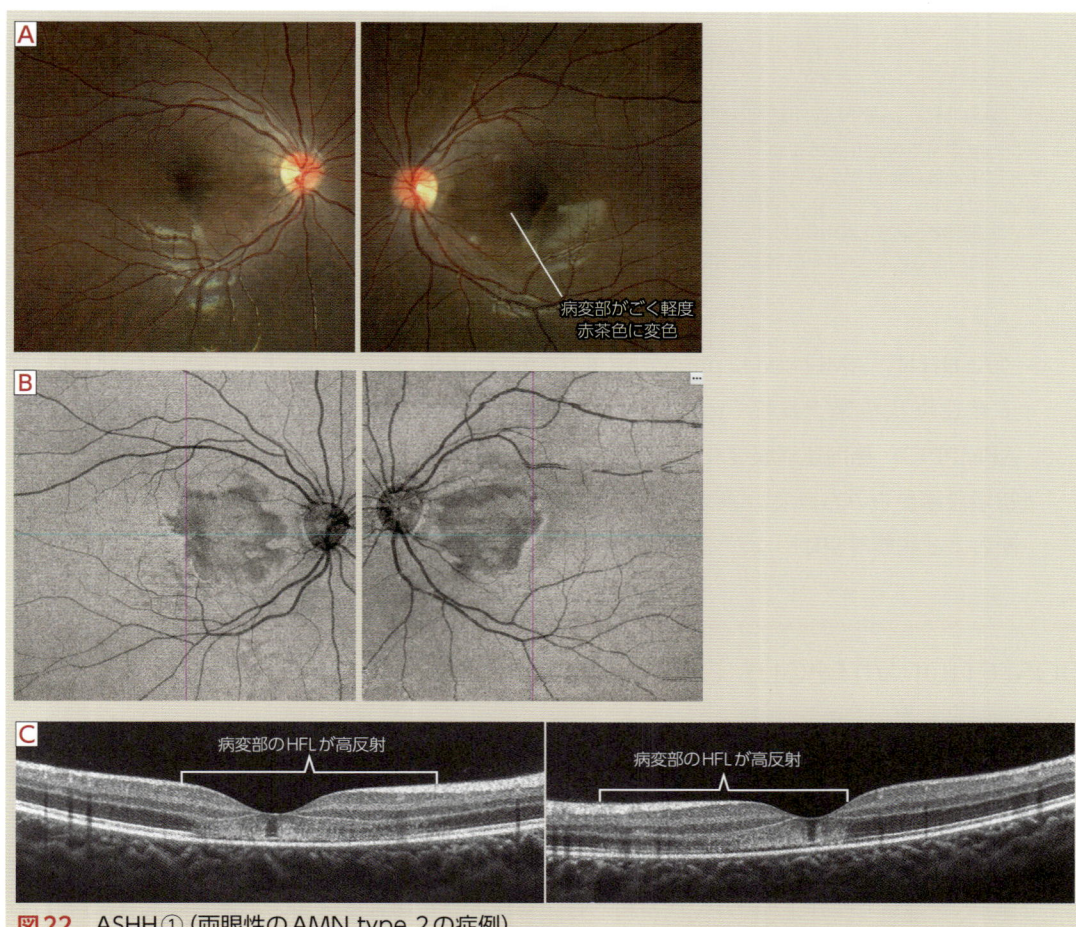

病変部がごく軽度
赤茶色に変色

病変部のHFLが高反射

病変部のHFLが高反射

図22　ASHH①（両眼性のAMN type 2の症例）

A：両眼の乳頭から中心窩にかけて，病変部が軽度の赤茶色に変化しているが，通常のカラー眼底写真では病変の範囲は不鮮明で判別しにくい
B：EZからIZの範囲のen-face画像。病変の範囲が花弁状に鮮明に確認できる
C：病変を通るように撮影したBスキャン。病変部のHFLが高反射となっている

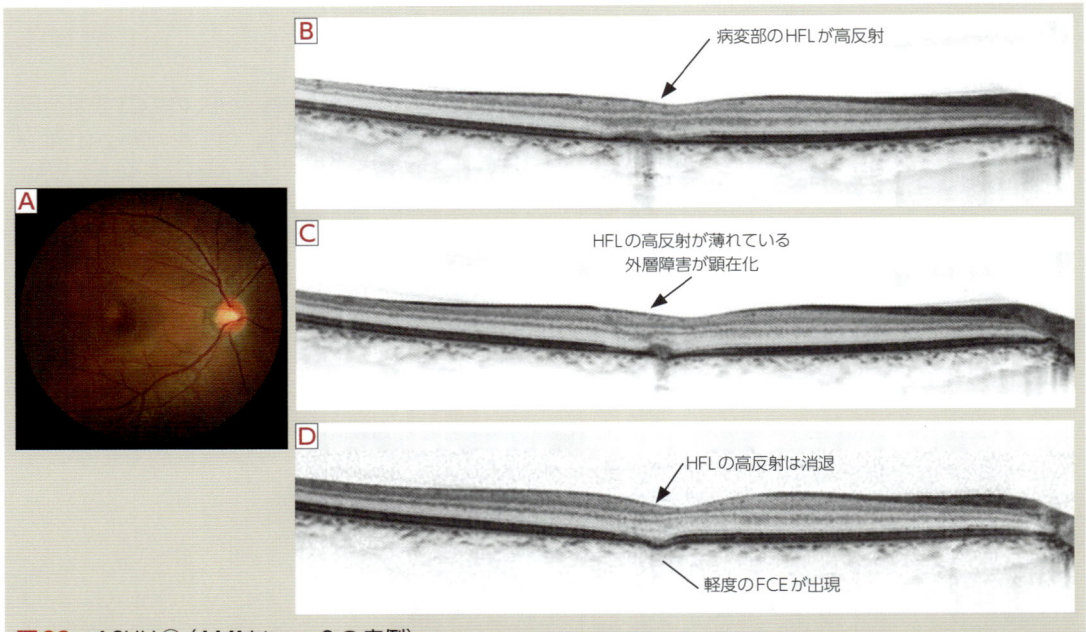

図23 ASHH② (AMN type 2の症例)

A：傍中心窩に白色病変を認める
B：発症直後。病変を通る水平スキャン。病変部のHFLの高反射が増強しており，一部に外層障害 (ELM, EZ, IZの不明瞭化) を認める
C：発症2週間後。病変部のHFLの高反射が薄くなってきており，外層障害の範囲が拡大している
D：発症1カ月後。病変部のHFLの高反射は消退したが，病変直下には外層障害が残存し，FCEが出現した

ASHHは，AMN以外にparacentral acute middle maculopathy (PAMM)，急性後部多発性斑状色素上皮症 (acute posterior multifocal placoid pigment epitheliopathy；APMPPE)，癌関連網膜症 (cancer-associated retinopathy；CAR) 等，種々の黄斑疾患で初期段階からみられる。疾患によってASHHのパターンには特徴があるとされており，診断および病態解明につながる重要なOCT所見として注目されている[5]。

posterior vitreous detachment (PVD)

後部硝子体剝離 (posterior vitreous detachment；PVD) は，硝子体の液化に伴い網膜から後部硝子体膜が剝離する生理現象のことで，OCTでもPVDの様子を観察することができる。特にswept source-OCT (SS-OCT) は硝子体の可視化に優れている。

PVDは黄斑の周辺から始まり，perifoveal PVD (中心窩を残し周囲のPVDが起きた状態) へと進展し，中心窩のPVDが起こり，最終的には視神経乳頭との癒着が外れ，PVDが完成する (**図24**)。PVDの進行過程で，硝子体と中心窩，網膜血管，網膜新生血管，網膜格子状変性等との癒着が強いことにより，黄斑牽引症候群，硝子体出血，裂孔原性網膜剝離など，種々の網膜疾患を引き起こす。

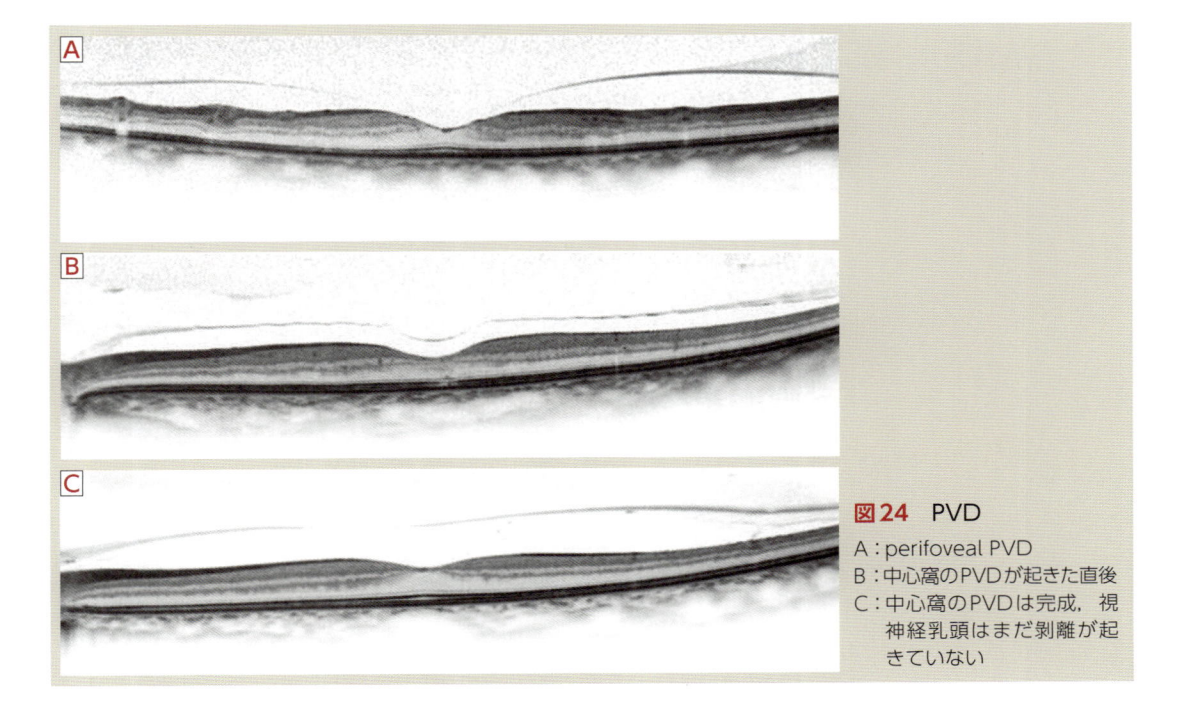

図24　PVD
A：perifoveal PVD
B：中心窩のPVDが起きた直後
C：中心窩のPVDは完成，視
　　神経乳頭はまだ剥離が起
　　きていない

文献

1) Spaide RF, et al：Consensus Nomenclature for Reporting Neovascular Age-Related Macular Degeneration Data：Consensus on Neovascular Age-Related Macular Degeneration Nomenclature Study Group. Ophthalmology. 2020；127(5)：616-36.

2) Querques G, et al：Cystoid macular degeneration in exudative age-related macular degeneration. Am J Ophthalmol. 2011；152(1)：100-7.e2.

3) Muraoka Y, et al：Paravascular inner retinal defect associated with high myopia or epiretinal membrane. JAMA Ophthalmol. 2015；133(4)：413-20.

4) Sun JK, et al：Disorganization of the retinal inner layers as a predictor of visual acuity in eyes with center-involved diabetic macular edema. JAMA Ophthalmol. 2014；132(11)：1309-16.

5) Ramtohul P, et al：The OCT angular sign of Henle fiber layer (HFL) hyperreflectivity (ASHH) and the pathoanatomy of the HFL in macular disease. Prog Retin Eye Res. 2023；95：101135.

5章 ● Q&A

よくあるQ&A

愛須奈央

Q1 | OCTで被曝しますか？ 撮りすぎることによって人体に悪影響はありますか？

A OCTは光源として近赤外光を用いるため，X線CTと違って被曝がなく，繰り返し撮影しても安全です。X線や超音波ほどの侵入長は得られませんが，顕微鏡に匹敵する分解能があり，深さ数μmの分析が可能です。また非接触・非破壊で撮影できるため，痛みや組織障害もありません。

Q2 | OCTは何のためにするのですか？

A 一般的な眼底検査が網膜などの状態を2次元的に観察するのに対して，OCTは光の干渉現象を利用して網膜の断面を撮影し，厚さを測定することで3次元的な構造を知ることができます。このため，表面から見てもわからなかった浮腫や神経線維の減少等が発見できるようになりました。OCTを使うと，黄斑変性や緑内障などの様々な疾患の早期発見や精密な検査が可能です。

Q3 | OCT／OCTAに散瞳は必要ですか？ どれくらい時間がかかりますか？

A 多くの場合，散瞳は必要ありません。機器の種類や患者にもよりますが，10分程度で終わります。

Q4 | OCTを1台だけ購入するとすれば，どんな選び方がよいでしょうか？

A 近年では，ピント調整や撮影位置の決定などがほぼ全自動になった機器や，タッチパネル式で操作性が格段に向上した機器も開発されています。このような機器は誰でも簡単に撮影できることがメリットと言えるでしょう。撮影手技の習得に時間がかからないため，人的資源が不足した施設などで導入する場合には操作が簡便な機器を選ぶのがよいかもしれません。一方で，全自動の機器は撮影モードが固定されてしまい，撮影の際に融通が利きにくいというデメリットもあります。たとえば，enhanced depth imaging（EDI）モードや硝子体強

調画像などの撮影機能を搭載していない機器もあります。また，固視ができない患者の撮影などでは，加算枚数や撮影位置を微調整して撮影する必要があり，そのようなモード変更のバリエーションが多くない機種もあります。そのため，専門施設など，病変を様々な撮影方法で多角的に評価したい場合や詳細な評価を行いたい場合には，撮影モードの微調整ができる機器のほうが有用かもしれません。

どのような目的でOCTを使うのかによって，必要な機能は異なります。価格やスペースとの兼ね合いなども考慮し，それぞれの施設や目的に合った機器が選べるとよいです。

Q5 | OCT/OCTAが撮影できない人はいますか？　また，撮影しにくい人の場合，どんな工夫ができますか？

A OCT/OCTAは顎と額を固定して撮影する必要があり，坐位がとれない人や脊椎疾患などで顔を顎台に乗せることができない場合は，撮影できないことがあります。視力低下や視野欠損が著しい人は指標を固視することが困難な場合がありますし，眼振や中間透光体の混濁のために良好な画像が得られない場合もあります。

坐位がまったくとれない人の場合は，ポータブルOCTが有用かもしれません。解像度はあまり高くないものの，大まかな病態の把握は可能です。

座高が低い人（円背の老人や子どもなど）も良好な撮影姿勢がとれないことがあります。坐位が不安定な人の場合は，車椅子に座ったまま撮影したり，椅子にクッションやタオルなどを置いたりして姿勢を調整して撮影します。子どもの場合は保護者の膝に座ってもらったり，立ったりして撮影します。また，頭部をバンドで固定したり介助者に押さえてもらったりすることで撮影時のブレを軽減することができます。

固視が不良な人は，外部固視灯や声掛けで誘導して視線をできるだけ固定してもらう工夫をします。中間透光体の混濁などにより撮影が困難な場合には，可能な限り混濁を避けて撮影します。それでも固視が不安定であるなど撮影が困難な場合には，加算枚数を減らしたり撮影モードを変更したりして，スピーディーに最低限の必要情報を得られるようにすることも大切です。デノイズや加算平均による画質の向上と撮影時間はトレードオフの関係であるため，患者に応じて臨機応変に対応しましょう。

Q6 | OCTのトラッキングシステムとは何ですか？

A 指定位置を正確にスキャンしたり，前回と同じ位置をスキャンしたりすることができる機能のことです。この機能を用いると，固視が不良な患者でも撮影位置を指定し，その部位を正確にスキャンしたり，緑内障や網膜変性疾患，視神経病変などの診察の際に前回検査時との比較をすることが可能です。

Q7 | SD-OCTとSS-OCTをどのように使いわけたらよいですか？

A 一般的にはspectral domain-OCT（SD-OCT）のほうがswept source-OCT（SS-OCT）よりも分解能は高いです。SS-OCTはより撮影時間が短く，深さ方向の減衰が少ないというメリットがあります。日常診療ではどちらでも問題はありませんが，同じ機種で撮るほうが目が慣れる，経過が追いやすいというメリットがあるでしょう。

SS-OCTは深さ方向の減衰が少ないため，たとえば強度近視の場合，長いスキャンを撮影する場合，硝子体から脈絡まできれいに1枚の画像で撮影したい場合にはSS-OCTのほうがよいでしょう。一方で，病変部を拡大して細かく描出したいような場合は，分解能に優れたSD-OCTが有用でしょう。

Q8 | 前眼部OCTとは何ですか？　どういう疾患に使うのですか？

A 前眼部OCTは，前眼部を3D立体画像として非侵襲・非接触で撮影できます。角膜混濁などで前眼部の透見が困難であった症例においても，前眼部の観察を行うことができます。また，撮影時に直接目に触れないため検査時の患者負担が少なく，検査結果を画像提示できることで患者が病状を理解しやすくなるメリットもあります。白内障術前後の検査，角膜混濁，円錐角膜などの角膜疾患の検査，閉塞隅角や緑内障術後の検査などに特に威力を発揮します。隅角の評価においては，従来の隅角鏡では把握することが難しかったプラトー虹彩なども明瞭に把握することができます。

Q9 | 術中（リアルタイム）OCTとはどのようなものですか？

A 術中OCTとは手術顕微鏡にOCTが内蔵されたもので，術中診断，治療評価をその場で行うことができます。術中操作による組織への影響を，断層画像から他覚的に評価することが可能となるため，より低侵襲な治療をめざすことができるようになります。

Q10 | OCTAの原理をわかりやすく教えて下さい。

A "OCTA"はOCTを用いて血管を描出する技術の総称です。同一箇所を繰り返しスキャンして得られた複数の断層画像で，スキャンとスキャンの間に変化している成分（モーションコントラスト）を抽出することによって画像を生成しています。網膜の中で動的・経時的に変化するものが血流のみであることを利用して，血流の分布を描出しています。

Q11 | OCTAにもSD-OCTAやSS-OCTAがあるのですか？

A はい，あります。OCTAはOCTの原理をもとに得られる画像であるため，OCTと同じように "SD-" と "SS-" があります。

Q12 | OCTAのメリットは何ですか？

A OCTAの最大のメリットは，造影剤を用いずに精度の高い血管画像を取得できることです。非侵襲的に短時間で検査できるため，来院ごとの検査も可能です。そのため病変部を経時的に評価できるメリットがあります。また蛍光眼底造影では読み取りにくい，網膜や脈絡膜の血管の深さ方向の情報も3次元的に評価することが可能です。さらに，蛍光眼底造影と比べると毛細血管レベルの細かい血流情報の評価も可能です。

Q13 | OCTAが診断に有用な疾患にはどんなものがありますか？

A OCTAは，特に無灌流領域や新生血管の検出に強みを発揮します。たとえば，糖尿病網膜症や網膜静脈閉塞症などでは，無灌流領域の正確な範囲の定量が可能です。また，加齢黄斑変性などの黄斑部新生血管の描出では，血管成分を明瞭に描出できるため，微細な構造の把握が可能となりました。そのため，従来の蛍光眼底造影やOCTで新生血管の有無を判断しづらかったような症例も明確に診断できます。

Q14 | OCTAのデメリットは何ですか？

A OCTAの最大のメリットでありデメリットは，蛍光漏出がないことです。蛍光眼底造影では，蛍光漏出や蛍光の貯留，組織染，灌流／充盈遅延などの時系列での所見の変化が疾患の活動性の評価や治療方針の決定に有用です。たとえば，網膜の血管閉塞により毛細血管レベルで静水圧の上昇や透過性亢進が起こり，毛細血管から旺盛な蛍光漏出を認めたり，また黄斑部新生血管からの旺盛な蛍光漏出を認めたりすることで，疾患の活動性が高いことが評価できます。中心性漿液性脈絡網膜症の漏出点の診断や，特徴的な所見である脈絡膜血管透過性亢進も蛍光眼底造影でしか把握できない所見です。

また，蛍光眼底造影に画角で劣る点もデメリットと言えるかもしれません。近年は広角OCTAの開発やデノイズ技術の進歩が著しく，今後ますますの発展が期待されていますが，アーチファクトや撮影時間などの問題が完全に克服されるところまでには達していません。

このようにOCTAは蛍光眼底造影より優れている面も多々ありますが，現時点で蛍光眼底造影に完全に取って代わるものにはなっていません。それぞれの長所や短所を理解して組み

合わせて使うことが重要と言えるでしょう。

Q15 OCTAよりも蛍光眼底造影が有用な疾患には，どのようなものがありますか？

A 網膜の血管閉塞や新生血管の活動性の評価には蛍光眼底造影が有用です。そのため，現在はOCTAと組み合わせて診断に利用されています。また，中心性漿液性脈絡網膜症の漏出点の診断にも蛍光眼底造影が有用です。しかしながら，広角OCTAを用いた脈絡膜血流と病態の関連についての研究も進んでおり，今後は蛍光眼底造影では検出できなかったパラメーターがさらに明らかになっていくかもしれません。

Q16 OCTAの画角にはどのようなものがありますか？

A 従来，3×3mmや4×4mmが主流でしたが，6×6mm，12×12mm，20×20mmと広角化が進んでいます。広角にすると画質が下がる点が問題でしたが，近年は人工知能（AI）などを用いたデノイズ技術が向上し，広角画像を高画質で短時間かつ簡便に得られるようになっています。

Q17 網膜に浮腫や出血がある場合にOCTAは撮影できますか？

A 特にspectral domain-OCTA（SD-OCTA）は出血や網膜浮腫の影響を受けやすいため，ある程度吸収してからが望ましいでしょう。

Q18 OCTAのセグメンテーションエラーについて教えて下さい。

A OCTAで読影に影響するアーチファクトとして，セグメンテーションエラーがあります。OCTAには各網膜層の境目を自動的にセグメンテーションして，注目する網膜層のみの*en-face*画像を2次元的に観察できる機能がありますが，疾患眼においてはセグメンテーションがうまくいかないことがあり，注目する層の血管情報をうまく描出できないことがあります。これが「セグメンテーションエラー」と呼ばれるアーチファクトです。
セグメンテーションがうまくいかない理由には，浮腫などにより網膜形態が著しく変わっていることや近視，白内障などの中間透光体混濁など，様々な理由があります。

Q19 前眼部OCTAは何に使いますか？

A 前眼部の房水流出路の描出などに有用なのではないかと報告されています。

索 引

英 数

数字

1型黄斑部新生血管☞type 1 MNV
2型黄斑部新生血管☞type 2 MNV
3型黄斑部新生血管☞type 3 MNV

A

acircularity index (AI)　**105**
acquired vitelliform lesion　**237**
acute macular neuroretinopathy
　(AMN)　**51, 199, 241**
adaptive optics (AO)　**88**
age-related macular degeneration
　(AMD)　**171, 202**
AMN type 1　**199**
AMN type 2　**199**
angular sign of HFL
　hyperreflectivity (ASHH)　**240**
AO-OCT　**87**
asteroid hyalosis　**37**
atrophic scar　**186**

B

branch retinal artery occlusion
　(BRAO)　**149**
branch retinal vein occlusion
　(BRVO)　**153**
bump sign　**62, 182, 183**

C

central areolar choroidal
　dystrophy (CACD)　**72**
central retinal artery occlusion
　(CRAO)　**149**
central retinal vein occlusion

(CRVO)　**153**
central serous chorioretinopathy
　(CSC)　**167, 173**
cherry red spot　**149**
choroidal hypertransmission　**30**
choroidal neovascularization
　(CNV)　**59**
circularity index (CI)　**105**
classic pattern　**177**
confluent drusen　**172**
cpRNFL　**125**
cystoid macular degeneration
　(CMD)　**186, 235**
cystoid macular edema (CME)
　214, 233

D

diabetic macular edema (DME)
　142, 145
diabetic retinopathy (DR)　**142**
diffuse large B-cell lymphoma
　(DLBCL)　**219**
directional reflectance change　**30**
disorganization of retinal inner
　layers (DRIL)　**51, 240**
dissociated optic nerve fiber layer
　(DONFL)　**137, 239**
DME　**145**
dome-shaped macula (DSM)　**164**
double layer sign　**61, 71, 157,
　180**
drusenoid PED　**172, 173**

E

Ectasia Screening　**122**

ellipsoid zone (EZ)　**27, 207**
en-face OCT　**75**
enhanced depth imaging (EDI)
　167
epiretinal membrane (ERM)　**134**
epiretinal proliferation (EP)　**239**
ERM foveoschisis　**136**
external limiting membrane
　(ELM)　**27, 207**
extrafoveal avascular area (EAA)
　105
EZライン　**207**

F

FAZ周長　**105**
FAZ面積　**105**
fibrotic scar　**186**
focal choroidal excavation (FCE)
　57, 237
foveal avascular zone (FAZ)　**105**
foveoschisis　**239**
fractal dimension (FD)　**103**

G

ganglion cell layer (GCL)　**25**
GCC　**126**
Grönblad-Strandberg症候群　**204**

H

hyperreflective foci　**45, 64, 235**

I

interdigitation zone (IZ)　**27, 207**
intra-choroidal cavitation (ICC)
　57, 238

intra retinal fluid（IRF） 233

IRF 184

L ────────────────

leopard skin pigmentation 219

linear artifact 33

M ────────────────

MacTel type 1 191

MacTel type 2 192

macular neovascularization

（MNV） 167, 172, 202

macular telangiectasia（MacTel）

191

masquerade syndrome 36

META-PM分類 161

mirror artifact 30

MNV 59, 114

type 1── 60, 115, 176, 234

type 2── 61, 116, 177, 234

type 3── 62, 116, 179

myopic macular neovascularization

（mMNV） 162, 203

myopic maculopathy 161

myopic optic neuropathy（MON）

163

myopic traction maculopathy

（MTM） 164

N ────────────────

nerve fiber layer（NFL） 25

nonproliferative diabetic

retinopathy（NPDR） 142

O ────────────────

occult pattern 176

OCT 2

──の原理 3

──のパラメーター 81

OCTA 94

──による網膜新生血管評価 110

──のアーチファクト 98

──の原理 92

──の正常所見 96

──のパラメーター 102

outer retinal atrophy（ORA） 236

outer retinal tubulation（ORT）

72, 204, 235

P ────────────────

pachychoroid neovasculopathy

（PNV） 167, 180

pachychoroid pigment

epitheliopathy（PPE） 167

pachyvessel 56, 168

paracentral acute middle

maculopathy（PAMM） 50,

151, 199

paravascular inner retinal defect

（PIRD） 238

peau d'orange fundus 203

perifoveal exudative vascular

anomalous complex（PEVAC）

183

perifoveal intercapillary area

（PICA） 105

peripapillary atrophy（PPA） 128

peripheral anterior synechia

（PAS） 127

polypoidal choroidal vasculopathy

（PCV） 115, 157, 179

posterior staphyloma 160

posterior vitreous detachment

（PVD） 129, 242

proliferative diabetic retinopathy

（PDR） 142, 144

pseudoxanthoma elasticum（PXE）

204

punctate inner choroidopathy

（PIC） 196

R ────────────────

reticular pseudodrusen 171

retinal angiomatous proliferation

（RAP） 182

retinal arterial macroaneurysm

（RAM） 157

retinal pigment epithelial

detachment（PED） 173, 231

retinal pigment epithelium（RPE）

30, 171, 188, 207

retinal vein occlusion（RVO） 153

rhegmatogenous retinal

detachment（RRD） 138

RPE and outer retinal atrophy

（RORA） 236

RPE tear 181

RPEの波打ち 215

S ────────────────

scanning laser ophthalmoscope

（SLO） 94

serous retinal detachment（SRD）

173, 230

spectral domain-OCT（SD-OCT）
4

SRD　184

SRF　184

Sturge-Weber症候群　220

subretinal fluid（SRF）　230

subretinal hyperreflective
material（SHRM／SHM）　64,
184, 234

swept source-OCT（SS-OCT）　4,
167

T

temporal raphe sign　126

time domain-OCT（TD-OCT）　4

tomographic notch sign　180

total avascular area（TAA）　105

V

vessel density（VD）　102

vessel diameter index（VDI）　103

vessel length density（VLD）　103

vitreomacular traction syndrome
132

vitreous hemorrhage　37

vitreous opacity　36

和　文

あ

圧迫性視神経症　223

暗点　16

い

萎縮型加齢黄斑変性（萎縮型AMD）
72, 188, 236

異常血管網　180

う

うっ血乳頭　223

え

エタンブトール　225

円形度指数　105

円錐角膜　79, 120

お

オカルト黄斑ジストロフィ　210

黄斑　87

―― 円孔網膜剝離　139

―― 偽円孔　135

―― ジストロフィ　72

―― 上膜　134

―― 浮腫　64, 154, 158

黄斑部　87

―― 新生血管　59, 114, 172,
202

―― 毛細血管拡張症　191

か

仮面症候群　36

加齢黄斑変性　42, 171, 202

画像感度　21

―― の減衰　21

回折限界　88

外顆粒層　76

外境界膜　27, 207

外傷性視神経症　225

外層萎縮　71

角膜クロスリンキング　120, 122

角膜・前房・水晶体のパラメーター　81

角膜浮腫　122

灌流領域の定量化　102

癌関連網膜症　211

眼底出血　38

眼内悪性リンパ腫　35, 219

き

急性黄斑部神経網膜症　241

急性期CRAO　149

急性期の黄斑浮腫　154

急性期網膜動脈分枝閉塞症　149

急性帯状潜在性網膜外層症
（AZOOR）　196

狭隅角眼　82

強度近視　160

近視性黄斑症　161

近視性黄斑部新生血管　162, 203

近視性牽引性黄斑症　164

近視性視神経症　163

く

隅角　127

―― のパラメーター　81

け

血管径指数　103

血管長密度　103

血管の断面像　52

血管密度　102

牽引性網膜剝離　49

こ

固視　20

抗VEGF治療　156, 187

後部硝子体剝離　129, 242

後部ぶどう腫　160

さ ───────────

サトラー層　168

サルコイドーシス　214

撮影のコツ　18

し ───────────

視神経萎縮　223

視神経網膜炎　217

視野欠損　16

視力低下　15

腫瘍　219

周辺虹彩前癒着　127

出血　38, 66, 184

　──性PED　174

　──性変化　157

　──性網膜色素上皮剝離　41

術中OCT　85

瞬目　20

漿液性網膜剝離　48, 173, 184, 230

小視症　17

硝子体　24, 35

　──黄斑牽引症候群　132

　──混濁　36

　──出血　37, 39

　──の異常所見　36

上脈絡膜出血　42

神経節細胞層　25

神経線維層　25

神経線維束欠損　68

神経網膜　148, 149

滲出型加齢黄斑変性　64, 167, 176

滲出性変化　63, 158

滲出性網膜剝離　47, 64

す ───────────

錐体杆体ジストロフィ　209, 210

錐体ジストロフィ　209, 210

せ ───────────

セグメンテーションエラー　99

正常所見　24

星状硝子体症　37

線維血管性PED　174

前眼部OCT　79

そ ───────────

走査レーザー検眼鏡　94

総無血管領域　105

増殖糖尿病網膜症　42, 142, 144

測定光のブロック　31

た ───────────

多巣性脈絡膜炎（MFC）　203

多発消失性白点症候群（MEWDS）
　197

大視症　17

弾力線維性仮性黄色腫　204

ち ───────────

地図状萎縮（GA）　188

中心窩外無血管領域　105

中心窩周囲毛細血管間領域　105

中心窩無血管領域　105

中心性漿液性脈絡網膜症　167, 173

中心性輪紋状脈絡膜ジストロフィ　72

中毒性視神経症　225

て ───────────

デフォーカス　21

点状内層脈絡膜内層症（PIC）　202

点状脈絡膜内層症　196

と ───────────

トレンド解析　122

ドルーゼン　171

　軟性──　171, 182, 188

糖尿病黄斑浮腫　145

糖尿病網膜症　142

特発性ERM　134

特発性黄斑円孔　131

特発性黄斑上膜　134

特発性脈絡膜新生血管（ICNV）　205

な ───────────

梨子地状眼底　203

内顆粒層　138, 148

内境界膜下出血　40

に ───────────

乳頭腫脹　223

乳頭周囲脈絡網膜萎縮　128

乳頭周囲網膜神経線維層　125

　──厚　223

の ───────────

ノイズシグナル　109

囊胞様黄斑浮腫　208, 214, 233

囊胞様黄斑変性　186

囊胞様腔　154

　──の出血　155

は ───────────

ハーラー層　168

パキコロイド　167

——関連疾患 180

——色素上皮症 167

——新生血管症 167, 180

——の診断基準 170

背景ノイズ 98

白斑 43

硬性—— 43, 44

軟性—— 43, 44

瘢痕 186

萎縮性—— 186

線維性—— 186

ひ

びまん性大細胞型B細胞性リンパ腫 219

非円形度指数 105

非増殖糖尿病網膜症 142

光干渉 4

——断層計 2

病的近視 160

ふ

ぶどう膜炎 213

フォークト・小柳・原田病 215, 230

フラクタル次元 103

ブルッフ膜 60, 173

プロジェクションアーチファクト 100

深さ分解能 11

分層黄斑円孔 135

へ

ベーチェット病 213

ベスト病（卵黄様黄斑ジストロフィ） 237

変視症 17

ほ

ポリープ状病巣 180

ポリープ状脈絡膜血管症 115, 157, 179

補償光学（の原理） 87

ま

慢性期CRAO 150

慢性期の黄斑浮腫 154

み

ミュラー細胞 192

脈絡膜 29, 54, 77

——血管腫 220

——骨腫 222

——新生血管 59

——肥厚 54

——菲薄化 56

——母斑 221

脈絡毛細血管板 168

む

無灌流領域 106

——の定量化 102, 105

め

メディカルレチナ 63

も

網膜下液 64, 184, 230

網膜下高輝度物質 64, 184

網膜下出血 41, 66, 155

網膜外層 25, 208

——萎縮 71

網膜外網状層 76

網膜虚血 50

網膜細動脈瘤 157

網膜色素上皮 29, 171, 207

——剝離 64, 173, 231

——裂孔 181

網膜色素線条（AS） 203

網膜色素変性 208

網膜出血 40

網膜静脈閉塞症 153

網膜神経節細胞複合体 126

網膜新生血管 110

網膜前出血 39

網膜中心動脈閉塞症 149

網膜動脈分枝閉塞症 149

網膜動脈閉塞症 148, 149

網膜内液 64, 184, 233

網膜内血管腫状増殖 182

網膜内出血 66

網膜内新生血管 182

網膜内層 25

網膜剝離 47, 138

網膜表層 76

網膜変性疾患 207

よ

横分解能 11, 87

り

緑内障 125

れ

レーベル遺伝性視神経症 225

裂孔原性網膜剝離 47, 138, 230

編著者略歴

辻川明孝 （つじかわ・あきたか）

京都大学大学院医学研究科眼科学 教授

1993年	京都大学医学部卒業
1994年	倉敷中央病院眼科
1996年	京都大学大学院医学研究科
1999年	Children's Hospital Boston 留学
2001年	神戸市立中央市民病院眼科
2005年	京都大学医学部附属病院眼科 助手
2009年	京都大学大学院医学研究科眼科学 講師
2014年	香川大学医学部眼科学 教授
2017年	京都大学大学院医学研究科眼科学 教授

定価（本体9,000円＋税）

2024年11月11日　　第1版

編著者	辻川明孝
発行者	梅澤俊彦
発行所	日本医事新報社
	〒101-8718 東京都千代田区神田駿河台2-9
	電話　03-3292-1555（販売）・1557（編集）
	ホームページ　www.jmedj.co.jp
	振替口座　00100-3-25171
印　刷	ラン印刷社

©Akitaka Tsujikawa 2024 Printed in Japan

ISBN978-4-7849-1405-0 C3047 ¥9000E

電子版のご利用方法

巻末袋とじに記載されたシリアルナンバーを下記手順にしたがい登録することで，本書の電子版を利用することができます。

❶ 日本医事新報社 Web サイトより会員登録（無料）を
お願いいたします。

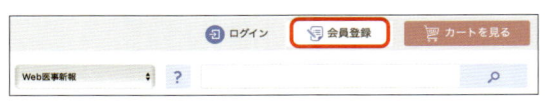

会員登録の手順は弊社 Web サイトの
Web 医事新報かんたん登録ガイドを
ご覧ください。

https://www.jmedj.co.jp/files/news/20191001_guide.pdf

（既に会員登録をしている方は**❷**にお進みください）

❷ ログインして「マイページ」に移動してください。

（マイページ画面）

❸「未登録タイトル（SN 登録）」をクリック。

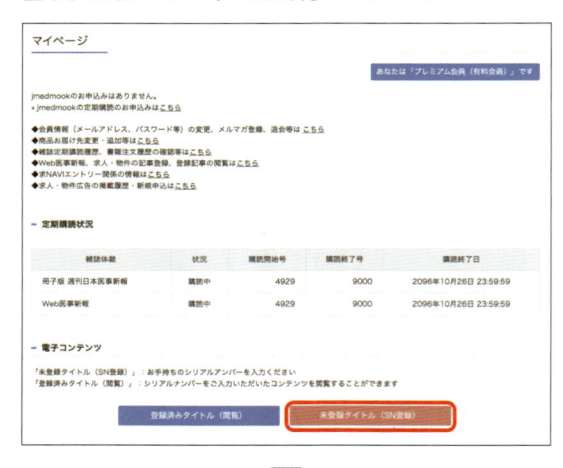

❹ 該当する書籍名を検索窓に入力し検索。

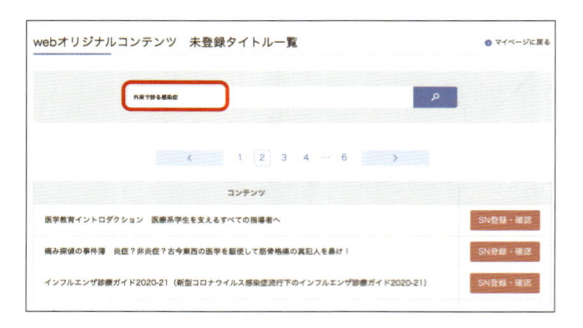

❺ 該当書籍名の右横にある「SN 登録・確認」ボタンを
クリック。

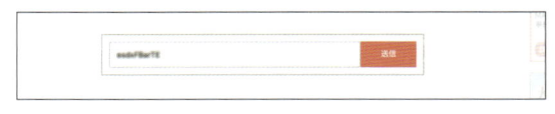

❻ 袋とじに記載されたシリアルナンバーを入力の上，
送信。

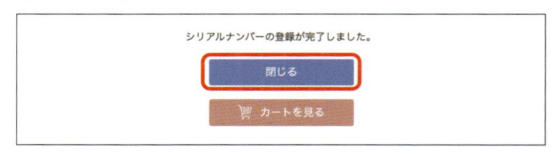

❼「閉じる」ボタンをクリック。

（シリアルナンバーの登録が完了しました。）

❽ 登録作業が完了し，**❹**の検索画面に戻ります。

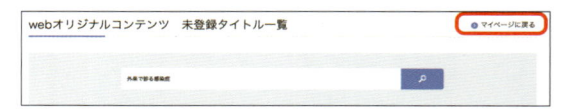

【該当書籍の閲覧画面への遷移方法】

① 上記画面右上の「マイページに戻る」をクリック
　➡**❸**の画面で「登録済みタイトル（閲覧）」を選択
　➡検索画面で書名検索➡該当書籍右横「閲覧する」
　ボタンをクリック
　または

② 「書籍連動電子版一覧・検索」*ページに移動して，
　書名検索で該当書籍を検索➡書影下の
　「電子版を読む」ボタンをクリック

https://www.jmedj.co.jp/premium/page6606/

＊「電子コンテンツ」Top ページの「電子版付きの書籍を
　購入・利用される方はコチラ」からも遷移できます。

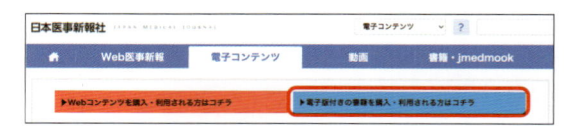